1 消化管内視鏡の基礎知識

内視鏡スコープの構造と種類／内視鏡装置と周辺機器，処置具類／内視鏡の故障状況と予防策

2 内視鏡検査と介助のポイント

上部消化管内視鏡検査／下部消化管内視鏡検査／胆道系内視鏡検査／超音波内視鏡検査／小腸内視鏡検査／内視鏡検査の介助のポイント

3 内視鏡による診断と介助のポイント

色素法／image-enhanced endoscopy（画像強調観察内視鏡検査）／生検法／内視鏡による診断の介助のポイント

4 内視鏡治療と介助のポイント

内視鏡的止血術／内視鏡的異物摘出術／内視鏡的硬化療法，内視鏡的静脈瘤結紮術／内視鏡的拡張術／内視鏡的切除術（ポリペクトミー，EMR，ESD）／内視鏡的乳頭括約筋切開術（EST），内視鏡的乳頭バルーン拡張術（EPBD）／内視鏡的胆管ドレナージ術（EBD）／内視鏡的胃瘻造設術（PEG）／内視鏡治療の介助のポイント

5 感染および医療事故を防ぐために

感染防止（内視鏡による感染とは／洗浄・消毒・滅菌とは／医療従事者の感染防御策／医療廃棄物の処理）／医療事故防止（内視鏡による医療事故／医療事故発生時の対応）

付録

略語・英語一覧／主な

Pocket Navi

内視鏡技師
看護師
ポケットナビ

中山書店

■編集

田村君英　　　　平塚胃腸病院検査部

■執筆者

1章,付録「消化器内視鏡技師について」
田村君英[*4,5]　　平塚胃腸病院検査部

2章
池田宜央[*2]　　　愛媛大学医学部附属病院光学医療診療部
天野利江[*3,5]　　愛媛大学医学部附属病院光学医療診療部
森脇留美子[*3,5]　愛媛大学医学部附属病院光学医療診療部
矢野みゆき[*3,5]　愛媛大学医学部附属病院光学医療診療部

3章
小野川靖二[*2]　　JA広島厚生連尾道総合病院内視鏡センター
楠見朗子[*3]　　　JA広島厚生連尾道総合病院内視鏡センター

4章
梅垣英次[*2]　　　大阪医科大学第二内科
時岡　聡[*2]　　　大阪医科大学第二内科
竹内利寿[*2]　　　大阪医科大学第二内科
増田大介[*2]　　　大阪医科大学第二内科
依田有紀子[*2]　　大阪医科大学第二内科
小嶋融一[*2]　　　大阪医科大学第二内科
阿部真也[*1,5]　　大阪医科大学附属病院消化器内視鏡センター
柴森直也[*1,5]　　大阪医科大学附属病院消化器内視鏡センター
澤田亜利香[*3]　　大阪医科大学附属病院消化器内視鏡センター

5章
伊藤高章[*2]　　　NTT東日本関東病院消化器内科
佐藤絹子[*3,5]　　NTT東日本関東病院内視鏡部

■編集協力

岩崎美香[*3,5]　　平塚胃腸病院内視鏡室

[*1] 臨床工学技士, [*2] 医師, [*3] 看護師, [*4] 臨床検査技師, [*5] 消化器内視鏡技師

> 薬剤の使用に際しては,添付文書を参照のうえ,十分に配慮してご使用くださいますようお願いいたします.

序　文

　消化器内視鏡の検査・治療分野においては，機器の進歩や処置具の開発が著しく，検査においては診断能の向上が，治療においては内視鏡手術の拡大が進んでいます．特に治療面においては，胃の早期がんの粘膜剥離術（ESD）は食道にまで拡大し，保険適応はされていないものの大腸がんのESDも広く行われるようになり，患者のQOLに大きく貢献しています．

　しかしながら，内視鏡は体内に挿入するものであること，また治療は長時間に及ぶことから，患者への侵襲は避けえないものでもあります．ごく当たり前に行われる内視鏡検査・治療ではありますが，患者は疾患に対する不安に加えて，前処置を含めてつらいものであるという意識をもっていると思われます．

　また，内視鏡に携わる方々は，内視鏡を安全に扱い，正しい診断や治療を実施することを願いながら，日常の診療に携わっておられることと思います．

　本書では，内視鏡機器の基礎知識をはじめとして，診断と治療の分野および感染管理に最新の情報を加えて解説しました．検査の内容や診断技術とそれにかかわる介助のあり方，治療においては最新の治療内容とその介助の実際，また再処理して使用する内視鏡の洗浄・消毒の重要性とその手法などを取り上げました．

　内視鏡は，安全であり，患者にとって最大限の効果が得られることが求められます．内視鏡に携わる内視鏡技師・看護師に習得してほしい知識と技術について，その分野のエキスパートである医師と内視鏡技師，看護師に執筆していただきました．本書はポケットに収まるような大きさにしてあることも利点の一つです．その利点も生かし，内視鏡診療で遭遇する場面でのナビゲーターとしてお役立ていただくことが筆者一同の願いです．

2012年1月

田村君英

CONTENTS

執筆者一覧 ·· ii
序文 ·· iii

1. 消化管内視鏡の基礎知識
- 内視鏡スコープの構造と種類 ···················· 2
- 内視鏡装置と周辺機器，処置具類 ············· 12
- 内視鏡の故障状況と予防策 ······················ 18

2. 内視鏡検査と介助のポイント
- 上部消化管内視鏡検査 ··························· 30
- 下部消化管内視鏡検査 ··························· 36
- 胆道系内視鏡検査 ································ 40
- 超音波内視鏡検査 ································ 44
- 小腸内視鏡検査 ··································· 46
- 内視鏡検査の介助のポイント ··················· 50

3. 内視鏡による診断と介助のポイント
- 色素法 ·· 86
- image-enhanced endoscopy
  (画像強調観察内視鏡検査) ····················· 93
- 生検法 ·· 99
- 内視鏡による診断の介助のポイント ··········· 102

4. 内視鏡治療と介助のポイント
- 内視鏡的止血術 ··································· 110

- 内視鏡的異物摘出術……………………………………………115
- 内視鏡的硬化療法,内視鏡的静脈瘤結紮術…………120
- 内視鏡的拡張術…………………………………………………131
- 内視鏡的切除術(ポリペクトミー,EMR,ESD)…………135
- 内視鏡的乳頭括約筋切開術(EST),
  内視鏡的乳頭バルーン拡張術(EPBD)………………142
- 内視鏡的胆管ドレナージ術(EBD)…………………………147
- 内視鏡的胃瘻造設術(PEG)…………………………………153
- 内視鏡治療の介助のポイント………………………………157

5. 感染および医療事故を防ぐために

- 感染防止
  - 内視鏡による感染とは……………………………………180
  - 洗浄・消毒・滅菌とは………………………………………186
  - 医療従事者の感染防御策…………………………………195
  - 医療廃棄物の取り扱い……………………………………200
- 医療事故防止
  - 内視鏡による医療事故……………………………………203
  - 医療事故発生時の対応……………………………………211
  - ヒヤリハット事例集…………………………………………215

付録

略語・英語一覧……………………………………………………222

主な書類一覧………………………………………………………229

消化器内視鏡技師について……………………………………245

索引

…………………………………………………………………………247

1 消化管内視鏡の基礎知識

- 内視鏡スコープの構造と種類
- 内視鏡装置と周辺機器，処置具類
- 内視鏡の故障状況と予防策

内視鏡スコープの構造と種類

内視鏡とは

- 内視鏡は直径5mm強〜13mmのスコープの先端にCCD（charge coupled device：電荷結合素子）を組み込んだものである．
- CCDからの電気信号は，画像プロセッサで処理される．その映像で対象を粘膜面から観察することにより，粘膜面や粘膜下層の病変の診断はもとより，処置具を挿入して粘膜病変を治療することも可能としている．

内視鏡の原理と構造

- 内視鏡には金属の筒状の硬性内視鏡と，柔軟に屈曲する軟性内視鏡がある．軟性内視鏡は，対象の画像を得るためのCCD，内部に照明を供給するグラスファイバ，送気・送水および吸引する管，先端部を彎曲させるための彎曲構造とケーブル，鉗子などの処置具を通すためのチャンネルとよばれる管によって構成されている（図1, 2）．

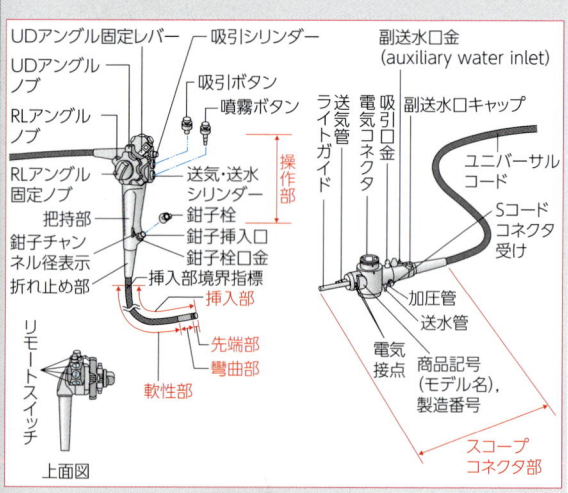

■図1　内視鏡スコープ各部の名称

- レンズ（CCD）の向きによる視野方向には，直視型，側視型，およびその中間の斜視型がある．
- 鉗子起上機構をもつものには，内部に鉗子起上用のケーブルも配置されている．

内視鏡の原理と構造

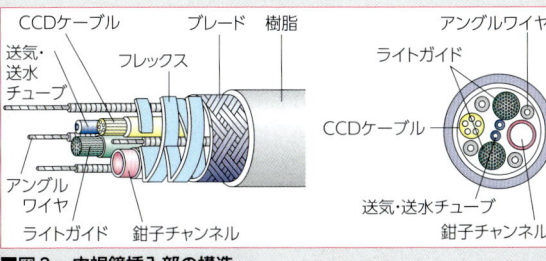

■図2　内視鏡挿入部の構造

撮像方式

- 軟性内視鏡の先端に埋め込まれたCCDで撮像された画像情報を画像プロセッサによりビデオモニタに映し出すことにより画像が得られる．
- 撮像方式には，①単板RGB面順次方式と，②単板カラーチップ同時方式がある（図3）．

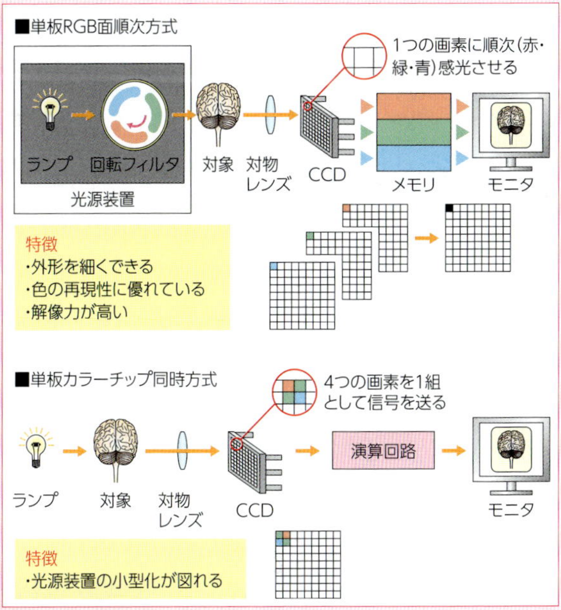

■単板RGB面順次方式

1つの画素に順次(赤・緑・青)感光させる

ランプ　回転フィルタ　対象　対物レンズ　CCD　メモリ　モニタ
光源装置

特徴
- 外形を細くできる
- 色の再現性に優れている
- 解像力が高い

■単板カラーチップ同時方式

4つの画素を1組として信号を送る

ランプ　対象　対物レンズ　CCD　演算回路　モニタ

特徴
- 光源装置の小型化が図れる

■図3　撮像方式

単板RGB面順次方式

- 光源からの光に高速で回転する赤・緑・青（RGB）のフィルタをかける．CCDの素子は単色であるが，撮像された画

撮像方式

像をフィルタと同調したRGBの色調と同期させることでカラー画像を再現する．

■単板カラーチップ同時方式
- CCDにはRGBそれぞれの光を受ける素子を一組として配列し，画像プロセッサによりビデオ信号に変えるものでカラー画像を再現する．一般的なデジタルカメラと同様の方式である．

照明

- 光源装置に接続されたコネクタ部からグラスファイバによって内視鏡先端に光を導く（図4）．

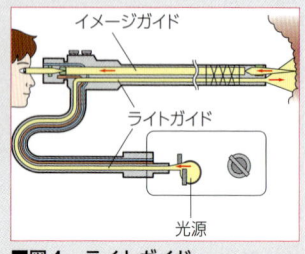

■図4　ライトガイド

送気・送水，吸引機構

- 内視鏡スコープ内部には送気・送水チャンネルとよばれる管路と，吸引チャンネルとよばれる管路がある（図5）．
- 送気チャンネルと送水チャンネルは挿入部で併せられ，先端部では1本のノズルとなっている．
- 吸引チャンネルは操作部で鉗子口と併せられ，先端部では吸引・鉗子チャンネルとよばれる．

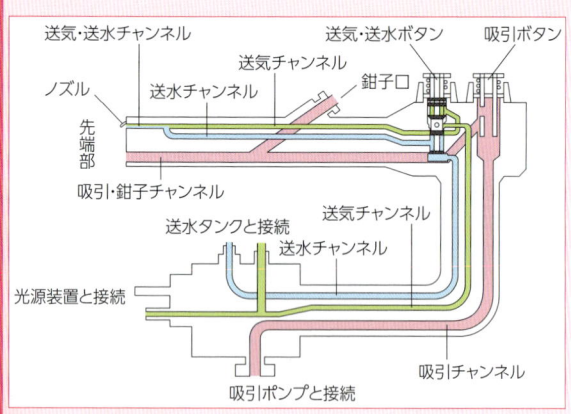

■図5　管路全体図

■送気・送水の仕組み
- 光源装置にあるポンプによりスコープコネクタの送気管か

ら送られた空気を，操作部にある送気・送水ボタンで操作することにより，送気・送水を行う（図5）．

① 光源装置から送られてきた空気は，送気・送水ボタンに触れていない場合は，そのままボタンから外に逃げていく．

② 送気・送水ボタンの表面を指でふさぐことにより，送気チャンネルの内部の圧力が高まり逆止弁が開き，先端部の送気・送水ノズルから空気が出る（図6）．

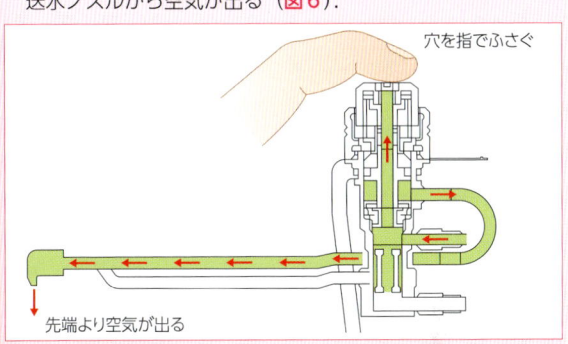

■図6　送気の仕組み

③ 送気・送水ボタンをさらに押し込むと，送気チャンネルのラインは閉塞され，送気チャンネルの圧力が送水タンクに向かい，送水タンクの水を押し出す．それにより送気・送水ノズルから水が出ることになる（図7）．

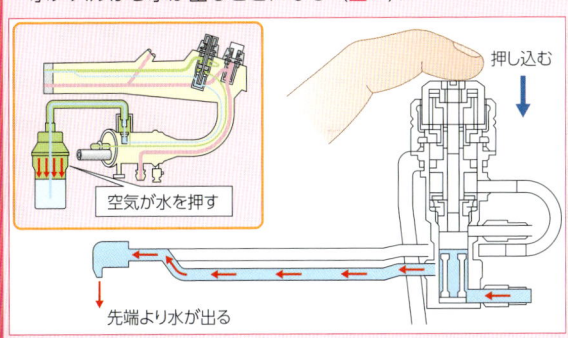

■図7　送水の仕組み

■ 吸引のしくみ

- スコープコネクタに通気口金があり，そこに吸引装置からのチューブを接続する．
- 操作部の吸引ボタンにより吸引操作を行う．

送気・送水・吸引機構

- 吸引チャンネルは鉗子口と併合されて吸引・鉗子チャンネルとなっているため，鉗子栓が傷ついていたり裂けていると逆止弁の機能が損なわれ，吸引時に漏れが起きることがある．

① スコープコネクタに接続した吸引ポンプからの陰圧は，吸引ボタンを押していない状態ではボタンの穴から空気を吸い込んでいる．

② 吸引ボタンを押しこむことにより，ボタンが装着されているシリンダ内で吸引チャンネルがつながり吸引することができる（図8）．

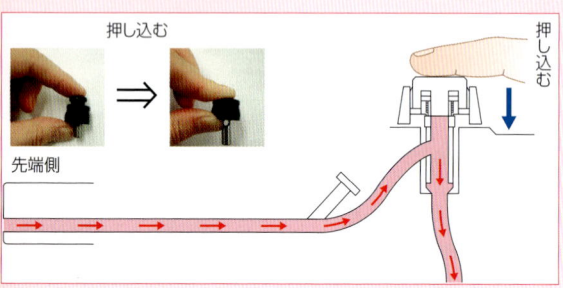

■図8 吸引の仕組み

アングル機構

- 内視鏡は，体内で視野方向を変えるために，アングル機構をもっている（図9）．
- 操作部のアングルノブを回すことにより・上下・左右の4方向に曲げることができるようになっている．
- 彎曲ゴムで覆われた部分の蛇管とよばれるリング状の部分を縮めることにより彎曲を得る構造となっている（図10）．

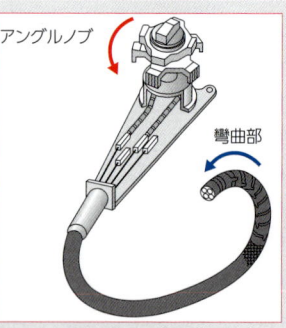

■図9 アングルの仕組み

アングル機構

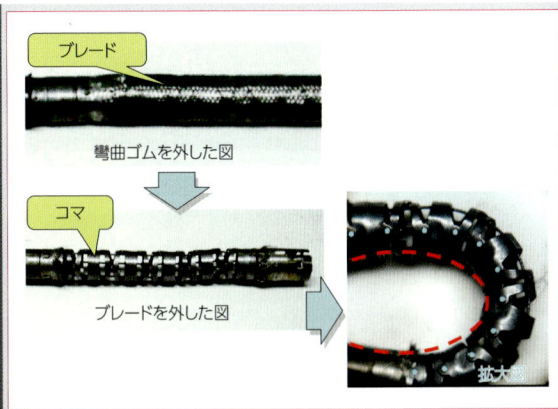

■図10　彎曲部の構造

鉗子起上装置

- 側視型内視鏡では，先端部の観察方向が病変部と平行になる．一方，管路系は直視型と同様に配置されているため，鉗子やカニューレを視野に向けるために，ほぼ直角に起上させる必要がある（図11）．

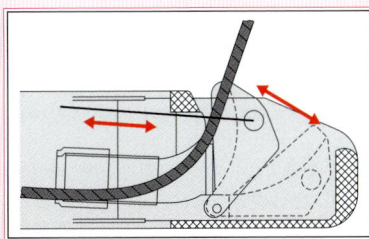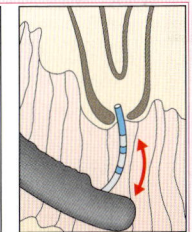

■図11　鉗子起上機構

- 操作部の鉗子起上レバーを回すことにより，スコープ内部のワイヤが引かれ，鉗子台を引き起こすことにより鉗子やカニューレの向きを変えることができるようになる．
- 鉗子起上部は入り組んだ構造になっている．血液や体液の付着に対して清掃しにくいため，カバーが外せるようになっている．洗浄消毒操作ではこのカバーを外して行い，実施時にカバーをセットする．

■内視鏡の視野角からの分類

- 内視鏡スコープは観察視野の角度から，直視型，側視型，斜視型の3つに分類され，観察部位によって選択される（図

7

12, 図13).

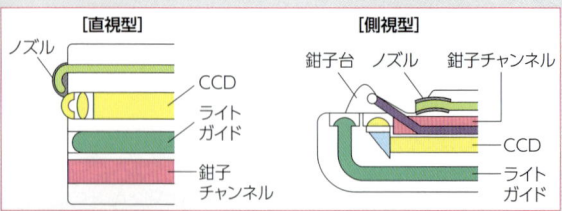

■図12　先端断面図

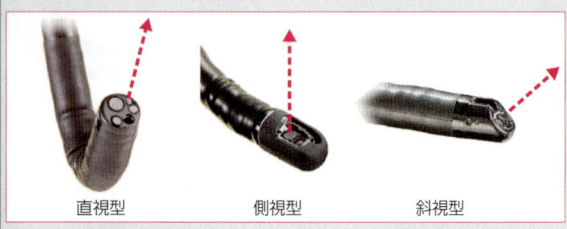

■図13　内視鏡の視野方向

- 直視型
  - 直視型は挿入方向に視野があるため挿入が容易であり，管腔構造をもつ消化管の全域に用いられている．
  - 下部消化管内視鏡では直視型のみが使われている．
- 側視型
  - 側視型は観察レンズがスコープの側面にあるため，病変部と正面から向かい合う視野が得られる．
  - 胃や十二指腸の病変部位を正面から見ることができる．
  - 食道通過時などは挿入方向が見えにくいが，十二指腸乳頭ではERCP（endoscopic retrograde cholangiopancreatography：内視鏡的逆行性膵胆管造影）やEST（endoscopic sphincterotomy：内視鏡的乳頭括約筋切開術）など，視野を正面にとらえての処置が必要なため，側視型が使用される．
- 斜視型
  - 斜視型は直視と斜視の両方の特徴を兼ね備え，レンズが斜め方向を向いている．
  - 食道や胃では病変部を正面にとらえやすいため，使用されることが多い．
  - 鉗子類などの処置具も斜め方向に出る構造となっている．

内視鏡の径や長さによる分類

- 内視鏡スコープには目的により長さや太さの異なるラインナップがある(図14).
- 大きく分類すると,用途的には上部消化管用,下部消化管用であるが,先端部の形状を除いては構造的にはほぼ同じであり,径の太さと長さの違いである.

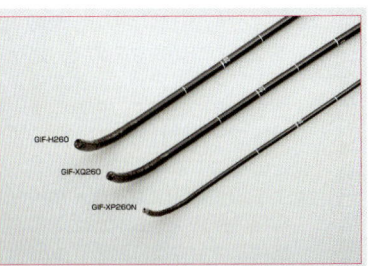

■図14 上部消化管内視鏡挿入部の比較(オリンパス社製)

先端部外径(上)GIF-H260:9.8mm,(中)GIF-XQ260:9.0mm,(下)GIF-XP260N:5.0mm

- 径の違いによるもの
  - 細径スコープは上部消化管検査時に咽頭反射を軽減するために開発されたもので,挿入部の径は5〜6mmであり,通常鼻から挿入して用いられる(経鼻内視鏡)(図15,16).

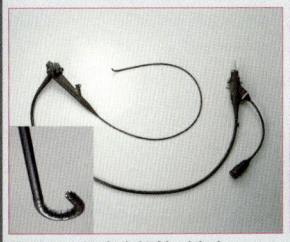

■図15 経鼻内視鏡(富士フイルム社製)

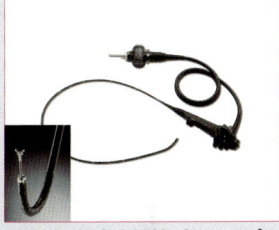

■図16 経鼻内視鏡(オリンパス社製)

- 通常径のスコープは9〜12mm程度のものであり,観察,生検,治療の全般にわたって使用される.直視型のものが多く,鉗子径は2.8mmの通常鉗子が使用できることをはじめとして,クリップ装置やステント,バルーン,ESD(endoscopic submucosal dissection:内視鏡的粘膜下層剥離術)ナイフなど,ほとんどの処置具が使用できる.

内視鏡の視野角と用途

- 太径のものは鉗子チャンネルを2つもつ特殊なもので，鉗子とスネアを同時に操作するときなどに有用で，処置用スコープとよばれる（図17）．
- 長さの違いによるもの
  - 上部消化管用では1,030mm程度の長さを有し，下部消化管用では全大腸に到達するために1,330～2,000mm程度の長さがある．

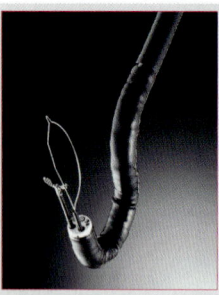

■図17 処置用2チャンネル内視鏡（オリンパス社製）

  - 小腸の観察には全長が2,300mm（有効長2,000mm）程度の長さを要する．小腸の長さに対してはまったく不足するが，小腸をたぐり寄せ，直線化する目的でスライディングチューブを用いる．スライディングチューブの先端とスコープの先端にバルーンを装着したダブルバルーン小腸鏡（double balloon enteroscopy：DBE），スライディングチューブの先端に装着したシングルバルーン小腸鏡（single balloon enteroscopy：SBE）がある（図18，19）．

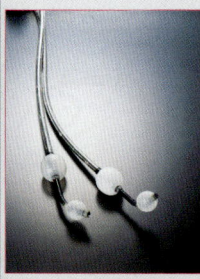 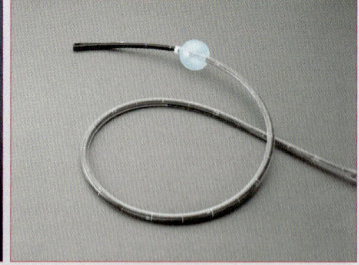

■図18 小腸内視鏡DBE（富士フイルム社製）　■図19 小腸内視鏡SBE（オリンパス社製）

特殊な構造をもつ内視鏡

- 先端部に超音波振動子を組み込んだ超音波内視鏡がある．
- 超音波内視鏡の種類には，振動子を円周上で回転させるラジアル方式（図20）と，振動子を扇形に配列したコンベックス方式（図21）がある．
- ラジアル方式には，超音波振動子を機械的に回転させるメカニカルラジアル方式と，複数の超音波振動子を円周上に配置し順番に発振させる電子ラジアル方式がある（図22）．

特殊な構造をもつ内視鏡

消化管内視鏡の基礎知識

- 超音波は空気中では伝達できないため，内視鏡先端にバルーンを装着したり，管腔内に水を満たして検査をする必要がある．このときの水には気泡を含まない脱気水を用いる．

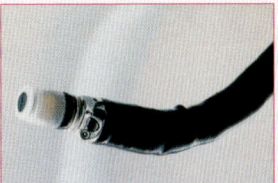

■図20 ラジアル式超音波内視鏡（オリンパス社製）

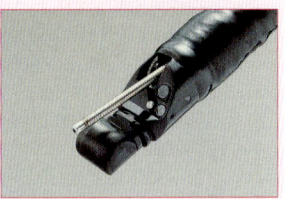

■図21 コンベックス式超音波内視鏡（オリンパス社製）

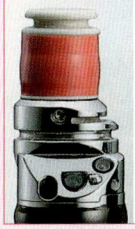
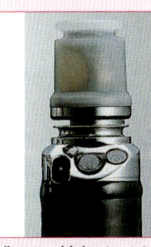

■図22 電子ラジアル（左）とメカニカルラジアル（右）（オリンパス社製）

内視鏡装置と周辺機器, 処置具類

概要

- 内視鏡検査や治療を行うためには, 光源装置や画像プロセッサ, および処置用の高周波装置などが必要とされる.
- 処置を行うために, 生検鉗子をはじめとした各種の処置用器具がある.
- 光源装置は, 体内に光を供給するための光源とフラッシュ発光機構をもつ.
- ランプにはほとんどの場合, キセノンショートアークランプ (キセノンランプ) が使用されている. 内視鏡メーカー各社ともほぼ共通の仕様であるが, 共用はできない (図1〜3).

光源装置と画像プロセッサ

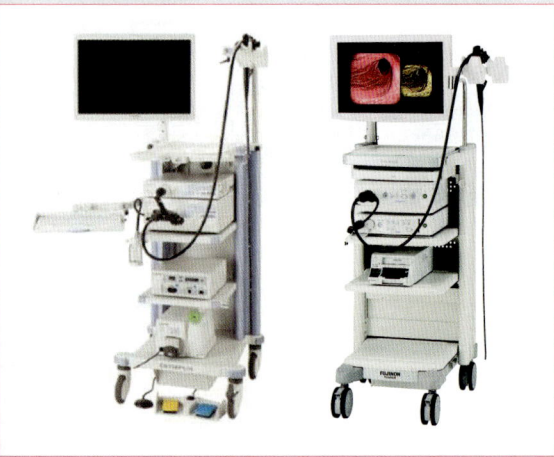

■図1　内視鏡システム
左：オリンパス社製CLV-260SL/CLV-260NBI
右：富士フイルム社製Advancia HD

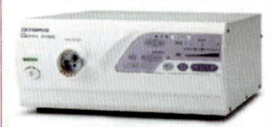

■図2　光源装置 (オリンパス社製)

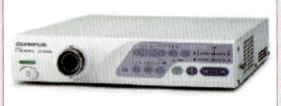

■図3　画像プロセッサ装置 (オリンパス社製)

光源装置と画像プロセッサ

- 近年,特殊光を利用する技術が広まっている.NBI (narrow band imaging:狭帯域光観察)は光源装置からの白色光を,ヒトヘモグロビンの吸収波長である青415nm,緑540nmの非常に狭い波長域の光として取り出して病変に照射し,得られた画像を処理することにより,血管や粘膜の微細な構造を強調表示する技術であり,富士フイルム社のFICE (flexible spectral imaging color enhancement:分光内視鏡画像処理)と並んで診断には欠かせない技術となっている.

周辺機器

- 周辺機器の主たるものに,高周波装置がある.電気メスと称されるものでもあるが,高周波装置は人体に電流を流して発生するジュール熱で組織を切除したり止血を行うものである.

- 家庭用電源は周波数50Hz(主に関東),60Hz(主に関西)の交流であるが,この周波数は低周波とよばれている.この電流に触れると神経筋刺激,すなわち感電を起こすことは周知のとおりである.一方100kHz以上の周波数をもつものは高周波とよばれ,神経筋刺激を起こさなくなる.通常は300〜500kHzの周波数のものが高周波装置に使われている.

- ESD (endoscopic submucosal dissection:内視鏡的粘膜下層剥離術)などにおいて高周波装置は,切開剥離時に止血,組織壊死破壊,凝固など多彩な処置を求められる.内視鏡治療に必須の機器となっている(図4,5).

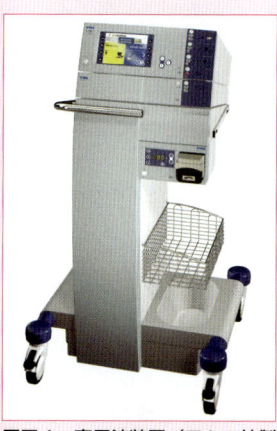

■図4 高周波装置(アムコ社製 VIO300D+APC)

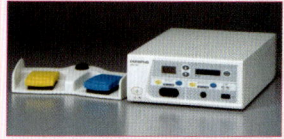

■図5 高周波焼灼電源装置(オリンパス社製ESG-100)

■生検鉗子
- 組織学的検査に用いる標本を採取するためのもので,カップの丸いもの,ワニの口状にギザギザが付いたものなど,形状はさまざまで,針付き,カップに穴があいているものなどもある(図6,7).

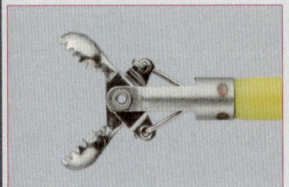

■図6 RADIAL JAW™
(ボストン・サイエンティフィック社製)

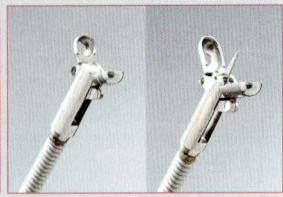

■図7 丸カップ生検鉗子(オリンパス社製)

- ディスポーザブルのものと,リユースできるものがある.

■止血鉗子,クリップ
- 止血鉗子は,高周波が流れる配線を内蔵しているもので,モノポーラ型(図8)とバイポーラ型(図9)がある.止血部位を鉗子に挟み込み,高周波を通電させることで凝固させる.

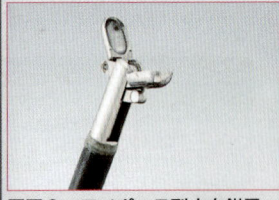

■図8 モノポーラ型止血鉗子
(オリンパス社製)

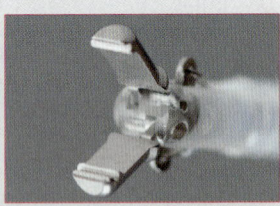

■図9 バイポーラ型止血鉗子
(ペンタックス社製)

- 止血クリップは,止血処置や病変切除後の粘膜縫縮,病変部位のマーキングなどに使用される(図10,11).
- 特殊な構造のものとして,ものをつかむことを目的とした把持鉗子(図12)もある.

■散布チューブ
- 色素を散布するためのチューブで,ストレートに出るタイプのものと,霧状に噴霧するタイプのものがある(図13,14).
- 使用する色素によって使い分ける.

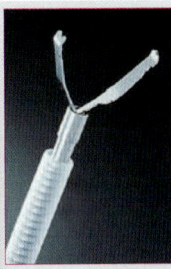

■図10 止血クリップ（オリンパス社製）

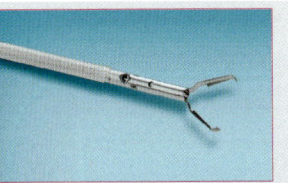

■図11 高止血クリップ（ボストン・サイエンティフィック社製）

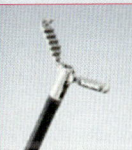

■図12 把持鉗子（オリンパス社製）

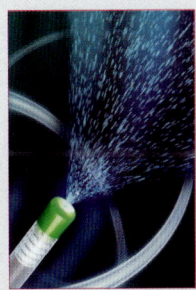

■図13 散布チューブ（トップ社製）

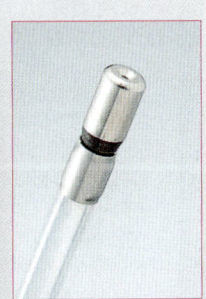

■図14 散布チューブ（オリンパス社製）

■**スネア**
- ループ状のワイヤで，高周波を通電することにより病変の切除を行う（図15）.
- ポリペクトミー，EMR（endoscopic mucosal resection：内視鏡的粘膜切除術）など，ループワイヤを閉めて絞扼しながら高周波により切除を行う.
- バイポーラ型とモノポーラ型がある.

■**注射針**
- 消化管壁内への薬液注入に使用する.
- エタノール局注や，動脈瘤硬化療法，EMRやESDのための粘膜膨隆などがある.

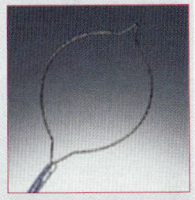

■図15 スパイラル型高周波スネア（オリンパス社製）

- 針の長さや角度などは目的により選択する（図16, 17）.

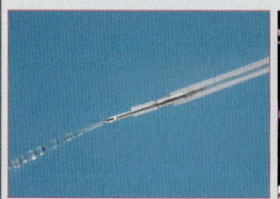
■図16 硬化療法用局注針（ボストン・サイエンティフィック社製）

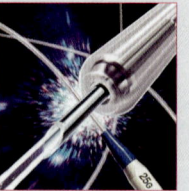
■図17 穿刺針（トップ社製）

■**ESD処置具**
- ESDは粘膜下に局注針により生理食塩水やグリセオール，ヒアルロン酸ナトリウムなどの溶液を注入し，高周波ナイフで粘膜を広範囲に切開・剥離する手技であり，大きい病変を一括で切除することができる．
- ESDに使用される高周波ナイフは多様である．代表的なものを以下にあげる．
  - 針状メス：針状で切開にも使用するが，穿孔などの危険性も高い（図18）.
  - ITナイフ：先端にセラミックチップがあり，チップ部分で引っかけながら切開・剥離する（図19）.

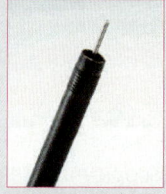
■図18 高周波針状メス（オリンパス社製）

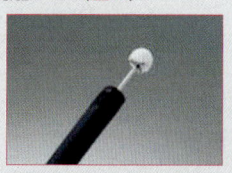
■図19 ITナイフ（オリンパス社製）

- 三角ナイフ：ITナイフのチップ部分が三角であり，任意の方向に切開・剥離ができる（図20）.
- フレックスナイフ：ポリペクトミースネアのように先端からループが出る．長さ

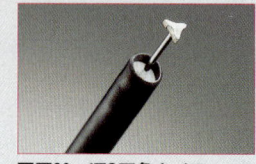
■図20 IT2三角ナイフ

調整が可能である（図21）．

- フックナイフ：ナイフの先端が直角に屈曲して方向を回転できる．引きながら剥離する（図22）．
- フラッシュナイフ：ナイフの先端に送水機能を有する（図23）．
- デュアルナイフ：短いニードル状のナイフの先端に半月状の小さなディスクが付いている．ナイフ長を2段階に調整でき，ナイフを収納した状態でマーキングや止血を行い，出した状態で切開や剥離が可能となる（図24）．
- セイフナイフ：三角ナイフの形状に近いが，垂直方向に特化している（図25）．
- ムコゼクトーム：絶縁体で覆われた先端に細長いナイフを備えている．先端は360°回転でき，ロック機構もある．広範囲に剥離することが可能である．ナイフ長は5mm（胃）と2.5mm（食道・大腸）の2種がある（図26）．
- スワンブレード：先端にアゴが付いている特異な形状で，ナイフは絶縁体で覆われているため穿孔のリスクが低い．押切と左右方向の剥離に使用でき，先端は360°回転とロック機構を有する（図27）．

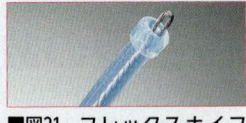
■図21 フレックスナイフ（オリンパス社製）

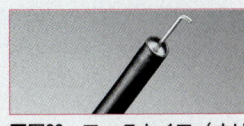
■図22 フックナイフ（オリンパス社製）

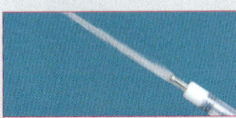
■図23 フラッシュナイフBT（富士フイルム社製）

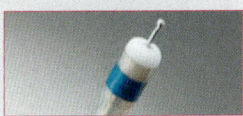
■図24 デュアルナイフ（オリンパス社製）

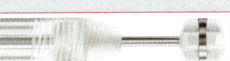
■図25 セイフナイフV（富士フイルム社製）

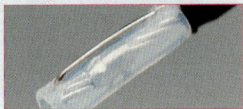
■図26 ムコゼクトーム（ペンタックス社製）

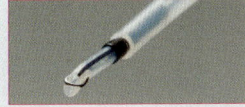
■図27 スワンブレード（ペンタックス社製）

内視鏡の故障状況と予防策

故障状況

- オリンパス社が2003年9月～2004年2月に受けた軟性内視鏡の故障状況のデータを図1に示す.
- 図1に赤字で示すものは,スコープ内部に浸水する可能性があるため,洗浄消毒が完遂できていないことがある.修理作業者に対する感染防止の意味から,ビニールシートにくるむようにして(図2①②)スコープケースに収納し(図2③),「消毒未完」の表示(図2④)をして修理依頼をする(図2⑤).

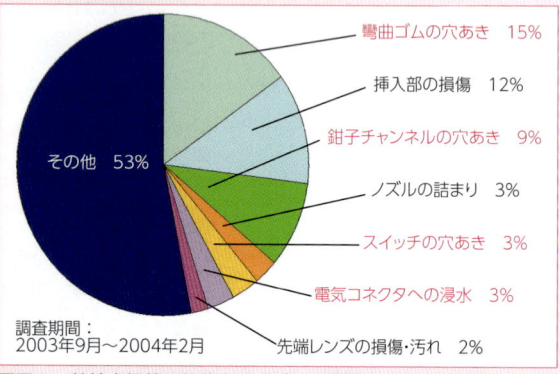

彎曲ゴムの穴あき　15%
挿入部の損傷　12%
鉗子チャンネルの穴あき　9%
ノズルの詰まり　3%
スイッチの穴あき　3%
電気コネクタへの浸水　3%
先端レンズの損傷・汚れ　2%
その他　53%

調査期間:
2003年9月～2004年2月

■図1　軟性内視鏡の故障内訳(データ提供：オリンパス社)
赤字は,水の浸入につながる故障

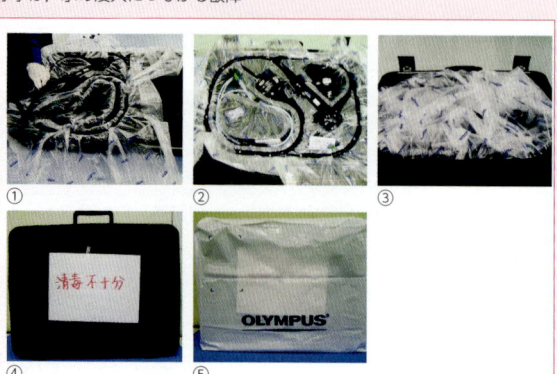

■図2　洗浄消毒が未完の場合の修理依頼法

故障状況

- 故障のなかには消耗・劣化による自然故障もあるが,取り扱いの問題や過負荷によるものが多い.高価な内視鏡を損傷させないよう注意を払うことにより,故障の多くは予防できると思われるので,頻度の多いものに対して故障内容とその原因と考えられるもの,また予防策について,以下に述べる.

※損傷写真などのデータはオリンパス社に協力をいただいたもので,冊子でも配布されているので参照されたい.故障状況は富士フイルム社製,ペンタックス社製でもほぼ同様な状況である.

故障内容・原因・予防策1

1. 彎曲ゴムの穴あき（15%）（図3）

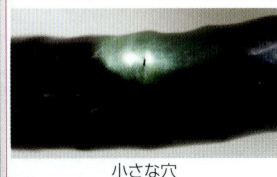 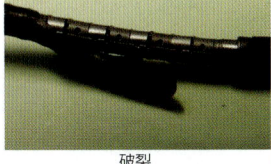

小さな穴 　　　　　　　　　　破裂

■図3　彎曲ゴムの穴あき

- **症状**：小さな穴や,場合によっては破裂もある.
- **構成**：通常Aゴムといわれる部分はアングル構造で動く部分であり,薄いゴムで覆われていて外部からの衝撃に弱い.
- **原因**：スコープにつながるコネクタや,運搬時に固いものにぶつけたり,処置具など鋭利なものが彎曲ゴムに接触するとピンホールになりやすい.
  また,彎曲ゴムにしわがある場合,オーバーチューブの断端で裂けることもある.
- **予防**：洗浄時,シンクにスコープや処置具を重ねて置かないようにする（図4）.2本架の洗浄消毒装置にセットする場合には,挿入部から彎曲部に重ならないようにする.運搬時は挿入部を別にもつようにする（図5）.

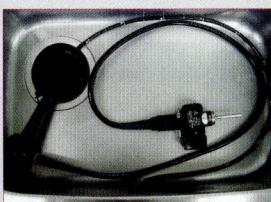 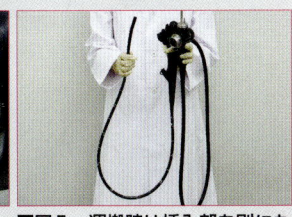

■図4　洗浄時,シンクにスコープや処置具を重ねて置かない
■図5　運搬時は挿入部を別にもつ

- **点検**：ピンホールは目視点検では発見しにくい．取扱説明書による漏水テストを実施する．
- **措置**：洗浄消毒で水が浸入して内部破損をきたすことがある．使用を中止し，洗浄消毒が未完の場合の修理依頼法（図2）によって修理に出す．

2. 挿入部の損傷（12%）（図6）

- **症状**：操作部に近い部分（折れ止め）のしわや，挿入部全体でのつぶれ，かまれなどがある．
- **構成**：画像信号線，鉗子チャンネル，送気・送水および吸引チューブ，ライトガイドなどが蛇管に包まれ，ビニールで皮膜されている．

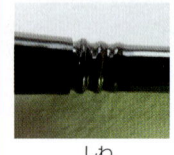 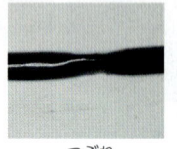 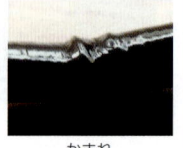

しわ　　　　　　　つぶれ　　　　　　　かまれ

■図6　挿入部の損傷

- **原因**：スコープを小さく曲げたり，折れ止め部分を屈曲して押しつけたりするとしわができやすい（図7, 8）．
つぶれは，スコープ保管庫の扉や，洗浄消毒装置の蓋などでスコープを挟み込んだときに起きる（図9）．
かまれは患者に噛まれたときに起きる（図10）．

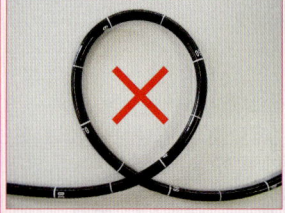 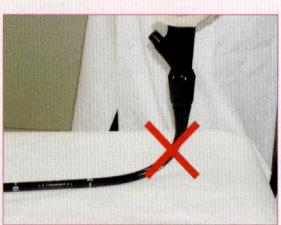

■図7　スコープを小さく曲げない　　■図8　折れ止め部分を屈曲して押しつけない

故障内容・原因・予防策2

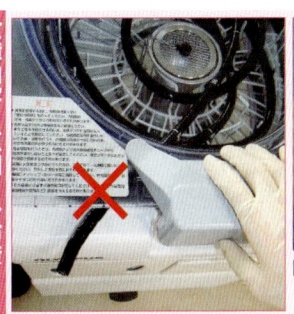

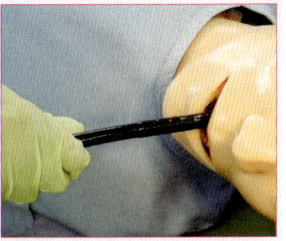

■図9　扉にスコープを挟み込まない

■図10　患者に噛まれたときに，かまれが起きる

- **予防**：運搬時や洗浄消毒装置にセットするとき，ループを小さくしない（最小直径12cm）.
  スコープ操作部と挿入部を強く折り曲げないようにする.
  保管庫や洗浄消毒装置の扉などでスコープを挟み込まないよう細心の注意を払う.
  検査時には患者に必ずマウスピースを咥えてもらうようにする．ゴムバンドで固定するタイプのものが望ましい.
- **点検**：目視で確認できるが，挿入部全体を手でなぞって違和感のないことを確認する.
- **措置**：内部のチューブなどが屈曲している可能性があり，鉗子チャンネルの穴あきや画像信号系の異常につながることになるので，使用を中止し修理を依頼する.

故障内容・原因・予防策3

3．鉗子チャンネルの穴あき（9％）（図11）

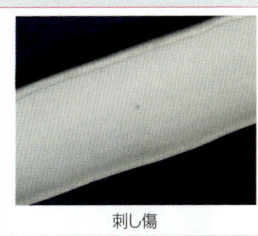

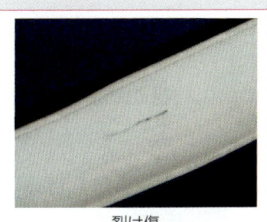

刺し傷

裂け傷

■図11　鉗子チャンネルの穴あき（鉗子チャンネル内部）

- **症状**：鉗子チャンネル内部に刺し傷や裂け傷ができる.
- **構成**：鉗子チャンネルは操作部の鉗子栓から先端部まで通っているテフロン系チューブによって構成されている.
- **原因**：刺し傷は，注射針や穿刺針がシースから出ている状態で挿入すると，鉗子チャンネルのチューブを突き刺して

故障内容・原因・予防策3

穴をあけることによって生じる（図12）．
裂け傷は，生検鉗子のカップ部分が閉じきっていない状態のもの，先端カップがずれているもの，針付き鉗子の針が先端カップから飛び出しているものなどを，挿入・抜去するときに起きる（図13）．

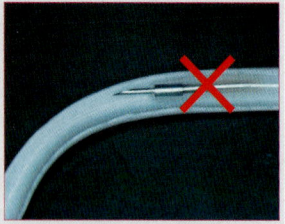

■図12 針がシースから出ている状態で挿入しない

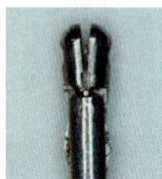 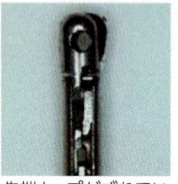 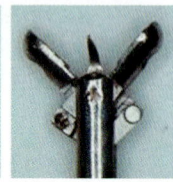

カップが閉じきっていない　　先端カップがずれている　　針付き鉗子の針が先端カップから飛び出している

■図13 カップが不適切な状態のまま挿入・抜去しない

- **予防**：注射針や穿刺針の針を出したままでの操作を行わない．針の出し入れは，モニタ上でチューブの先端が見える状態で行う．
- **点検**：鉗子チャンネル内での事故であるため，目視では発見できない．漏水テストにより，鉗子栓口金や鉗子出口から連続的に出る気泡を注意深く観察する．
- **措置**：鉗子チャンネルの穴や裂け傷からスコープ内に水が入ることになるので，使用を中止し修理を依頼する．

4．ノズルの詰まり（3％）（図14）

故障内容・原因・予防策4

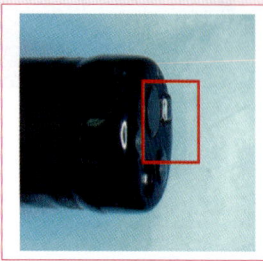 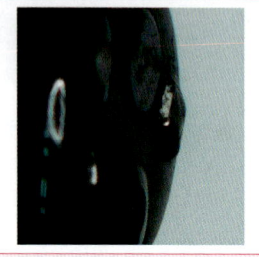

■図14 ノズルの詰まり（内視鏡先端部）

故障内容・原因・予防策 4

- **症状**:送気・送水ノズルが目詰まりして,送気が不十分になったり,送水が方向や量ともに十分にできない.
- **構成**:先端部に送気チューブ,送水チューブが合流して,対物レンズを洗い流す角度で開口している.
- **原因**:先端に付着した血液や粘液類が固まってしまったり,逆流した粘液などが洗浄されていない場合に起きる.具体的には,送気・送水ボタンからの洗浄(AWチャンネル洗浄アダプタ使用)が不十分か(図15),洗浄されていない場合や,先端部を固いものにぶつけて送気・送水ノズルを変形させてしまった場合(図16)などがある.

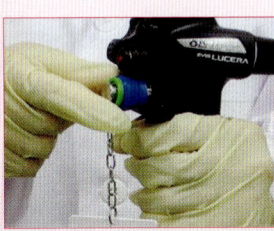

■図15 送気・送水チャンネルを洗浄する

毎症例後,ベッドサイド洗浄を実施し,AWチャンネル洗浄アダプタを用いて送気・送水チャンネルの洗浄を行う

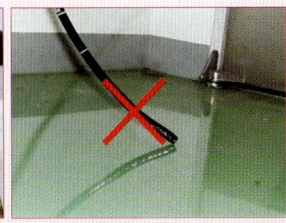

■図16 先端部を固いものにぶつけない(送水ノズルを変形させない)

- **予防**:操作部にAWチャンネル洗浄アダプタを装着して,チャンネル内の洗浄を十分に行う.
  先端部のつぶれが起きないように,運搬時や用手洗浄のときに先端部をぶつけることのないように扱う.
- **点検**:ビーカーなどに水を入れ,送気が十分行われているかを確認する.ラテックス手袋をスコープ先端に装着し,送気により手袋が膨らむかの確認も有効である.送水は十分な水の量が出ているか,またレンズ面に当たるように出ているかを確認する.
  先端部の送気・送水ノズルのつぶれは目視でも判別できる.
- **措置**:検査に支障をきたすことがあるので,使用を中止し修理を依頼する.

5. スイッチの穴あき（3％）（図17）

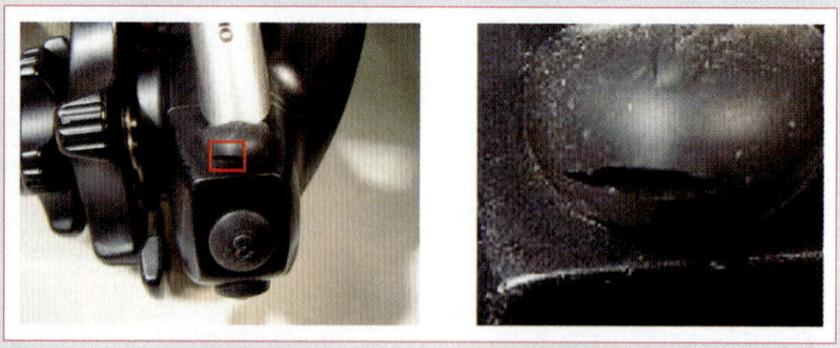

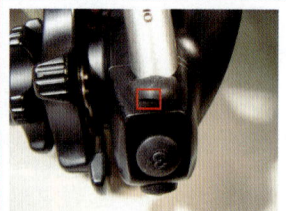

■図17 スイッチの穴あき

- **症状**：リモートスイッチのゴムに穴があいていたり，裂けている部分がある．
- **構成**：操作部のシャッターボタンなど，薄いゴムで覆われている．
- **原因**：運搬時や洗浄操作のとき，シンクや固い部分にスイッチをぶつけることによる（図18）．また洗浄消毒器にセットするとき，処置具など鋭利な部分がスイッチに接触したり，コネクタの固い部分がスイッチを傷つけることがある（図19）．

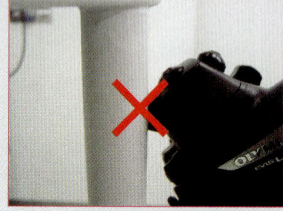

■図18 固いものにスイッチをぶつけない

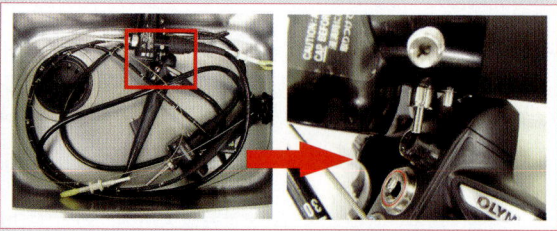

■図19 鋭利な部分や固いものでスイッチを傷つけない

- **予防**：運搬時は操作部を周辺機器やスコープコネクタなどにぶつけないようにする．
洗浄消毒器にセットする場合は，スイッチ部分がスコープコネクタと重ならないようにする．シンクなどに置く場合も，スコープを重ねて置くときは注意を要する．

- **点検**：穴が小さい場合，目視では発見するのが困難である．漏水テストによって発見する場合が多い．
リモートスイッチのゴム皮膜の部分を目視で点検し，穴あき，亀裂，変形，陥没などがないことを確認する．
スコープを光源装置に接続したときに表示される通信確認画面により，リモートスイッチの動作を確認する．
- **措置**：スイッチの穴の部分から水が入り操作部の内部を破損させることがある．使用を中止し修理を依頼する．

6．電気コネクタへの浸水（3％）（図20）

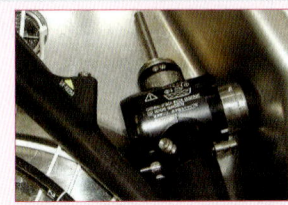

■図20　電気コネクタへの浸水

- **症状**：スコープコネクタ部へ浸水し，電気コネクタに水が浸入する．
- **構成**：スコープ本体は防水構造をもつが，スコープコネクタは電気の接点がむき出しであり，電気コネクタ内部に水が浸入してしまう．
- **原因**：防水キャップのつけ忘れや防水キャップの故障，また，漏水テスターや防水キャップの内側が濡れている場合にも起こる．
- **予防**：洗浄消毒時には必ず防水キャップをつける（図21）．また，防水キャップを水中で着脱しない（図22）．これは漏水テスターの取り付け口金や洗浄消毒器の漏水検知送気チューブも同様である．

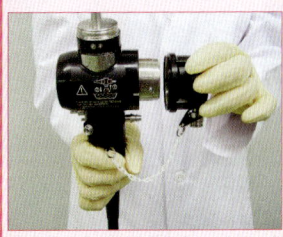

■図21　洗浄消毒時には防水キャップをつける

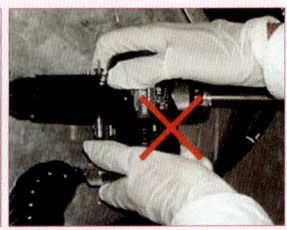

■図22　防水キャップは水中で着脱しない

- **点検**：防水キャップの通気口金の緩みがないかを確認する．
- **措置**：電気コネクタ部に水が浸入した場合，内部に及んでいることが考えられ，電気系統に関係する画像の乱れやスイッチ類に動作不良が発生するため，使用を中止し修理を依頼する．

7. 先端レンズの損傷・汚れ（2％）（図23）

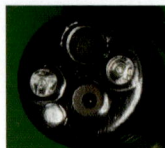
割れ

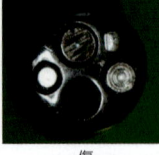
傷

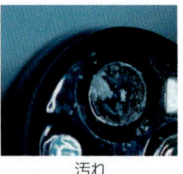
汚れ

■図23　先端レンズの損傷・汚れ

- **症状**：内視鏡先端部のレンズの割れや傷，こびりついた汚れがみられる．
- **構成**：先端部には画像系やライトガイドの光を照射するためのレンズが装着されている．精密なレンズが使用されているため，衝撃や打撃に対して弱い．
- **原因**：レンズの割れは，運搬時や洗浄消毒時にトロリーや床など硬いものにぶつけたりすると起きる（図24）．

  傷は，先端レンズ面を清掃するときに硬いブラシなどでこするとつくことがある（図25）．

  汚れは，検査後スコープを放置してレンズ面を乾燥させてしまったり，レンズ面の洗浄が不十分なときや，送気・送水チャンネルを十分に乾燥させないまま保管して，チャンネル内の水が落ち，水垢となって付着することによる．

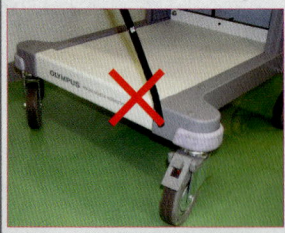
■図24　硬いものにぶつけない

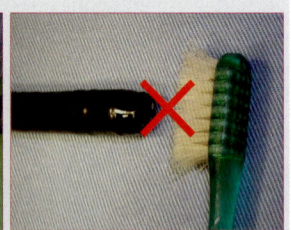
■図25　硬いブラシでこすらない

- **予防**：運搬時は，洗浄時および洗浄消毒装置にセットする場合，硬いものにぶつけないように注意を払う．洗浄用シンクには直接硬い面にぶつからないように緩衝材となるスノコを置くと衝撃を和らげる．また，トロリーのスコープハンガーに吊り下げるとき，先端や彎曲部をぶつけないように扱う．

  レンズ面の汚れは柔らかいガーゼやスポンジを用いて汚れを拭き取るようにする．無理な力を加えない．また，洗浄

故障内容・原因・予防策 7 / **消化管内視鏡の基礎知識**

消毒装置では，送気・送水チャンネルに空気を送り，アルコールフラッシュにより十分に乾燥させる．
- **点検**：スコープ先端部を目視で観察し，レンズの割れや汚れがないことを確認する．傷は目視のみでは見えにくいが，ルーペを使用すると細かな傷を発見できる．
- **措置**：画像が歪んだり，欠けが出ることがある．また先端部に水が浸入することもある．使用を中止し修理を依頼する．

2 内視鏡検査と介助のポイント

- 上部消化管内視鏡検査
- 下部消化管内視鏡検査
- 胆道系内視鏡検査
- 超音波内視鏡検査
- 小腸内視鏡検査
- 内視鏡検査の介助のポイント

上部消化管内視鏡検査

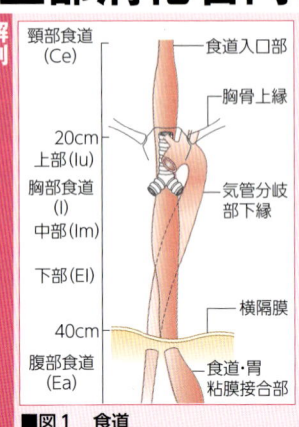

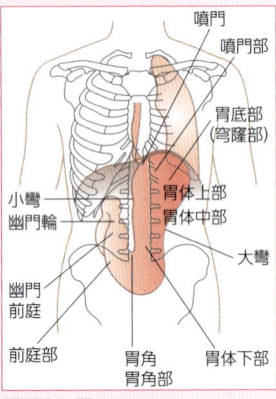

解剖

■図1　食道
(出月康夫，他編：消化管内視鏡のABC，日本医師会；1996)

■図2　胃
(出月康夫，他編：消化管内視鏡のABC，日本医師会；1996)

食道の図ラベル：頸部食道(Ce)，食道入口部，胸骨上縁，20cm 上部(Iu)，胸部食道(I) 中部(Im) 下部(EI)，気管分岐部下縁，横隔膜，40cm 腹部食道(Ea)，食道・胃粘膜接合部

胃の図ラベル：噴門，噴門部，胃底部(穹隆部)，小彎，幽門輪，胃体上部，胃体中部，大彎，幽門前庭，前庭部，胃角，胃角部，胃体下部

目的
- 食道，胃，十二指腸に病変が疑われる場合に，病変を発見し，適切な治療方法を検討するために行われる．

種類
- 観察を目的とした通常観察，治療を目的とした治療内視鏡がある．
- 治療内視鏡には，内視鏡的止血術，内視鏡的硬化療法，内視鏡的静脈瘤結紮術，内視鏡的粘膜切除術，内視鏡的粘膜下層剥離術などがある．

適応・禁忌
- 食道，胃，十二指腸に病変が疑われ，患者が検査に同意した場合のほとんどすべてが適応になる．
- 全身状態が不良な場合や，消化管穿孔やイレウスなどで内視鏡検査を行うことが危険な場合には，検査を行うことの有用性が危険性を上回る場合に施行する．この場合は熟練した医師が検査を行うことが望ましい．

■**インフォームド・コンセント**
- 検査を行う前に，あらかじめ患者に内視鏡検査の必要性，方法，偶発症の可能性を説明し，同意を得る．

処置具
- 鉗子，ネット，スネア，局注針などがある．目的に応じて使用される．

薬剤
- 基本的には各施設で大差はないものの，施設ごとに異なる点も多い．ここでは一例を示すものとする．
- 検査前日は，午後9時以降の食事は禁止する．冠動脈拡張薬

薬剤

や降圧薬など，内服が望ましい薬剤以外は中止する．特に，抗凝固薬や抗血小板薬を内服中の場合は休薬期間を確認する必要がある．

- 前処置については，苦痛のない内視鏡検査をめざし十分な鎮痛，鎮静を行う場合がある．ジアゼパム，ペチジン塩酸塩，ミダゾラムなどが静脈内投与されることが多い．この場合は患者の血圧，脈拍，血中酸素飽和度を測定するための監視装置を装着して，検査前から終了後までの患者の状態を監視する．使用される薬剤の一覧を表1に示す．

■表1　内視鏡検査に使用される鎮痛薬，鎮静薬，拮抗薬の副作用

種類	一般名（製品名）	①発現時間②作用時間③半減期	禁忌・慎重投与	副作用	拮抗薬
非麻薬性解熱鎮痛薬	ペンタゾシン（ペンタジン®，ソセゴン®）	①2～3分②3～4時間③1時間	**禁忌** 重篤な呼吸不全，頭蓋内圧上昇	悪心・嘔吐，呼吸抑制，ショック	ナロキソン塩酸塩 **作用時間**：90～120分
麻薬性鎮痛薬	ペチジン塩酸塩（ペチジン塩酸塩®）	①1分以内②2～4時間③4時間	**禁忌** 重篤な呼吸抑制患者，重篤な肝障害患者，MAO阻害薬投与中の患者，痙攣状態にある患者，急性アルコール中毒の患者	呼吸抑制，無呼吸，血圧低下，心停止，悪心，錯乱	ナロキソン塩酸塩 **作用時間**：90～120分
その他精神安定薬	ヒドロキシジン塩酸塩（アタラックス-P®）	（筋注時）①20分以内②30分～6時間③不明	**禁忌** ポルフィリン症，妊娠または妊娠している可能性のある患者 **慎重投与** てんかん等の痙攣性疾患，抗コリン薬禁忌の患者	眠気，不随運動，肝機能障害，悪心・嘔吐，血圧低下	なし
ベンゾジアゼピン系催眠鎮静薬・抗不安薬	ミダゾラム（ドルミカム®）	①30秒以内②約2時間③単回静注で1.8時間	**禁忌** 重症筋無力症，急性狭隅角緑内障，HIVプロテアーゼ阻害薬およびHIV逆転写酵素阻害薬を投与中の患者	呼吸抑制（舌根沈下），血圧低下，不整脈，頻脈，徐脈，健忘，せん妄，興奮，	フルマゼニル（アネキセート®） **作用時間**：30～60分

内視鏡検査と介助のポイント

薬剤

■表1 内視鏡検査に使用される鎮痛薬, 鎮静薬, 拮抗薬の副作用 (つづき)

種類	一般名(製品名)	①発現時間 ②作用時間 ③半減期	禁忌・慎重投与	副作用	拮抗薬
不安薬 ベンゾジアゼピン系催眠鎮静薬・抗ベンゾジアゼピン系抗不安薬	フルニトラゼパム(サイレース®, ロヒプノール®)	①約3分 ②30〜150分 ③7時間	**慎重投与** 高度重症患者, 高齢者 **禁忌** 重症筋無力症, 急性狭隅角緑内障 **慎重投与** 高度重症患者, 高齢者, 肺性心と肺気腫など呼吸機能が低下している患者	心停止 呼吸抑制(舌根沈下), 血圧低下, 徐脈, 錯乱, 眠気, ふらつき, 注射部位の血管痛と静脈炎	フルマゼニル(アネキセート®) **作用時間**: 30〜60分
	ジアゼパム(セルシン®, ホリゾン®)	①5〜45分 ②2〜3時間 ③27〜28時間	**禁忌** 重症筋無力症, 急性狭隅角緑内障, HIVプロテアーゼ阻害薬を投与中の患者 **慎重投与** 高度重症患者, 高齢者	呼吸抑制(舌根沈下), 血圧低下, 眠気, ふらつき, 注射部位の血管痛と静脈炎	フルマゼニル(アネキセート®) **作用時間**: 30〜60分
全身麻酔薬	プロポフォール(ディプリバン®)	①46秒 ②4〜8分 ③2.6分	**禁忌** 本剤に対し過敏症の既往歴のある患者 妊産婦, 小児	呼吸抑制(舌根沈下), 血圧低下, 不整脈, 徐脈, 心停止	(中止後は7.6分で開眼する)
呼吸促進薬	フルマゼニル(アネキセート®)	①1〜3分 ②30〜60分 ③49〜52分	**慎重投与** 鎮静される前に不安の強い患者 高齢者, 肝機能障害を有する患者	頭痛, 興奮, 血圧上昇, 頻脈, 嘔気・嘔吐, ショック	
	ナロキソン塩酸塩(ナロキソン塩酸塩®)	①3分以内 ②90〜120分 ③64分	**慎重投与** 高血圧, 心疾患	胸内苦悶, 血圧上昇, 頻脈, 嘔気・嘔吐, 肺水腫	

- 血圧, 脈拍を測定した後, 胃内の消泡と胃粘膜の付着粘液除去を目的にジメチコンドロップの希釈液を服用してもらう. 胃内の粘液除去を目的に蛋白分解酵素製剤を服用してもらう場合もある.

薬剤,前投薬,鎮静

- 胃運動抑制と唾液や胃液分泌抑制を目的に,ブチルスコポラミン臭化物の筋注または静注を行う.前立腺肥大などでブチルスコポラミン臭化物の副交感神経遮断作用が危険と予想される場合にはグルカゴンを使用する.グルカゴンは血糖値に変動をきたし,褐色細胞腫には禁忌であるため,危険が予想される場合には咽頭麻酔のみで検査を行う.咽頭麻酔は塩酸リドカインビスカスを咽頭より奥のほうに含ませる.
- 咽頭麻酔が不十分であると考えられる場合には,塩酸リドカインスプレーによる咽頭麻酔を追加する.
- 不安の強い患者の場合や,検査が長引く可能性がある場合,内視鏡治療で径の太い内視鏡を使用する場合などには,十分な鎮痛,鎮静を行う.

撮影の実際

- 検査の実際は,基本的には各施設で大差はないものの,施設ごとに異なる点も多い.ここでは一例を示すものとする.
- 検査を開始する前に内視鏡機器のチェックを必ず行う.機器によってはID,氏名等を入力する必要がある.入力されたデータと実際の被験者とに取り違えがないか確認する.スコープは送気,送水,吸引を確認し,アングルの操作がスムースであるか確認する.スコープ以外の装置についても正常に動作しているかどうか確認する.
- 前処置が終了した後,被験者を左側臥位とし,マウスピースをくわえてもらう.検査台の高さを調節する.内視鏡は原則的に直視下に挿入される.モニター画面で確認しながら,左梨状窩から食道へ挿入されることが多い.
- 実際に撮影された写真を示す(図3).

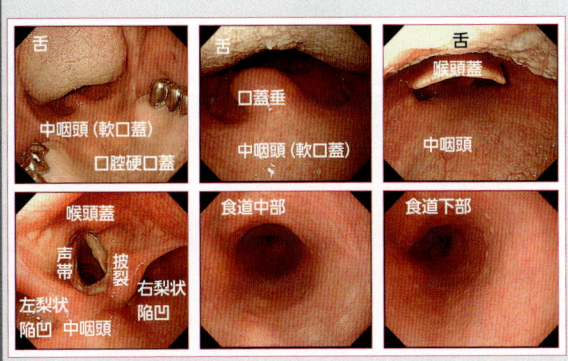

■図3 上部消化管の写真

撮影の実際

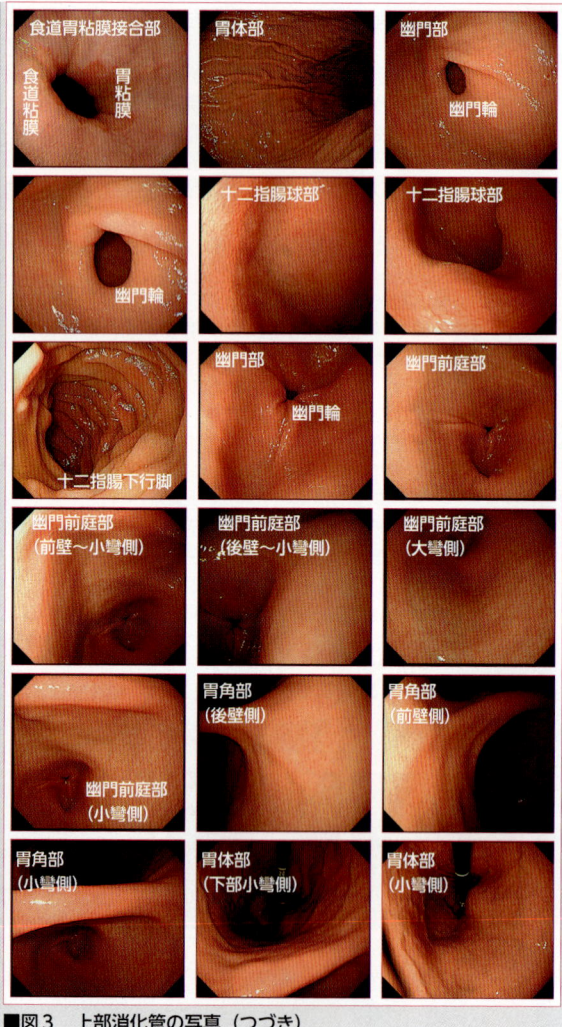

■図3 上部消化管の写真（つづき）

撮影の実際

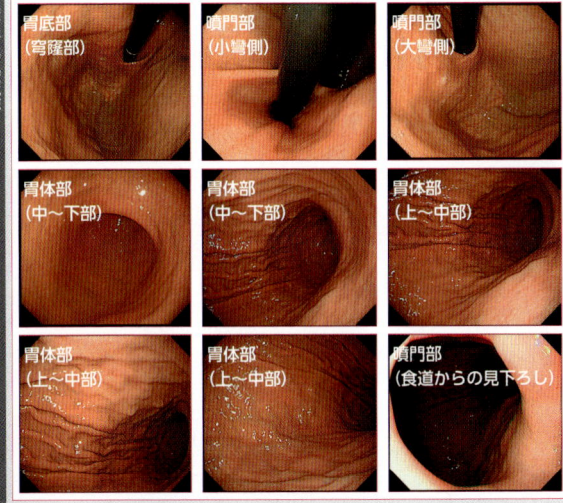

（写真：胃底部（穹窿部）、噴門部（小彎側）、噴門部（大彎側）、胃体部（中〜下部）、胃体部（中〜下部）、胃体部（上〜中部）、胃体部（上〜中部）、胃体部（上〜中部）、噴門部（食道からの見下ろし））

■図3　上部消化管の写真（つづき）

合併症

■前処置での偶発症
- 前処置での偶発症には，リドカインと副交感神経遮断薬による副作用がある．
- リドカインによるアレルギーは，重篤な場合には声帯浮腫で気道閉塞が発生する．
- 副交感神経遮断薬の禁忌は，前立腺肥大症，緑内障，虚血性心疾患である．
- グルカゴンは褐色細胞腫には絶対禁忌である．

■検査による合併症
- 検査による合併症には穿孔，出血がある．
- 起こった場合には適切な処置を速やかに行うことが最も大切である．

■発生頻度
- 上部消化管内視鏡検査および治療における偶発症の発生頻度は0.025％，生検を含む観察のみの検査における偶発症は0.005％と報告されている．
- 死亡は0.00019％に発生するとされ，その原因は穿孔が最も多い．
- 前投薬に関する偶発症は鎮静薬に関連したものが多く，呼吸抑制，低酸素血症，呼吸停止がみられている．

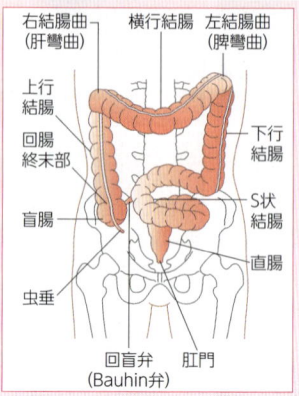

下部消化管内視鏡検査

解剖

■図1 下部消化管
(出月康夫，他編：消化管内視鏡のABC，日本医師会；1996)

目的

- 大腸に病変が疑われる場合に，病変を発見し，適切な治療方法を検討するために行われる．
- 大腸の検査法には内視鏡検査以外にも注腸造影検査がある．腹部手術の既往を有する症例や，過去に内視鏡検査を試みられたが挿入を断念された症例などは，こうした検査を選択することも考慮される．

種類

- 観察を目的とした通常観察，治療を目的とした治療内視鏡がある．
- 治療内視鏡には，内視鏡的止血術，内視鏡的ポリペクトミー，内視鏡的粘膜切除術などがある．

適応・禁忌

- 大腸に病変が疑われ，患者が検査に同意した場合が適応になる．
- 全身状態が不良な場合や，腹膜刺激症状を有する場合，消化管穿孔やイレウス，中毒性巨大結腸症などで内視鏡検査を行うことが危険な場合には，検査を行うことの有用性が危険性を上回る場合に施行する．この場合は熟練した医師が検査を行うことが望ましい．

■インフォムード・コンセント

- 検検査を行う前に，あらかじめ患者に内視鏡検査の必要性，方法，偶発症の可能性を説明し，同意を得る．
- 前処置や前投薬についても説明が必要である．

処置具
- 鉗子，スネア，局注針などがある．目的に応じて使用される．

薬剤
- 基本的には各施設で大差はないものの，施設ごとに異なる点も多い．ここでは一例を示すものとする．
- 検査前日に緩下薬，当日に腸管洗浄剤を服用してもらう．前日の食事は食物繊維の少ないもの，乳製品や消化の悪いものの摂取制限などが必要とされる．市販の検査食を使用する場合もある．
- 冠動脈拡張薬や降圧薬など，内服が望ましい薬剤以外は中止する．特に，抗凝固薬や抗血小板薬を内服中の場合は休薬期間を確認する．
- 前処置については，苦痛のない内視鏡検査をめざし十分な鎮痛，鎮静を行う場合がある．
- 血圧，脈拍を測定した後，腸管運動抑制を目的に，ブチルスコポラミン臭化物の筋注または静注を行う．前立腺肥大などでブチルスコポラミン臭化物の副交感神経遮断作用が危険と予想される場合にはグルカゴンを使用する．グルカゴンは血糖値に変動をきたし，褐色細胞腫には禁忌であるため，危険が予想される場合には鎮痙剤は使用しないで検査を行う．
- 不安の強い患者の場合や，検査が長引く可能性がある場合，内視鏡治療で径の太い内視鏡を使用する場合などには十分な鎮痛，鎮静を行う．

撮影の実際
- 内視鏡をいったん盲腸まで挿入し，観察しながら抜去していく手順で行われる場合が多い．
- 内視鏡挿入では，S状結腸の通過が難しいとされることが多い．送気を最低限にし，腸管を短縮しながら挿入することが推奨されるが，実際にはループを形成したり（図2），腸管を伸展させてしまうことも多い．この場合には用手圧迫が有効であることも多い（図3）．
- 観察時には，右側結腸では半月ひだの発達が強いため，上行結腸内でスコープの反転による観察を加えている施設もある．また直腸肛門部では全例で反転観察が行われることが望ましい．
- 実際に撮影された写真を示す（図4）．

撮影の実際

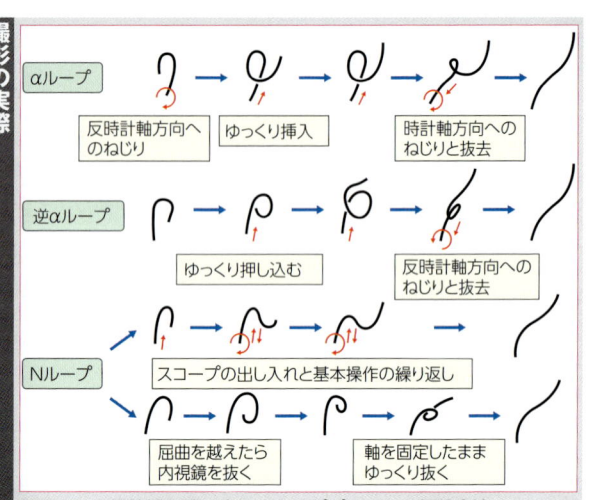

| αループ | 反時計軸方向へのねじり | ゆっくり挿入 | 時計軸方向へのねじりと抜去 |

| 逆αループ | ゆっくり押し込む | 反時計軸方向へのねじりと抜去 |

| Nループ | スコープの出し入れと基本操作の繰り返し | 屈曲を越えたら内視鏡を抜く | 軸を固定したままゆっくり抜く |

■図2　内視鏡挿入時に生じるループパターンと解除方法
(日本消化器内視鏡学会監, 日本消化器内視鏡学会卒後教育委員会責任編集：消化器内視鏡ガイドライン. 第3版. 医学書院；2006)

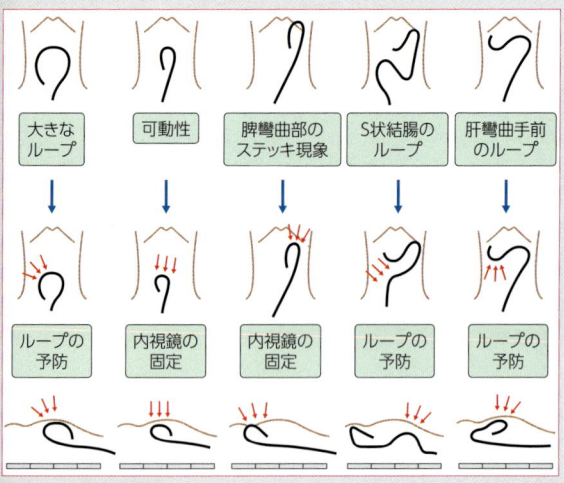

大きなループ	可動性	脾彎曲部のステッキ現象	S状結腸のループ	肝彎曲手前のループ
ループの予防	内視鏡の固定	内視鏡の固定	ループの予防	ループの予防

■図3　用手圧迫法
(日本消化器内視鏡学会監, 日本消化器内視鏡学会卒後教育委員会責任編集：消化器内視鏡ガイドライン. 第3版. 医学書院；2006)

撮影の実際

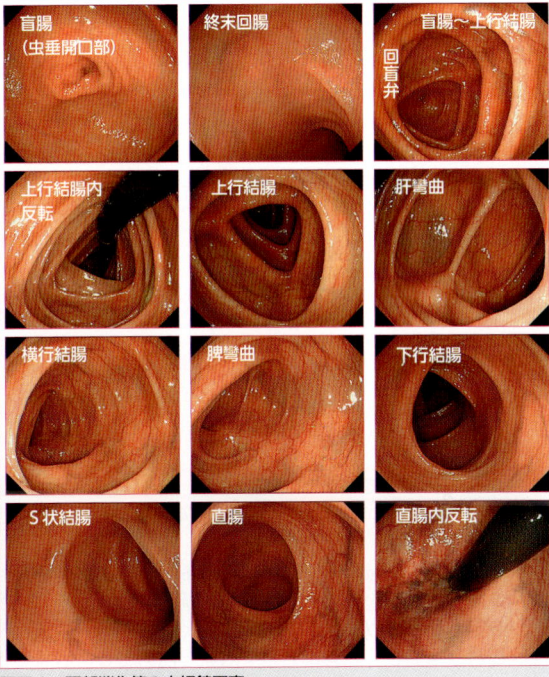

画像ラベル：盲腸（虫垂開口部）／終末回腸／盲腸〜上行結腸（回盲弁）／上行結腸内反転／上行結腸／肝彎曲／横行結腸／脾彎曲／下行結腸／S状結腸／直腸／直腸内反転

■図4　下部消化管の内視鏡写真

合併症

- 大腸内視鏡検査および治療における偶発症の発生頻度は0.078％，生検を含む観察のみの検査における偶発症は0.012％と報告されている．死亡は0.00082％に発生するとされ，その原因は穿孔，出血による．
- 前処置に関する偶発症では，鎮静薬と腸管洗浄液に関連したものが多い．
- 鎮静薬に関連したものでは呼吸抑制，低酸素血症，呼吸停止が，腸管洗浄液に関連したものでは誤嚥，イレウスがみられ，死亡に至った例もみられている．

内視鏡検査と介助のポイント

胆道系内視鏡検査

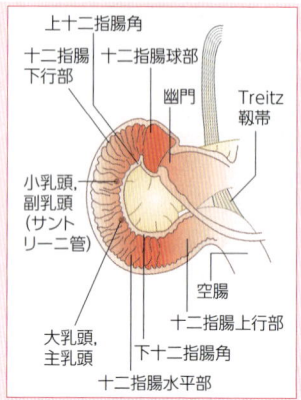

解剖

■図1 十二指腸
(出月康夫, 他編：消化管内視鏡のABC, 日本医師会；1996)

図中ラベル：上十二指腸角／十二指腸下行部／十二指腸球部／幽門／Treitz靱帯／小乳頭,副乳頭(サントリーニ管)／空腸／十二指腸上行部／大乳頭,主乳頭／下十二指腸角／十二指腸水平部

目的
- 胆道（胆管・胆囊），膵臓，十二指腸乳頭部に病変が疑われる場合に，病変を発見し，さらに精密な検査や適切な治療を施行するために行われる．

種類
- 観察を目的とした通常観察，治療を目的とした治療内視鏡がある．
- 治療内視鏡には内視鏡的乳頭括約筋切開術，内視鏡的逆行性胆道ドレナージ術などがある．

適応・禁忌
- 胆道（胆管・胆囊），膵臓，十二指腸乳頭部に病変が疑われ，患者が検査に同意した場合が適応になる．
- 全身状態が不良な場合や，造影剤を使用することが多いため，ヨードアレルギーを有する場合には，検査を行うことの有用性が危険性を上回る場合に施行する．
- 急性膵炎をはじめとする強い炎症を生じている病態において，増悪させる可能性のある場合は禁忌であるが，総胆管結石の嵌頓による胆石膵炎や急性閉塞性化膿性胆管炎などでは緊急内視鏡治療の適応となる．この場合は熟練した医師が検査を行うことが望ましい．

■インフォムード・コンセント
- 検査を行う前に，あらかじめ患者に内視鏡検査の必要性，方法，偶発症の可能性を説明し，同意を得る．
- 前処置や前投薬についても説明が必要である．

- 診断に引き続いて治療が行われることが多く，検査中に治療の判断がなされるため，検査前に想定される治療とその合併症の発生頻度，代替となる他の治療や，治療を受けない場合の予後についてもあらかじめ説明のうえ，同意を取得しておくことが必要である．

処置具

- 造影チューブ，パピロトミーナイフ，バスケットカテーテルなどがある．目的に応じて使用される．

薬剤

- 前処置や使用する薬剤は上部消化管内視鏡検査と同様に行う．
- 前投薬として鎮静薬や鎮痛薬を使用するので，患者の血圧，脈拍，血中酸素飽和度を測定するための監視装置を装着して，術前から術後までの患者の状態を監視する．

撮影の実際

- 基本的には各施設で大差はないものの，施設ごとに異なる点も多い．ここでは一例を示すものとする．
- 内視鏡は側視鏡が用いられる．
- 患者を左側臥位にして内視鏡の挿入を行う．
- 咽頭，食道を通過し，胃内を経て十二指腸に内視鏡を到達させる．その後患者を腹臥位にする．内視鏡を時計方向に回転させながら抜いていくと内視鏡が直線化される（図2）．この過程は透視下に確認しながら行われることが多い．

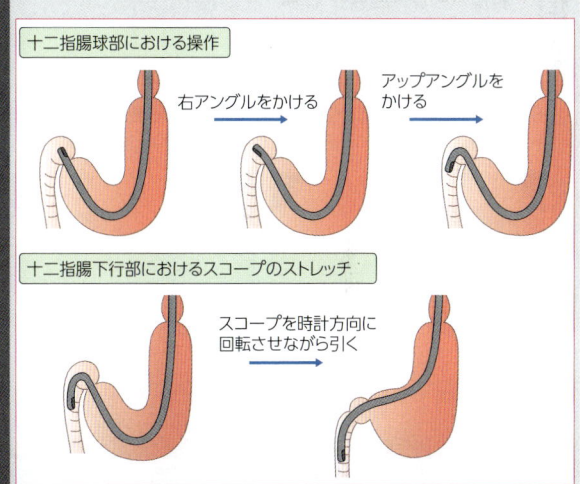

十二指腸球部における操作
右アングルをかける
アップアングルをかける

十二指腸下行部におけるスコープのストレッチ
スコープを時計方向に回転させながら引く

■図2　十二指腸における内視鏡の操作
(日本消化器内視鏡学会監，日本消化器内視鏡学会卒後教育委員会責任編集：消化器内視鏡ガイドライン．第3版．医学書院；2006)

撮影の実際

- 内視鏡が直線化された後に主乳頭を確認し（図3），乳頭開口部より造影チューブを挿入する．はちまきひだが乳頭開口部を覆っていたり，傍乳頭憩室により乳頭を確認することが難しい場合もある（図4, 5）．
- 造影チューブにはあらかじめ造影剤を満たしておき，チューブ内に空気がないようにしておく．

胆管口の位置と胆管の走行角度

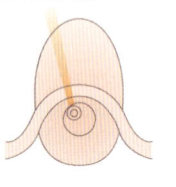

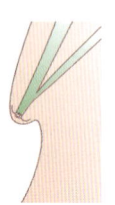

乳頭の距離

近接	中間	遠景
第一選択	第二選択	挿管困難例
11時方向へ容易	11時方向へやや難	熟練を要する
見上げにやや難	見上げは容易	強い見上げ

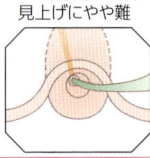

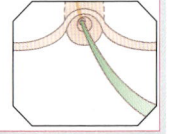

■図3　主乳頭の位置確認
(日本消化器内視鏡学会監，日本消化器内視鏡学会卒後教育委員会責任編集：消化器内視鏡ガイドライン．第3版．医学書院；2006)

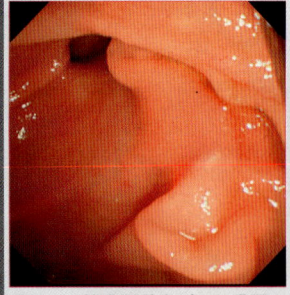

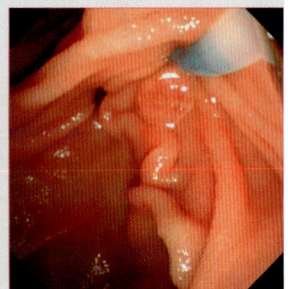

■図4　傍乳頭憩室があり乳頭の確認が難しい

■図5　造影チューブではちまきひだを上方に持ち上げて乳頭を確認する

合併症

- 偶発症の発生頻度は，診断的ERCP（endoscopic retrograde cholangiopancreatography：内視鏡的逆行性膵胆管造影）では0.408％，治療的ERCPでは0.585％と報告されている．
- 急性膵炎，出血，穿孔がみられる．
- 死亡例は診断的ERCPでは0.0070％，治療的ERCPでは0.0215％にみられるとされている．

内視鏡検査と介助のポイント

超音波内視鏡検査

目的
- 内視鏡検査の可能な消化管の内腔から，各臓器の壁や臓器内部の変化，周囲のリンパ節や臓器，血管などの情報を得るために行われる．

種類
- 超音波内視鏡検査専用機と細径超音波プローブがある．
- 超音波内視鏡検査専用機は通常検査用の内視鏡と比較して先端硬性部が長いため，上部消化管，大腸のいずれの場合においても挿入には十分に注意を払い，慎重に操作することが望まれる．
- 細径超音波プローブは内視鏡の鉗子口より挿入することが可能であり，通常の内視鏡検査に引き続いて内視鏡の画面で確認しながら超音波観察を行うことができるが，大きな病変に対しては超音波の減衰のため十分な観察が行えないことがある．

適応・禁忌
- 超音波内視鏡は内視鏡を挿入して実施するため，通常の内視鏡検査が可能であれば実施可能であり，消化管悪性腫瘍，粘膜下腫瘍，胆道系腫瘍，膵腫瘍など各種の消化管疾患および胆膵疾患の広範囲な消化器疾患が適応となる．
- 内視鏡検査の禁忌と同様であり，超音波内視鏡検査を行うことの危険性が有用性を上回る場合に禁忌となる．また，内視鏡検査が相対的禁忌の場合には，内視鏡検査に比較して検査時間も長くなるために原則的に検査を控えるべきである．

インフォームド・コンセント
- 一般的事項は各内視鏡検査に準じるが，通常の消化器内視鏡検査をすでに行っている場合には重複する検査と受け取られやすいので，必要性について十分に説明する．
- 通常の内視鏡検査に比較して検査時間が長くなるため，鎮静薬を用いる場合が多いが，鎮静薬使用の利点と副作用についても十分説明する．また，検査当日の車の運転は避けるよう説明する．
- 上部消化管疾患に対して脱気水充満法で行う場合には，誤嚥に注意する．
- 細径超音波プローブを胆管，膵管に挿入して胆管，膵管周囲の検索を行う場合（IDUS：intraductal ultrasonography［管腔内超音波検査］）はERCP（endoscopic retrograde cholangiopancreatography：内視鏡的逆行性膵胆管造影）と同様の手技で行われるが，ERCPより侵襲の高い検査であることを説明する．また，検査後の胆管炎や膵炎などの危険性についても説明する．

処置具	● 超音波観察下に穿刺が行われる場合がある.
薬剤	● 通常の内視鏡検査と同様に前投薬を行う場合が多い. ● 必要に応じて静脈を確保し,輸液を行う. ● 鎮静下に行う場合には心電図モニター,自動血圧計,酸素飽和計をセットする.
撮影の実際	● 消化管のEUS (endoscopic ultrasonography:超音波内視鏡) による壁構造の基本的所見は5層構造とされている. ● 内腔より順に,第1層 (高エコー),第2層 (低エコー) が粘膜層,第3層 (高エコー) が粘膜下層,第4層 (低エコー) が固有筋層,第5層 (高エコー) が漿膜下層と漿膜または外膜に相当する (図1).

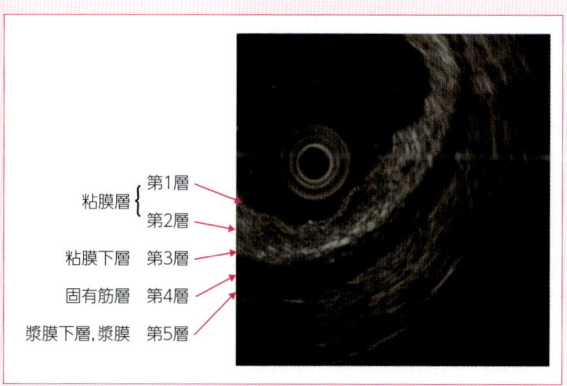

粘膜層 { 第1層
         第2層
粘膜下層   第3層
固有筋層   第4層
漿膜下層,漿膜 第5層

■図1　消化管の壁構造

● 超音波探測子の周波数が高くなると,壁構造はより多層に描出される.

合併症	● 超音波内視鏡検査専用機は通常検査用の内視鏡と比較して先端硬性部が長いため,穿孔を起こすことが報告されている. ● 進行がんなどで狭窄のある症例に対しては出血,穿孔の原因となる場合がある. ● 脱気水充満法を行う場合には誤嚥の原因となることがある.

> **ココがポイント！** 超音波内視鏡検査専用機と細径超音波プローブのどちらを使用するかは検査前に検討されていることが多いので,確認する！

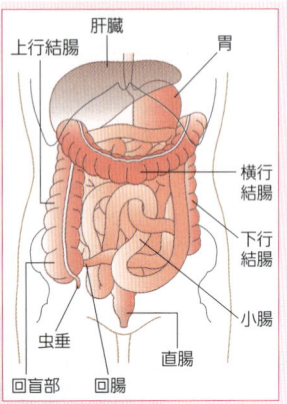

小腸内視鏡検査

解剖

■図1 小腸
(出月康夫,他編:消化管内視鏡のABC,日本医師会;1996)

目的
- 小腸に病変が疑われる場合に,病変を発見し,適切な治療を検討または施行するために行われる.

種類
- 現在,小腸内視鏡検査では,カプセル内視鏡とバルーン内視鏡(ダブルバルーン内視鏡,シングルバルーン内視鏡)の2つの方式のいずれかが用いられることが多い.
- それぞれの特徴を表1に示す.

■表1 カプセル内視鏡とバルーン内視鏡の特徴

	カプセル内視鏡	バルーン内視鏡 (ダブルバルーン内視鏡, シングルバルーン内視鏡)
前処置	原則不要	咽頭麻酔(経口挿入) 腸管洗浄液(経肛門挿入)
前投薬	不要	鎮痙薬,鎮静薬
検査時間	8〜10時間	30〜90分
患者の苦痛	なし	あり
観察範囲	全小腸	全小腸(経口挿入と経肛門挿入の組み合わせによる)
内視鏡像	ほぼ良好	良好
操作性	操作不可能	良好
生検,治療	不可能	可能

カプセル内視鏡

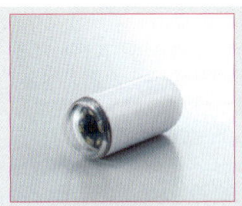

■図2　カプセル内視鏡（オリンパス社製）

■適応・禁忌
- 上下部消化管検査にて出血源の同定できない消化管出血症例が，よい適応となる．
- クローン病などで消化管の狭窄がある患者には，保険診療上，禁忌とされている．

■インフォームド・コンセント
- 検査を行う前に，患者に内視鏡検査の必要性，方法，偶発症の可能性を説明し，同意を得る．
- 前処置や前投薬についても説明が必要である．

■処置具
- 観察のみのため，処置具は使用されない．

■撮影の実際
- 基本的には各施設で大差はないものの，施設ごとに異なる点も多い．ここでは一例を示すものとする．
- 検査前日は午後9時以降の食事は禁止する．受信装置を装着後，カプセル内視鏡のパッケージを開封して電源を投入し，水とともにカプセル内視鏡を飲み込んでもらう．カプセル内視鏡が十二指腸まで到達したことを確認し，検査終了時に受信装置を回収し，データの解析を行う．
- 実際に撮影された写真を示す（図3）．

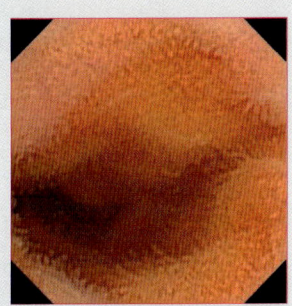

■図3　小腸のカプセル内視鏡写真

■合併症
- カプセル内視鏡では偶発症の頻度は0.601％と報告されている．いずれも滞留で，手術が行われた例もある．

バルーン内視鏡

■適応・禁忌
- 小腸に病変が疑われる場合に行われる.
- 上下部消化管検査にて出血源の同定できない消化管出血症例や小腸腫瘍症例が, よい適応となる.

■インフォームド・コンセント
- 検査を行う前に, 患者に内視鏡検査の必要性, 方法, 偶発症の可能性を説明し, 同意を得る.
- 前処置や前投薬についても説明が必要である.

■処置具
- 観察を目的とした通常観察, 治療を目的とした治療内視鏡がある.
- 治療内視鏡には内視鏡的止血術, 内視鏡的ポリペクトミーなどがある.
- 内視鏡本体が長いため, 使用可能な処置具は限られるが, 生検鉗子, スネア, クリップ装置などが使用可能である.
- 処置具によっては内視鏡の鉗子挿入口より操作部までの距離がほとんど取れないものも存在するので, 検査前にあらかじめ使用可能であることを確認しておくことが望ましい.

■薬剤
- 経口挿入の場合は上部消化管内視鏡検査と同様に, 経肛門挿入の場合は大腸内視鏡検査と同様に前処置, 前投薬を行う.
- 前投薬として鎮静薬や鎮痛薬を使用するので, 患者の血圧, 脈拍, 血中酸素飽和度を測定するための監視装置を装着して, 術前から術後までの患者の状態を監視する.

■撮影の実際
- 検査の実際は, 基本的には各施設で大差はないものの, 施設ごとに異なる点も多い. ここではダブルバルーン内視鏡 (図4) による一例を示すものとする.

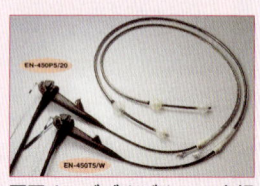

■図4 ダブルバルーン内視鏡 (富士フイルム社製)

- ダブルバルーン内視鏡の挿入原理を図5に示す.
  - オーバーチューブを最も手元まで引き上げた状態で内視鏡部分から挿入する.
  - 経口挿入の場合は内視鏡が胃内に達した時点で, 経肛門挿入の場合は内視鏡がS状結腸下行結腸移行部以深に達した時点で, オーバーチューブを進める.
  - オーバーチューブが挿入された後は, 介助者が把持したオーバーチューブの遠位端に向かって術者が内視鏡を挿入するかたちの遠隔操作となる.

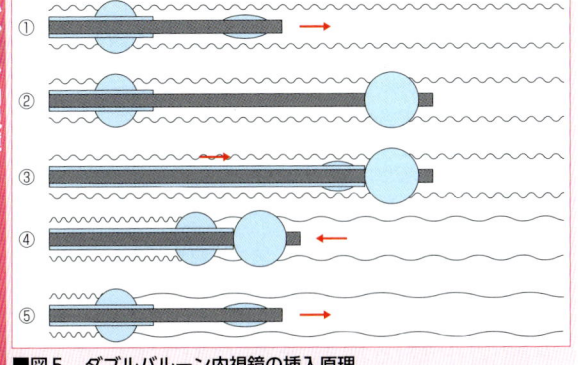

■図5　ダブルバルーン内視鏡の挿入原理
（大宮直木，他：ダブルバルーン内視鏡．消化器内視鏡．2006：18（5）：810-816）

- 内視鏡が先端まで挿入されたら，内視鏡先端のバルーンを拡張して腸管に固定する（図5①②）．オーバーチューブのバルーンを閉じて内視鏡先端のバルーンのところまで進め，そこでオーバーチューブのバルーンも拡張させる（図5③）．
- 両方のバルーンで腸管を把持した状態にして，内視鏡とオーバーチューブを共に引いて腸管をたたみ込むように短縮する（図5④）．
- 短縮した後に内視鏡先端のバルーンを閉じて，再び内視鏡の挿入を進める（図5⑤）．

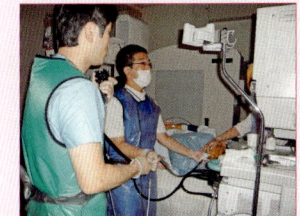

■図6　検査の様子

- 検査の実際の様子を図6に示す．

■合併症

- 偶発症の頻度は，バルーン小腸内視鏡では0.797％と報告されている．
- 経口的バルーン小腸内視鏡で急性膵炎，穿孔が，経肛門的バルーン小腸内視鏡では穿孔，出血などがみられている．

内視鏡検査の介助のポイント

共通のポイント

■検査予約時のインフォームド・コンセント
- すべての内視鏡検査・治療に共通して必要である.
- 通常,医師が行う.
- 説明・同意書は,付録「上部消化管内視鏡検査を受けられる患者様へ;説明・同意書および問診票」「大腸内視鏡検査を受けられる患者様へ;説明・同意書および問診票」を参照.
- **検査の十分な説明を行い,患者の同意を得る.必ず同意書へのサインを確認する.**

上部消化管内視鏡検査(経口法)の介助

検査予約時の注意事項

- 注意事項について指導する際は,各施設独自のパンフレットやDVDの活用が効果的である.

■主な注意事項
- 食事:検査前日の午後9時以降,絶食.
- 水分:前夜および早朝空腹時の適度な水分の摂取は可(脱水・脳梗塞の予防).
  - ジュース,牛乳などは不可:検査の妨げとなり観察不十分となる可能性がある.
  - 検査2時間前から飲水禁止(嘔吐予防).
- 内服薬
  - 降圧薬,冠動脈拡張薬,抗てんかん薬等,内服が望ましい薬剤以外はできるだけ中止する.
  - 内服の必要性に関しては,前もって主治医に相談しておく.
  - 内服は早朝(6時ごろ),適度な水(コップ1杯程度)での内服を勧める.少量の水で服用すると胃内に薬が残存している場合があるためである.
  - 血糖降下薬,インスリン注射は,絶食中のため内服・注射しないよう説明する.

MEMO

検査予約時の注意事項

特に次の患者には,以下についても伝える.
- 胃切除術後の患者:前日の夕食は,早めに,消化のよい物を,少なめに摂取するよう指導する.検査時,残胃に食物残渣が残りやすく,観察不十分となる可能性があるためである.
- 高齢者:なるべく同伴者との来院を勧める.
- 鎮静薬使用患者:鎮静薬使用後は,車,バイク,自転車の運転ができないなど生活制限が伴うことを前もって説明する.

検査予約時の注意事項

- 抗凝固薬，抗血小板薬等の内服
  - 内服していると出血しやすくなるため，組織生検時は休薬が必要であるが，休薬することにより疾患が悪化するリスクが高まるため，内服中止は主治医に相談して決定する（表1）．

■表1　抗血小板薬・抗凝固薬の手術前休薬期間の目安

	一般名	商品名	休薬期間の目安	再開時期の目安
抗血小板薬	アスピリン	バイアスピリン®	7～10日	4～5日
	塩酸チクロピジン	パナルジン®	7～10日	4～5日
	シロスタゾール	プレタール®	3～4日	2～3日
	イコサペント酸エチル（EPA）	エパデール®	7～10日	2～3日
	ベラプロストナトリウム	ドルナー®	24時間	
	塩酸サルポグレラート	アンプラーグ®	24時間	
	ジピリダモール	ペルサンチン®	24時間	
抗凝固薬	ワルファリンカリウム	ワーファリン®	3～4日	3～4日

付記：休薬期間，再開時期については一応の目安としてあげた．抗凝固薬に関してはトロンボテスト（TT），プロトロンビン時間（PT）を参考に投与量の調節を行う必要がある．（日本消化器内視鏡学会　大腸内視鏡検査偶発症対策小委員会：大腸内視鏡検査の偶発症防止のための指針．日本消化器内視鏡学会雑誌，2003；45（9）：1939-1945をもとに作成）

- 服装：胃内に空気を入れて観察するため，和服・腹部を締め付ける服装は避ける．

検査前の必要物品の準備および確認事項

検査目的・患者の状態に応じた必要物品を予測して準備する．

- 施行医師と相談し，検査目的，患者の状態（開口障害，咽頭食道等の狭窄，小児，気管内挿管中など）に応じたスコープ・機器を準備する．

安全のため，検査中，患者のそばを離れることがないよう，必要物品を漏れなく準備する．

- 光源ユニット　●スコープ　●マウスピース
- ガーゼ　●曇り止め　●キシロカインゼリー
- 患者用唾液受けエプロン　●ビニール袋
- ティッシュペーパー
- 咽頭麻酔・前投薬・鎮静薬使用時の必要物品

検査前の準備・確認

- 色素散布,組織生検の必要物品
- 患者監視装置(血圧計,パルスオキシメータ,心電図モニタ)
- 救急カート(図1)
- 酸素供給システム
- スコープ・口腔用の吸引システムの準備

▊ **機器の整備点検を行う.**
- 機器トラブルによる検査時間延長や検査中止とならないために必要である.
  - スコープ周辺機器の定期的な整備点検および検査前の点検(吸引,送気・送水,画像ホワイトバランスの設定等)を行う.

■図1 内視鏡室には救急カートを設置

▊ **内視鏡画像データの管理を行う.**
- 検査患者のID,氏名を入力する.
- 各施設にて独自のマニュアルを作成する.

検査前の介助

■ **カルテの確認**
- 検査目的,前回の検査情報,検査データ等をカルテで確認する.

▊ **検査目的を理解して介助につく.**

■ **患者を検査室へ案内**
- 患者確認:同姓同名に注意する.
- 内視鏡モニタ画面上の氏名と呼び入れようとしている患者が同一人物に間違いないか,確認する.

▊ **初対面であることが多いため,検査別に色分けしたICカードを入れた名札を付けてもらうと,患者間違い防止に効果がある(図2).**
- 自己紹介:患者との信頼関係の第一歩.
- 検査説明:リラックスできるよう言動に注意.

■図2 検査別に色分けしたICカードを入れた名札

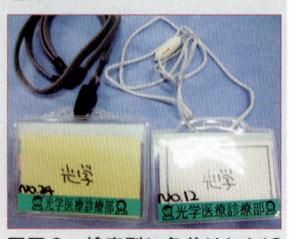

MEMO
看護記録は必ず残す!
・患者を観察しながら,バイタルサイン,検査・治療中の状態,使用薬剤,治療・処置内容を記録する.
▊ 看護記録を残すことが重要.リスク予防・安全・安楽な検査・治療の提供や継続看護・質の保証につながる.

■前処置開始前の確認事項

- すべての内視鏡検査治療処置開始前に必要である.
- 事前に問診票で質問しておく（図3）.

内視鏡検査問診票（上部　下部　ERCP　気管支）

検査日（　　年　　月　　日）　　　　　　　　　　　様　ID:

1. 今回の検査目的に○をつけてください
　　　　　　・定期検査　・検診などで精密検査をすすめられた　・調子が悪い

2. 体の調子が悪い方はどのような症状がありますか　（　　　　　　　　　　　　　）

3. 歯の治療など麻酔を受けて、動悸がしたり、気分が悪くなったことがありますか　**はい・いいえ**

4. ヨード剤（造影剤など）によるアレルギーがありますか　**はい・いいえ**

5. 注射や飲み薬で気分不良や、じんましんがでたことがありますか　**はい・いいえ**
　　（薬の名前がわかればお書きください　　　　　　　　　　　　　　　　　　　）

6. 取り外しのできる歯はありますか　**はい・いいえ**

7. 下記の病気と言われたことがありますか　**はい・いいえ**
　あれば、下記の項目に○をつけてください

　　・心臓病　（狭心症　心筋梗塞　不整脈　ペースメーカー）
　　・緑内障　・前立腺肥大（尿が出にくい）

　　・糖尿病　（食事療法のみ　血糖降下剤　インスリン治療）
　　・喘息　　・高血圧　　・脳梗塞　　・胃潰瘍

8. 手術を受けたことがありますか　**はい・いいえ**
　手術名がわかればお書きください　　（　　　　　　　　　　　　　　）

9. 血液を固まりにくくする薬を飲まれていますか　**はい・いいえ**
　薬の名前に○をつけてください

　　・ワーファリン　・アスピリン　・プレタール　・ペルサンチン
　　・パナルジン　・エパデール　・ドルナー　・アンプラーグ
　　・プロサイリン　・カタクロット　・ロコルナール　・セロクラール
　　・コメリアン　・キサンボン　・その他（　　　　　）

10. お体にご不自由なところがあれば項目を○で囲んでください

　　・耳が聞こえにくい　・補聴器を使用している　・目が見えにくい
　　・歩きにくい　・杖使用　・車椅子使用　・その他（　　　）

11. 女性の方へ、妊娠の可能性がありますか　**はい・いいえ**
　現在、授乳中ですか　**はい・いいえ**

12. 心配なことがあればお書きください

■図3　内視鏡検査問診票

- 直前の確認にチェックリスト・看護記録を活用すると，確認漏れがなく効果的である（図4）.

内視鏡検査記録Ⅰ
上部・下部・ERCP・気管支鏡
〈カルテ保存〉　ID：
検査時間（　：　～　：　）氏名：　（M・F）

検査月日（　年　月　日）施行科（　）施行医師（　）担当看護師（　）
□入院（　）□外来　☆同伴者□有（　）□無　入室方法（　）帰宅・帰室方法（　）
検査目的：
＜検査・治療・処置内容＞

止血：□止血術　□トロンビン散布　万単位　□アルト散布2V　□止血クリップ　ヵ所　□ヒートプローブ焼灼　□無水エタノール局注　ml　☆※□ボスミン生食散布　ml　□その他：

◎上部・△下部：
□上部：□経鼻：プリビナ使用有□小腸内視鏡：ダブルバルン（上部・下部）□カプセル ●スコープ機種：
□観察のみ □色素散布 □生検（　）□ルゴール散布＋チオ硫酸ナトリウム(中和剤) □HP（陰性・陽性）□培養；
□下部：□直腸　□S状　□下行　□横行　□上行　□盲腸　□回腸末端まで挿入＝到達時間（　：　）
□観察のみ　□色素散布　□生検（　）□培養：
□EUS（専用機:エラスト・穿刺用／プローブ法　12MHz・20MHz）□EUS穿刺:　□マーキング（クリップ・点墨）　ヵ所
□EMR　ヶ所　□ポリペクトミー　ヵ所　□ESD　ヵ所切除　□拡張術（　）
□EVL　回目　ヵ所結紮　□APC（　L　回　分　秒）
□EIS　回目（血管内　ml　血管外　ml　total　ml）□胃瘻（造設・交換・抜去）：　Fr　cm留置

☆膵胆管：
□ERCP(逆行性膵胆管造影) □胆管造影（　時　分）□膵管造影（　時　分）☆スコープ機種：
□造影のみ □生検（□胆管 □膵管）□細胞診検査（□胆管 □膵管 □胆汁 □膵液）□培養（□胆汁 □膵液）
□EST（乳頭切開術）□EPD（乳頭拡張術）□ステント抜去（胆管・膵管）
□ENBD（内視鏡的経鼻ドレナージ法）　Fr　□ERPD(膵管ステントドレナージ術)　Fr　cm
□ERBD（内視鏡的逆行性胆管ドレナージ法）　Fr　cm（□総胆管　□右胆管　□左胆管）□EUS穿刺
□胆管結石除去術　□胆管結石破砕術　□IDUS（管内超音波内視鏡；□胆管　□膵管）□胆管鏡　□膵管鏡
□その他（　）☆造影剤使用量（□オムニパーク350　□トブラシン1A　□生食20ml）　ml

※気管支：
□気管支鏡検査※喉頭麻酔：2%キシロカイン　ml□観察のみ□気管支洗浄□擦過細胞診□喀痰吸引□AFI□TBNA
□経気管支生検(TBB) □経気管支肺生検(TBLB) □経気管支肺胞洗浄(BAL) □その他：

〈確認事項〉
＊□同意書確認 及び合併症についての説明確認:□済　□未
＊□絶食の確認　＊義歯:□無　□有　□除去確認
＊麻酔副作用の既往　□無　□有
＊ヨードアレルギー　□無　□有
＊抗コリン禁忌疾患　□無　□有
□心疾患（□心筋梗塞 □狭心症 □不整脈）
□ペースメーカー　□緑内障　□前立腺肥大
□糖尿病（食事のみ・内服・インスリン治療中）
□高血圧　□喘息　□その他：
＊抗凝固剤内服 □無 □有 薬剤名：
抗凝固剤内服中止　□有　年　月　日～
妊娠・授乳 □無 □有(□妊娠□妊娠可能性□授乳)
ADL情報　□ベルト・コルセット除去確認済
＊移動動作・衣服着脱介助　□要
＊麻痺・疼痛 □有
＊視力障害　□有:　聴力障害　□有　□補聴器使用
◎☆ポリペク・EMR・APC・EST時　□金属の除去確認
□酸素　l/分（　：　～　：　）□検査中

〈使用薬剤〉　指示者
：□ルート　□有（　ml）
：消泡剤内服□：ガスコン5ml＋プロナーゼ1包＋重曹1g
□：ガスコン5mlのみ　□無
：咽頭麻酔：□キシロカインスプレー　□キシロカインビスカス　□無
前投薬
：□セスデン(7.5mg/1ml)　A　□グルカゴン　V
：□ペンタジン(15mg/1ml)1A＋ソルコーテフ(100mg)1A静注
：□※硫酸アトロピン(0.5mg/1ml)　A 筋注
：□※（麻）塩酸ペチジン(35mg/1ml)　A 筋注
□無　施行者サイン（　）
＊鎮静・鎮痛剤
：□ドルミカム(10mg/2ml) 静注　mg
：□サイレース (2mg/1ml) 静注　mg
：□ペンタジン (15mg/1ml)　A □筋注 □静注
：□※セルシン (10mg/2ml)　A □筋注 □静注
：□(麻)塩酸ペチジン (35mg/1ml)　A □筋注 □静注
＊覚醒剤
：□アネキセート(0.5mg/5ml) 静注　ml

〈検査中の経過・SOAP〉
：BP　/　mmHg P=　SpO_2　%
：BP　/　mmHg P=　SpO_2　%
：BP　/　mmHg P=　SpO_2　%
：BP　/　mmHg P=　SpO_2　%
：BP　/　mmHg P=　SpO_2　%
：BP　/　mmHg P=　SpO_2　%
：BP　/　mmHg P=　SpO_2　%
：BP　/　mmHg P=　SpO_2　%
：BP　/　mmHg P=　SpO_2　%
：BP　/　mmHg P=　SpO_2　%
：BP　/　mmHg P=　SpO_2　%
〈鎮静効果〉　□記憶無　□中途覚醒　□ほとんど覚醒　□体動（無・有）
上部＜検査中の状態＞挿入指数（　）苦痛/変化指数：　◎背部マッサージ□有 □無 ＊効果□有 □無
下部＜検査中の状態＞挿入困難　□無　□有　□用手圧迫 □体位変換 □透視使用 □スコープ交換（　）
検査後 飲水・食事開始指示：□検査終了後：1時間　＊飲水開始（　：　～）＊食事開始（　：　～）
□Dr指示～ □明朝～　★ □食事開始OK □飲水開始OK □食事：EMR・ポリペク後3時間

■図4　内視鏡検査記録：チェックリスト・看護記録として有効

問診

- 検査当日の体調確認：検査前血圧，脈拍，発熱，体調不良の有無．
- 同意書の確認：同意書の検査・治療処置の説明を受けてサインをしたか．

❢ 医師からの説明を理解しないままサインしている場合，トラブルのもととなる．

- 最終食事時間の確認：朝食の絶食および前夜の食事時間（胃内に食物残渣があった場合に，胃切除術後患者の次回の食

検査前の介助

事指導の参考となる).
- 既往歴
  - 心疾患,緑内障,前立腺肥大の有無(抗コリン薬禁忌疾患).
  - 糖尿病(低血糖に注意.グルカゴン使用は慎重投与).
  - 高血圧(検査時血圧が上昇).
  - 喘息(アレルギー症状が出やすい).
  - 脳梗塞(抗凝固薬内服の可能性,麻痺等によるADL介助の必要性).
  - 甲状腺機能亢進症(ヨード禁忌).
  - 肝硬変(出血傾向がある).
  - てんかん,精神科疾患(鎮静薬使用後のリバースができない).
  - 透析(シャント)(血圧測定,筋肉注射,輸液ルート確保は患側でしない).
- 手術歴
  - 胃切除術(上部消化管内視鏡検査で胃内残渣の可能性).
  - 腹部の手術歴(下部消化管内視鏡検査の難易度やスコープの選択).
  - 乳がん手術(血圧測定,筋肉注射,輸液ルート確保時は患側でしない).
  - 股関節,頸椎,腰椎,膝関節手術(左側臥位などの体位に制限).
- アレルギーの有無
  - キシロカインアレルギー(咽頭麻酔でショック).
  - 造影剤アレルギー(ルゴール®染色時の副作用が強くなる可能性がある).
  - ゴムアレルギー(オーバーチューブ,手袋使用時注意).
  - アルコールアレルギー(消毒用アルコール綿禁忌).
  - その他薬剤アレルギー.
- 内服薬:血糖降下薬,降圧薬,抗凝固薬内服の有無および服薬中止の有無.
  - 服薬をやめないほうがよい薬:降圧薬,冠動脈拡張薬,抗てんかん薬など.

⚠ 内服薬確認時は,以下に注意する.
- 血糖降下薬,降圧薬,抗凝固薬など内服を自覚していない場合がある.
- 脳梗塞,狭心症などの既往のある患者は,抗凝固薬内服の可能性がある.
- 抗凝固薬の場合,種類により休薬期間が異なるため,確認が必要である.
- 他医院から処方されている場合がある(お薬手帳を持参

内視鏡検査と介助のポイント

検査前の介助

してもらうとよい).
- 妊娠・授乳の有無(使用薬剤に注意が必要).
- ADL:聴力障害,視力障害,身体障害の有無の確認(介助時に注意が必要).
- 内視鏡検査経験の有無および前回検査時の状況(初回と2回目以上で不安が異なる).

■**身支度を整える**
- 眼鏡,上着・ネクタイをとり,腹部を締め付けるもの(ベルト,腹帯,コルセット等)はすべて外す.
- 女性は口紅を落とす.
- 義歯を取り外す:残歯の状態を観察,検査中の歯の損傷・脱落の恐れがないか確認する.
- ⚡義歯の固定がよく,外したときの残歯の状態が不安定な場合は,義歯を装着したまま行ったほうがよい場合がある.

■**検査ベッドへの案内**
- ADLの状態に応じた援助を行う.

⚡**転落防止に注意**
- 患者が検査台に臥床中はベッド柵を上げる.
- 柵がない場合,患者のそばに付き添う.

⚡**羞恥心に配慮**
- 掛け物等により,羞恥心の軽減を図る.

■**消泡剤,粘液除去剤の内服**
- 消泡・胃粘液除去を目的とする.
- ガスコン®ドロップ5mL+プロナーゼ®MS0.5g(2万単位)+重層1g+水80mL(40度の微温湯が効果的)を内服.
- 検査開始前10~30分前に内服し,臥床して体位を変えると胃内に粘液除去剤が行き渡り効果的である.
- プロナーゼ®内服禁忌:過敏症,消化管出血(潰瘍,静脈瘤),粘膜切除後,ポリープ切除後は出血を助長させるため内服しない.

■**咽頭麻酔**
- 血圧・脈拍を測定した後,咽頭麻酔を行う.
- 臥床,または座位(背もたれあり)で行う.
- 麻酔薬
  ①2%キシロカイン®ビスカス(1mL中リドカイン塩酸塩20mg含有).
- 検査開始3~5分前にキシロカイン®ビスカス6mLを口に含み(できるだけ喉の奥に含むよう指導),3~5分後に吐き出す.
- 飲み込んでも問題ないことを説明しておくと患者は安心する.

検査前の介助

② ８％キシロカイン®ポンプスプレー（１回の噴霧量0.1mL中リドカイン塩酸塩８mg含有）．
- 検査開始直前に１～５回咽頭（喉の奥）に噴霧する．
- スプレーは気道粘膜からの吸収も多い．必要性と副作用の強さを十分考慮し慎重投与する．
- 咽頭麻酔中は患者のそばを離れない．
- 状態を観察しアナフィラキシーショック・中毒の発現に注意する．
- 声帯浮腫で気道閉塞が発生するおそれがあるので注意する．

■前投薬
- 消化管蠕動の抑制を目的とする．
- 問診の情報を施行医師に伝え，前投薬の指示を受ける．
- 抗コリン薬（鎮痙薬）の筋肉注射を施行する．
- 抗コリン禁薬忌疾患（心疾患，緑内障，前立腺肥大）がある場合，グルカゴンを使用するか，前投薬なしで行う．高齢者も抗コリン薬を使用しない場合がある．

【抗コリン薬（ブチルスコポラミン臭化物）の副作用】
- 狭心症の発作，心悸亢進，不整脈．
- 調節障害または頭痛，眠気等．
  →抗コリン薬使用後は１～２時間は車の運転はしない．
- 緑内障：眼圧亢進・症状悪化．
- 前立腺肥大：排尿困難・尿閉・症状の悪化．

【グルカゴンの副作用】
- 褐色細胞腫（血圧急上昇に注意）は絶対禁忌．
- まれに90～120分後に二次性低血糖を起こす場合がある（検査１時間後に飴やジュースの摂取を勧める）．
- 糖尿病（空腹時血糖150mg/dL以上の患者）患者は慎重投与，インスリンでコントロール不良の糖尿病患者使用時は高血糖に注意する．

■モニタリング
- 検査中は患者監視装置でSpO_2を測定する．
- SpO_2測定で患者の循環動態・呼吸状態を予測することができ，緊急時の早期対応が可能となる．
- 高血圧の患者は血圧測定，心疾患の患者は状態により心電図モニタを装着する．

■検査時の体位
- 左側臥位で腹部の緊張をとるため膝は軽く曲げる．
- 抱き枕で緊張緩和し唾液の流出しやすい前傾の体位がとれる（図５）．

■内視鏡用エプロンの装着
- ナイロン袋，小シーツなどで代用してもよい．

検査前の介助

- 唾液による髪の毛・衣服の汚染防止に努める.
- 首のまわりに隙間がないようにエプロンを装着する(図6).

■マウスピースの装着
- スコープの噛まれ防止にマウスピースを装着する.
- 患者に合ったものを選択する(図7).
- 検査直前に口にくわえ,テープで固定する(ベルト付きマウスピースでも可)(図8).
- 総義歯の患者はマウスピースにスポンジ,シリコンラバーを付けると歯肉痛が軽減される.
- 開口障害,気管内挿管患者の場合:バイトブロック,小児用マウスピースなどを使用する.

抱き枕で緊張緩和

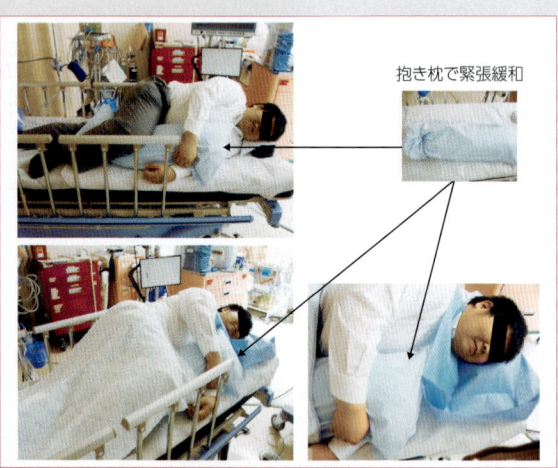

■図5 抱き枕を活用した検査時の体位

唾液受け用エプロン装着の実際　　唾液受け用にナイロン袋を活用

首のまわりに隙間がないように装着して衣服の汚染を防止

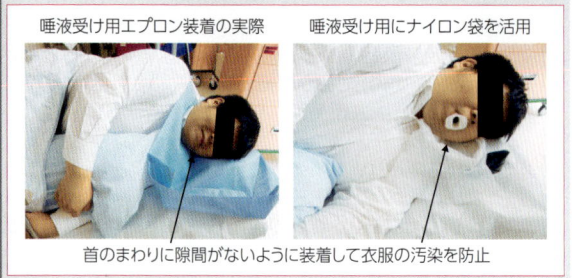

■図6 エプロンの装着

検査前の介助

内視鏡検査と介助のポイント

- 小児用開口障害用
- シリコンラバー装着（歯肉痛予防）
- スポンジ装着（歯肉痛予防）
- 分割マウスピース
- ベルト付きマウスピース
- マウスピース専用固定テープ

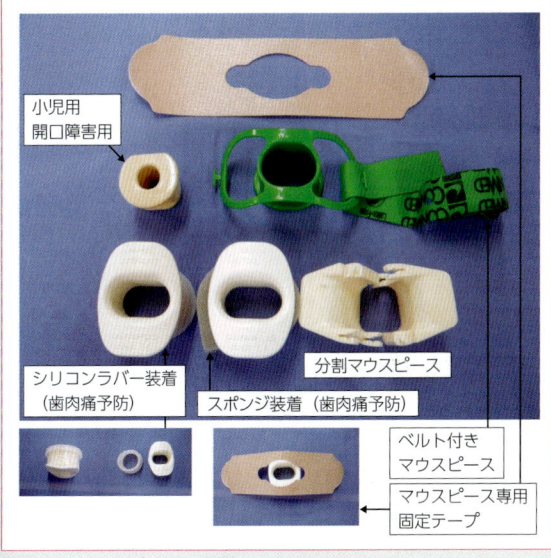

■図7　マウスピースの種類

ベルト付きマウスピース　マウスピース専用固定テープ　シリコンラバー装着（歯肉痛予防）

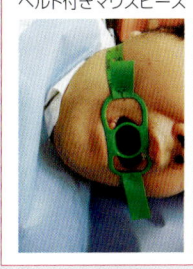

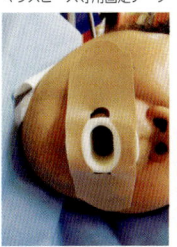

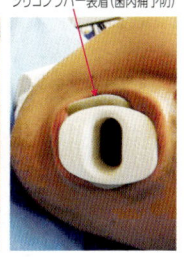

■図8　マウスピース装着の実際

検査中の介助

- **スコープ挿入時・抜去時は患者のそばから離れない！**
- **スコープ挿入後の合併症**
  - マロリーワイス症候群：激しい嘔吐反射・過度の送気により発生.
  - 誤嚥性肺炎：唾液誤飲により発生.

■**スコープ挿入時**
- マウスピースはテープ，ベルトで固定しているため，外れな

検査中の介助

い程度にくわえ，マウスピースを強く噛みしめないよう指導する．強く噛むと咽頭が閉まり，スコープ操作がスムーズにできない．
- 患者の後頭部と右肩に軽く手を置き，医師の動き・声かけに合わせスコープがスムーズに飲み込めるように呼吸・嚥下方法を指導する．

■**スコープ挿入後**
- 鼻で呼吸をするよう指導する．
  - 「鼻でゆっくり息をしてください」と声かけをする．
- 検査中患者は緊張することが多いため，首，肩の力を抜くよう声をかける．
- 唾液は飲み込まないで出すように指導する．
- 唾液の誤飲がないよう顎を軽く引き，顔が軽く下向きになるよう，顔の位置に注意する．
- 曖気（げっぷ）は検査時間が延長するためできるだけ我慢するよう指導する．
- マウスピースが外れて内視鏡を噛んでいないか注意する．
- 必要時，嘔吐反射を誘発しないよう口腔内の吸引を行う．
- 背部マッサージ，タッチングを行い緊張緩和の援助を行う．
- 患者を目で見て手で触れて感じ，患者の呼吸，脈拍，SpO_2，顔色などを観察する．
- 施行医師は検査画面に集中しているため，介助者が責任をもって患者の状態を観察し，報告する．

❗ **機器より，先生より，まずは患者を！**

検査後の介助

- スコープ抜去後：ただちにマウスピースを外し，口腔内の唾液を吐き出し，曖気も十分出すよう指導する．
- 検査終了直後の患者は緊張状態にあるため，起床時は必ずそばに付き添う（転倒・転落防止）．
- 患者のバイタルサインが安定してから移動する．

MEMO

効果的な背部マッサージ

- スコープ挿入から十二指腸観察終了まで患者の血圧は上昇し，嘔吐反射も前半に強い傾向にある．十二指腸挿入までは特に背部マッサージの効果がある．
- 背部マッサージは，上～下へは強く，下から上へは弱く，手のひらに気持ちをこめて行うことが重要．

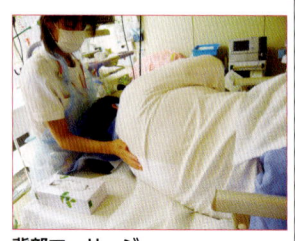

背部マッサージ

検査後の注意および指導
- 患者の状態を観察し，必要時はリカバリー室での休息後，帰宅させる．
- 各施設で検査後の指導用紙作成：患者に理解しやすい表現を心がける（付録「胃カメラの検査を受けられた患者様へ」参照）．

■内容
- 咽頭麻酔後の誤飲防止に関する注意．
- 腹部膨満に関する対処方法．
- 前投薬使用後の注意（抗コリン薬またはグルカゴン）．
- 色素（インジゴカルミン液）散布，ルゴール®液の散布．
- 組織生検後の注意．
- 鎮静薬使用後の注意．
- 検査後の出血および緊急時の連絡方法．

経鼻内視鏡検査の介助

■経鼻内視鏡検査の適応
- 経鼻内視鏡検査は，スクリーニングや診断および内視鏡処置の補助的手段を目的とした上部消化管内視鏡検査である．
- 以下の場合，適応となる．
  - 従来の経口内視鏡検査が苦痛であった場合．
  - 開口困難がある場合．
  - 鎮静薬の使用が好ましくない場合．
  - 経皮的内視鏡胃瘻造設術施行の場合．
  - イレウス管挿入の場合．

■経鼻内視鏡の長所と短所
- 長所
  ①苦痛の軽減．
  ②検査中の会話が可能．
  ③嘔吐反射の軽減．
  ④誤嚥のリスク低下．
  ⑤鎮静薬不要．
- 短所
  ①視野角，照度，画質が通常経口内視鏡に比べて劣る．
  ②副作用：鼻出血，鼻痛．
  ③スコープの撓みによる十二指腸下行脚への挿入困難．
  ④胃内容物吸引に時間を要する．

■適応外症例
- 上部消化管内視鏡検査の適応外症例．
- 鼻出血中の症例．
- 緊急検査時・出血時や治療目的・精密検査の症例は経口法

適応

で行う．

■**注意症例**
- 鼻の手術，鼻の治療，または現在治療中の症例．
- 頻回に鼻出血の既往歴がある症例．
- 抗凝固薬内服中の症例や出血傾向がみられる症例．

検査前の準備・確認

■**検査前の必要物品の準備および確認事項**
- 「上部消化管内視鏡検査（経口法）の介助」の項を参照．
- 前処置用必要物品を図9に示す．

- 0.05%プリビナ®（ナファゾリン硝酸塩）入りジャクソン噴霧器
- 10mLの注射器 2％キシロカイン®ビスカス2mL
- プロナーゼ®MS2万単位＋重曹1g＋ガスコン®5mL＋微温湯80mL
- 経鼻内視鏡用前処置スティック 16Fr（径5.3mm，長さ9cm）1本

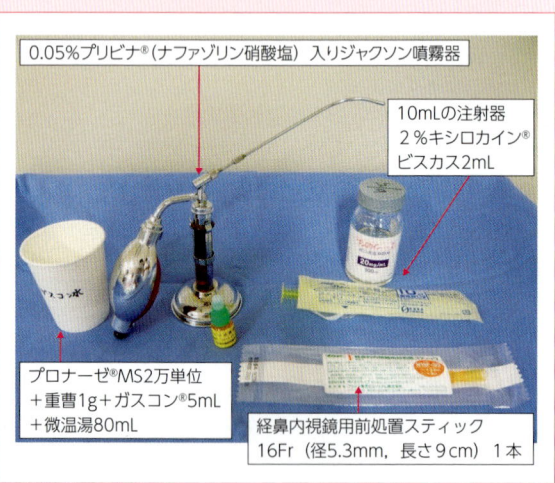

■**図9　前処置用必要物品**

検査前の介助

- 消泡剤内服については，「上部消化管内視鏡検査（経口法）の介助」の項を参照．

■**鼻腔麻酔**
- スティックを用いる方法を示す．
  ①検査開始15分前にジャクソン噴霧器で，ナファゾリン硝酸塩（0.05%プリビナ®）を両側鼻腔に3回噴霧．
  - 目的：血管収縮による鼻出血予防・鼻腔開大．
  ②検査開始5分前に2％キシロカイン®ビスカス2mLを鼻腔に注入またはキシロカイン®スプレーを噴霧．
  - 経鼻内視鏡用前処置スティック16Fr（径5.3mm，有効長9cm）にキシロカイン®ゼリーを付け，挿入予定の鼻腔にゆっくり8cm挿入（図10①），1分30秒留置（図10②）後，スティックをゆっくり抜去後，鼻腔に付着した薬剤を綿棒またはガーゼで除去（図11）．

検査前の介助

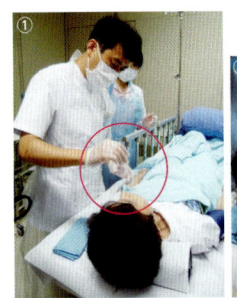

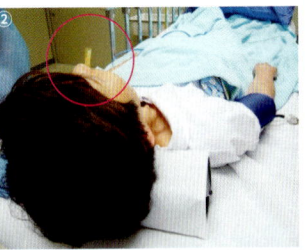

■図10 検査開始5分前の鼻腔麻酔（鼻腔・咽頭麻酔5分経過後）

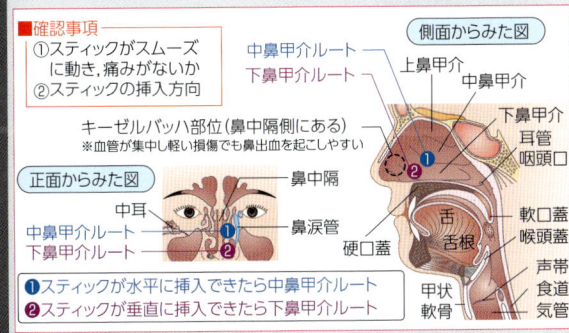

■確認事項
① スティックがスムーズに動き，痛みがないか
② スティックの挿入方向

側面からみた図

中鼻甲介ルート
下鼻甲介ルート
上鼻甲介
中鼻甲介
下鼻甲介
耳管咽頭口
キーゼルバッハ部位（鼻中隔側にある）
※血管が集中し軽い損傷でも鼻出血を起こしやすい
軟口蓋
喉頭蓋
声帯
食道
気管
舌
舌根
硬口蓋
甲状軟骨

正面からみた図
中耳
中鼻甲介ルート
下鼻甲介ルート
鼻中隔
鼻涙管

❶ スティックが水平に挿入できたら中鼻甲介ルート
❷ スティックが垂直に挿入できたら下鼻甲介ルート

■図11 鼻腔麻酔におけるスティック挿入時の確認事項

■前投薬
- 使用しないことが多いが，症例により施行医師の指示で使用することがある．
- 使用時は，上部消化管内視鏡検査に準じる．
- 左側臥位になり，患者用エプロンをつけ，唾液は口から出すよう説明する．
- 介助者は，スコープのすべりをよくし鼻痛・咽頭痛を軽減するため，適宜，潤滑剤をスコープに塗布する．
- **潤滑剤はキシロカイン®が入っていないものを使用する．**
- 鼻出血予防のため，挿入した鼻腔に，0.05％プリビナ®（ナファゾリン硝酸塩）をジャクソン噴霧器で2回噴霧する．
- 検査後の看護および注意事項は，「上部消化管内視鏡検査（経

検査中の介助

検査後の介助

口法）の介助」に準じる．

■**鼻出血時の対応指導**
- 鼻粘膜に出血がにじむ程度の場合，ナファゾリン硝酸塩（プリビナ®）を鼻腔へ2回噴霧し，前屈姿勢で，指で強く鼻先を5分間圧迫する．
- 鼻腔より流れ出る出血の場合，0.1％エピネフリン（ボスミン®液）綿球を鼻腔に挿入し，前屈姿勢で，指で強く鼻先を5～10分間圧迫する．
- 上記の処置でも止血しない場合，耳鼻咽喉科に相談（外来に連絡）する．

下部消化管内視鏡検査の介助

検査予約時

■**説明・確認事項**
- 検査目的（下血，便潜血陽性，下痢，下腹部痛，大腸狭窄等）の把握．
- 上部消化管内視鏡検査の問診に準じた確認（「上部消化管内視鏡検査（経口法）の介助」の項参照）．
  - ペースメーカー装着患者は，高周波発生装置使用時に注意する．
- 腹部手術の有無，過去の大腸検査時の状況の把握．
  - 挿入困難が予想される場合は検査時の透視使用を考慮する．
  - 前回検査時の状況から挿入時の疼痛，挿入困難が予想される場合は，鎮静薬・鎮痛薬の使用を考慮する．
- 鎮静薬・鎮痛薬使用時の指導（「鎮静（sedation）時の介助」の項参照）．
- 便秘の状況，前回検査時の残便状況や腸管洗浄剤内服困難等の把握．
- ❗**腸管洗浄剤の種類選択，数日前からの下剤追加を考慮！**

【食事指導】
- 上記の情報を考慮した検査前の食事指導を行う．
  - 一般的には検査3日前から消化のよい食事を摂取する．
  - 種・繊維の多い食品，キノコ，海藻類は摂取しない．
  - 前日は市販の内視鏡検査食使用の施設もある．
  - 検査前日夕食以後は絶食とする．
  - 水分はしっかり摂取するように指導する．

【検査前処置の指導】
- 施設に応じたパンフレットを作成し活用する．
- ❗**DVDによる指導も効果あり！**
- 検査目的に応じた指示の前処置指導を行う．

検査予約時

- 直腸のみ観察：前処置はグリセリン浣腸，またはなしの場合もある．
- 緊急検査（大量下血，S状結腸捻転など）：前処置なし．

☆ニフレック®を直接大腸内に散布すると血液・便の除去に効果的！

- 全大腸内視鏡検査：腸管洗浄剤内服．

検査前日の介助

- 21時に指定の緩下薬（ラキソベロン®1本内服等が一般的）を服用し，水分を十分に摂取する．

脱水・便秘予防になる．

- 腸管洗浄剤内服開始30分前に腸蠕動亢進により下剤の効果を向上させるためプリンペラン®2錠を服用する．

来院時の介助

- 上部消化管内視鏡検査に準じた確認を行う（「上部消化管内視鏡検査（経口法）の介助」の項参照）．
- 前日・当日の排便状態，腹部膨満感，腹痛，悪心・嘔吐など，イレウスが疑われる症状がないか，下痢・下血の状態，一般状態（発熱など）を確認し，異常があれば医師に報告して腸管洗浄剤内服の可否を決定する．

腸管洗浄剤内服時の介助

■**腸管洗浄剤の種類**
- ニフレック®1袋＋水2L．
- マグコロールP®100g＋水1.8L．
- ビジクリア®50錠＋水2L．
- ブラウン変法（前日は注腸食，前夜にマグコロールP®50g，プルゼニド®2錠，当日高圧浣腸500mL）．

■**病院で内服する場合**
- 検査開始4時間前に来院して内服する．

■**自宅で内服する場合**
- 初回患者，高齢者，自宅での同伴者がない場合は，原則来院しての内服とする．
- 検査予定5時間前を目安とし，内服を開始する．
- 異常時の病院への連絡方法の指導と患者への連絡方法を確認しておく．

☆来院してからの内服が安全．急変の恐れあり！

■**ニフレック®の内服方法**
- ニフレック®内服30分前（あるいは直後）に，ガスコン®錠（腸管洗浄剤による腸管内の消泡効果により腸管の観察がしやすくなる）を内服する．
- 当日は排便状態を確認後，内服を開始する．
- 内服途中，気分不良や異常がみられた場合は，すぐに連絡する．
- 排便回数や便の状態，色調を確認する．

☆写真などを活用した排便観察基準表と排便記入用紙を作成

内視鏡検査と介助のポイント

腸管洗浄剤内服時の介助

して使用すると効果的（付録参照）．
- ニフレック®服用後2時間経過しても排便がないとき，また排便状態不良の場合は，医師の指示を受けて浣腸または薬剤追加を行う．
- 腸管洗浄剤を服用するペースは2時間で2Lを飲みきるのが目安であるが，決して無理強いはしない．
- 排便回数や便の状態，色調を確認する．

⚑ 写真などを活用した排便観察基準表と排便記入用紙を作成
- 腸管洗浄剤内服終了後は，脱水予防のため水分摂取を勧める．
  - お茶，スポーツドリンク，実のないジュースであれば許可．空腹感をまぎらわせるため，飴1～2個は可能．
- 排便が淡黄色水様透明，残渣または浮遊物なしの状態になったら検査可能となる．

腸管洗浄剤内服時の副作用

- 嘔気・嘔吐，腹痛・腹部膨満感．
  →洗浄液の胃内貯留→服薬中止→安静
  →症状が改善したら医師の指示で再度内服
  →症状が改善しない場合，イレウス・腸管破裂の有無を確認→検査中止
- 急激な血圧低下等の重篤な症状の誘発．
  →血管確保・補液・状態に応じた対応が重要

必要物品の準備と確認

■検査前の必要物品の準備と確認
- 検査目的，前回検査を参考に，スコープ，処置具を準備する．
- 腹部手術の既往歴のある特殊な症例のときは，X線透視の部屋で行うと挿入困難時の対応が容易となる．
- その他，上部消化管内視鏡検査に準ずる（「上部消化管内視鏡検査（経口法）の介助」の項参照）．

検査前の介助

- 金属類（時計，指輪，ネックレス，ピアス等）を外し，検査衣へ更衣する（図12）．
- 検査台に案内する．
- 検査の流れ，および検査中は腹痛を我慢しないで訴えること，腸管への送気により腹部膨満となるため，排ガスは我慢しないで出すことを説明する．
- 体位：左側臥位をとり，膝は曲げる．

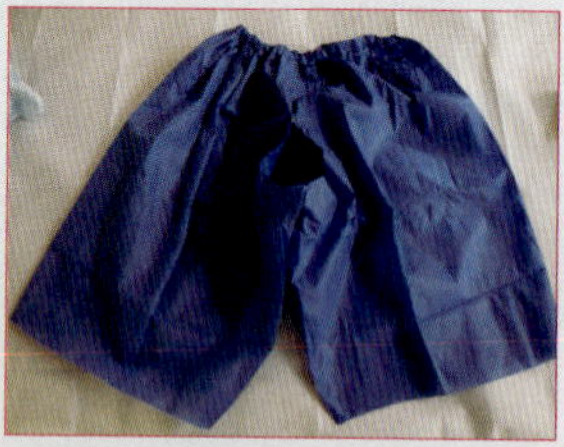

図12 大腸検査用のパンツ
臀部が穴あきとなっていて，患者の羞恥心への配慮がなされている

⚑ 掛け物などで差恥心への配慮を！
- 検査前の血圧，SpO_2を測定する．

⚑ 検査中のバイタルサイン変動の目安となる．

検査前の介助

- 検査中, パルスオキシメーターは全員に装着し, 必要に応じて血圧・心電図のモニタリングなどで観察し, 異常の早期発見に努める.
- **急変時に対応できる体制を整えておく（救急カートの準備）.**
- 施行医師の指示を受け, 前投薬実施. 抗コリン薬（ブスコパン®1A）またはグルカゴン®を使用.
- 高齢の場合, または状況に応じては前投薬なしの場合もある.

検査中の介助

- 直腸診（大腸の走行の確認と, キシロカイン®ゼリーによる肛門の麻酔）：腹部に力を入れず, 口呼吸をするよう指導する.
- **検査中は, ゆっくり呼吸し, 全身の力を抜くよう声かけを行う.**
- **声かけは腹部の緊張を緩和し, スコープの挿入を容易にする. 検査中の患者へのやさしい声かけ・会話＝「お口麻酔」が重要！**
- 患者の表情など一般状態の観察を行い, 苦痛の程度を読み取り医師に報告する. 無理な挿入をしないためにも重要である.
- **患者と医師が安心して検査ができる環境づくり・信頼関係が大事.**
- 過度な送気を防止する.
  - 回腸末端まで挿入する時は送気を「中」〜「弱」に設定.
  - 空気が入りすぎると挿入困難を招く恐れがある.
  - CO_2送気の使用は腸管粘膜から吸収されやすいため, 腹部膨満感が少ない.

■**スコープの挿入を容易にするための方法**

- 以下の2点を行う.
  ①体位変換.
  - 施行医師の指示する体位の介助（左側臥位, 仰臥位, 右側臥位, まれに腹臥位）.
  - 仰臥位では左下肢を曲げ, 右下肢を膝の上で組む体位をとる.
  - 鎮静薬使用時は足台を活用する（図13）.

  ②腹部圧迫の介助.
  - Ｓ状結腸から回盲部到達まで腸伸展時は必要に応じて腹部用手圧迫の介助が有効（用手圧迫のポイントはp38「図3　用手圧迫法」参照）.
- スコープを末端回腸まで挿入後, スコープ抜去しながら

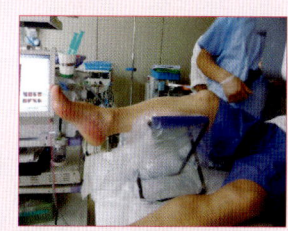

■**図13　大腸検査時の足台**

大腸を観察し，必要に応じて色素散布，NBI（narrow band imaging：狭帯域光観察），組織生検，吸引液の培養検査，ポリペクトミー，EMR（endoscopic mucosal resection：内視鏡的粘膜切除術）等の介助を行う．

検査終了後の介助

- 検査が終了したことを患者に告げ，ねぎらいの言葉をかけ，温めたディスポタオル等で臀部，肛門周囲を清拭する．
- **自分で清拭したい患者もいるため確認（羞恥心への配慮）．**
- 排ガスを促す．腹部膨満感が改善しなければ体位変換，腹部マッサージ，カテーテルによるガス抜き等で排ガスを促し腹部膨満感の軽減を図る．
- 検査後の血圧，SpO_2を測定：腹部膨満・腹痛・吐き気等ないか，バイタルサインが安定したことを必ず確認して更衣する．
- 更衣：検査後，患者は緊張状態にあるため，ベッドからの移動時，更衣時の転倒に注意する．
- **更衣時は必ずそばに付き添う．見守りが重要．**
- 更衣後，説明用紙を用いて検査後の注意事項について説明する（付録「大腸内視鏡検査（大腸カメラ）後の注意」参照）．
- **患者の状態・理解度に応じて説明．必要時は家族（キーパーソン）にも説明する．**
- 患者の状態に応じて（鎮静薬使用，腹部膨満などの症状が改善しない場合など），リカバリー室での休息後に帰宅させる．
- **医師の診察後の帰宅が望ましい．**

検査中の偶発症

■ 送気による腹部膨満，過度の緊張，過度の腹痛等で迷走神経刺激によるプレショック

- 急激な血圧低下等の重篤な症状を誘発する．
  - ①嘔気・嘔吐，腹痛・腹部膨満感．
  - ②挿入痛の増強．
  - ③血圧低下・徐脈・冷汗→下肢挙上等のショック時の対応．
- →施行医師に報告．状態に応じた対応が重要．
- →輸液ルートの確保→輸液速度UP
  - →症状改善→検査続行．
  - →症状が改善しない場合→脱気を十分に行い検査中止．

■ 穿孔

- 挿入操作による重篤な偶発症である．
- 可能であれば穿孔部のクリップ縫縮を行う．
  - →保存的治療で改善しなければ外科医師と連携し，手術時期を見誤らないようにする．
- 輸液ルートの確保，クリップ操作の介助，状態観察・記録を行う．

鎮静(sedation)時の介助

鎮静の目的

- 上部消化管内視鏡検査の嘔吐反射を軽減し,検査・治療中の安静が保てる.
  - ERCP (endoscopic retrograde cholangiopancreato-graphy:内視鏡的逆行性膵胆管造影), ESD (endoscopic submucosal dissection:内視鏡的粘膜下層剥離術), EIS (endoscopic injection sclerotherapy:内視鏡的硬化療法)等の治療内視鏡では,鎮静薬と鎮痛薬を併用する場合が多い.
- 下部消化管内視鏡検査の腹痛および緊張を緩和する(鎮痛薬を使用している施設もある).
- 恐怖心を和らげ,つらかった記憶を忘れさせ,再検査を容易にする.

対象

■内視鏡検査・治療における鎮静薬使用の対象患者
- 鎮静薬使用は,患者評価を行い,医師の判断により適否を決定する.

準備

■各種鎮静薬の使用禁忌疾患の有無の確認
- 鎮静薬使用の検査・治療を安全に行うために,禁忌疾患の有無の確認は必須である.

【禁忌】
- 重症筋無力症,急性狭隅角緑内障.

【慎重投与】
- 慢性呼吸器不全の患者.
- 上部消化管出血,アカラシア,幽門狭窄など,胃内に貯留物があり嘔吐による誤飲の危険性のある患者.
- 高齢患者.

■薬剤の準備
【鎮静薬】
- ミダゾラム(ドルミカム®10mg 2mL).
- フルニトラゼパム(サイレース®2mg 1mL).
- ジアゼパム(セルシン®10mg 2mL).

【鎮痛薬】
- ペンタゾシン(ペンタジン®15mg 1mL).
- ㊙ ペチジン塩酸塩(ペチジン塩酸塩®35mg 1mL).

【拮抗薬】
- 鎮静薬拮抗薬:フルマゼニル(アネキセート®0.5mg 5mL).
- 鎮痛薬拮抗薬:ナロキソン塩酸塩(ナロキソン塩酸塩®0.2mg 1mL).

鎮静薬使用前の注意点

- 同意書を確認する.
- 外来患者の場合:帰宅方法,同伴者の有無を確認する(車,バイク,自転車の運転は,当日はしない).
- 薬剤の投与方法,副作用(p31表1参照)を十分に理解して薬剤を使用する.
- 拮抗薬(アネキセート®)はすぐに使用できるように準備する.
- 以前の鎮静薬・鎮痛薬使用時の情報(使用量,検査中の体動,覚醒状況等)を活用する.
- 輸液ルートを確保する.
- 酸素吸入(カニューラ準備),救急カート,緊急ナースコールを確認する.
- 口腔内吸引の準備,患者監視装置(血圧,SpO_2モニタ)を装着する.
- 心疾患(不整脈,虚血性心疾患,狭心症など)患者:心電図モニタを装着する.
- 患者体動時に抑制できる体制を整える.

鎮静中の介助

- 鎮静前のバイタルサインを確認して鎮静薬の投与を開始する.
- 唾液誤飲による肺炎予防:唾液を誤嚥しないよう体位を整え,適宜口腔内吸引を行う.

■鎮静薬の副作用

- 舌根沈下による呼吸抑制,血圧低下,不整脈(徐脈,頻脈),健忘,せん妄,興奮,錯乱,不穏に注意して,患者監視装置でのモニタリングおよび患者の状態を目で見て確認,触れて観察する.異常時はすぐに施行医師に報告する.
- SpO_2が低い場合は酸素カニューラで酸素の投与を開始し,改善がなければ鎮静薬・鎮痛薬の拮抗薬を静脈注射し覚醒させる.
- パルスオキシメータは酸素飽和度だけでなく電子音で脈拍の増減や不整な状態を把握する(高齢者,心疾患の患者は心電図モニタが必要).
- 体動が激しく内視鏡検査に危険を伴う恐れのある場合は検査中止を考慮する.

検査終了後の注意

- スコープ抜去後,鎮静薬・鎮痛薬の拮抗薬を静脈注射し,覚醒(患者が呼名に返事ができる)するまで,口腔内の唾液誤嚥に注意する.
- バイタルサインが安定してからリカバリー室に移動する.
- 長時間バイタルサインが安定しない場合は,モニタリングを継続し頻回の観察を行う.

検査終了後の注意

■拮抗薬の副作用と注意点
- 血圧上昇, 頻脈, 不整脈, 興奮, 頭痛, 嘔気・嘔吐.

【アネキセート®使用時の鎮静状態遷延の問題】
- アネキセート®の作用時間は30〜60分で, ドルミカム®の半減期は約2時間, サイレース®は7時間であるため, 転倒・転落に注意が必要であることを, 入院患者の場合は病棟看護師に申し送る. また外来患者へは患者本人だけでなく家族にも十分説明する.
- 高齢者は半減期が遷延することが多いので注意する.
  - たとえば, セルシン®の半減期は20〜30歳で25時間, 80歳代では3日かかる.

■鎮静薬使用後
- 鎮静薬使用後, 覚醒状態を確認する.
  - 普通に歩ける.
  - 飲水ができる.
  - 排尿がある.
- 鎮静前の患者のADLレベルを考慮して判断する.

内視鏡的逆行性膵胆管造影法（ERCP）の介助

検査にあたって

- ERCP (endscopic retrograde cholangiopancreatography：内視鏡的逆行性膵胆管造影法) は, 内視鏡操作をする医師, 処置具を操作する医師または内視鏡技師・看護師1名, 患者の看護・観察を行う内視鏡技師・看護師1名の計3名以上で検査・治療の介助を行う (図14).
- 放射線技師の協力も必要であり, スタッフが確保されたうえで検査・治療を行うことが重要である.

■検査の概要
- 上部消化管内視鏡検査に準ずる.
- 原則は入院して行う検査である.
- 検査目的：診断か治療か把握する.
- 救急カートの準備：緊急時の対処, 侵襲の高い検査, 治療であることを認識する.

> **ココがポイント！**
> 帰宅となる安静解除時間は検査終了後2時間を原則とするが（ドルミカム®の半減期2時間を目安に設定）, 患者の状態, 鎮静薬の使用量, 同伴者の有無, 帰宅方法（自家用車, タクシー, 電車, バス, 徒歩など）により適宜変更する. ただし, 自身での運転は不可とする！

検査にあたって

❓ **検査・治療目的を知らずして介助につくべからず！**

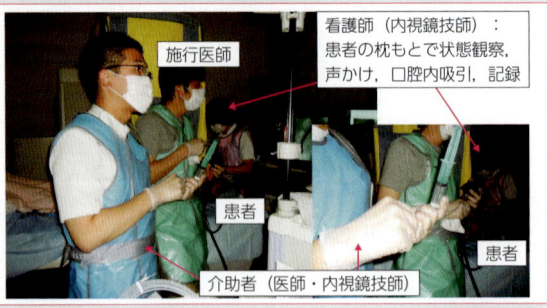

（画像内ラベル）
- 施行医師
- 看護師（内視鏡技師）：患者の枕もとで状態観察，声かけ，口腔内吸引，記録
- 患者
- 介助者（医師・内視鏡技師）
- 患者

■図14　検査中の様子

検査前の介助

■**処置具等の準備**

- スコープ（十二指腸用後方斜視鏡）：鉗子チャンネルには3.2mm，3.7mm，4.2mmのものがあり，処置具のサイズに合ったスコープを準備する．10Fr以上のステント留置や親子スコープで胆道鏡・膵管鏡を行う場合は4.2mmのスコープを準備する．
- 検査ベッド（透視台）を準備する（図15, 16）．

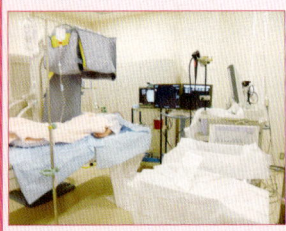

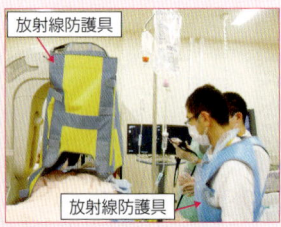

（画像内ラベル）
- 放射線防護具
- 放射線防護具

■図15　ERCP検査の全体セッティング　　■図16　放射線防護具を装着

❓ **施行医師，介助者（医師，内視鏡技師，看護師）の放射線防護を忘れずに！**

- 造影チューブ，ガイドワイヤー，細胞診ブラシ，生検鉗子，各種胆管膵管ステント等，使用する可能性のある処置具はすべて準備しておく．
- 造影剤の準備：医師の指示の濃度に希釈．

❓ **薄すぎても濃すぎてもよくない．適度な濃度に希釈することが重要．**

内視鏡検査と介助のポイント

検査前の介助

- 同意書を確認する.
- 排尿確認：通常の検査より時間がかかることを考慮する（約30分〜3時間）.
- 問診（不安の除去：訴えの傾聴）.
- 点滴ルート管理：点滴漏れ，点滴速度.
  - ルートの有無の確認：右前腕（うつ伏せになるため）.
  - ルートの敷き込み防止.
- モニタの装着：血圧，SpO_2モニタ，心電図モニタ.
  - 最初のバイタルサインを確認：指標とする.
- 消泡剤内服（ガスコン®）.
  - プロナーゼ®，重層は不要.
  - 水分は少量で可（嘔吐予防）.
- 咽頭麻酔：上部消化管内視鏡検査と同様.
- 体位：低めの枕で調節.
  - 低反発枕の使用で左頬部左胸部の除圧に努める（図17）.
  - スコープ挿入時：左腕を後ろ（背中側）にした左側臥位.
    → 十二指腸乳頭確認後：腹臥位.
  - 体位変換が困難な症例：初めから腹臥位.
  - 胃切除後：左側臥位.
- 前投薬：上部消化管検査に準ずる.

■ 図17　検査時の体位
患者は腹臥位のため，酸素カニューラは頬の下に敷き込まないよう前頭部に固定．低反発枕を使用

検査中の介助

■スコープ挿入時の介助

- 挿入時の裂傷（マロリーワイス症候群）に注意する.
- 首の位置を確認する．無理な姿勢は検査・治療終了後に疼痛を訴えることがある.
- 挿入時のむせこみに注意する．嘔吐反射をできる限り少なくなるように努める.
- マッサージ・タッチング・声かけ：鎮静薬を使用している場合も忘れずに行う.
- 口腔内吸引：誤嚥性肺炎の予防.
- ⚠ 吸引は嘔吐反射を誘発しないよう，処置の妨げにならないように！

検査中の介助

- 鎮静薬・鎮痛薬の準備（医師の指示）．
- 鎮静薬使用時，検査・治療終了後に使用する拮抗薬を準備．

■検査中の介助
- 医師の指示に従う（処置具の操作など）．

❗**介助はタイミングが大事！**
- ERCPの検査・治療処置において処置具の介助は重要な役割を占めている．
- 内視鏡モニタ・透視モニタを見ながら検査の進行具合を確認し，内視鏡操作をしている医師と呼吸を合わせることが重要である．
- 検査・治療の経過・流れを予測してスムーズに処置具を準備・操作することが大事である．

- 造影チューブなどのチューブ類は，先端まで薬液を満たし，空気を除いてから使用する．

❗**胆管・膵管に空気は厳禁！　胆石，膵石と誤認することがある．**

- ガイドワイヤは水で濡らしたガーゼで拭きながら挿入する．
- 処置具のスムーズな挿入には適度な水分が必要である．周囲・環境汚染防止にもつながる．
- 処置具の落下防止に努める．バットや処置具入れなどを活用する（図18）．

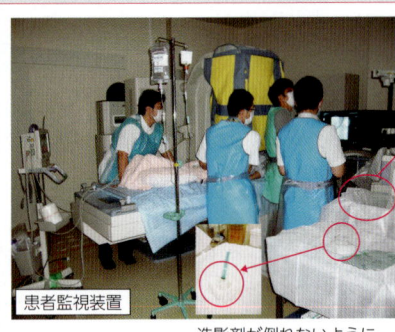

患者監視装置

造影剤が倒れないようにコップに枠を付けている

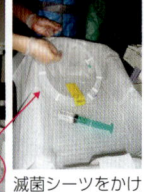

滅菌シーツをかけたトレイに注射用蒸留水を入れて処置具の滑りをよくするために利用．処置具の落下防止によい

■図18　処置具の落下防止の一例

- 落ちたものは拾わない．
- 造影チューブ先端が乳頭に入ったのを確認後，医師の指示のもとで，X線モニタ画面を見ながら造影剤を注入する．
  - このとき急激に注入しない．急激な造影剤の注入により

検査中の介助

圧をかけることは，疼痛や体動の増強を誘発する恐れがある．
- 全身状態・バイタルサインを観察する．
- 必要時，細胞診，組織生検，胆汁膵液培養検査の準備および介助を行う．
- 膵炎予防のため脱落型膵管ステントを挿入（ERPD [endoscopic retrograde pancreatic drainage：内視鏡的膵管ステント留置術]）する場合は，その準備と介助を行う．
- 乳頭浮腫・止血目的でエピネフリン生食を造影終了後に乳頭に散布することがある．

▶乳頭浮腫，膵炎予防，止血が目的．

検査後の介助

■**スコープ抜去時，検査後の介助**
- 抜去時の裂傷（マロリーワイス症候群）に注意する．
- むせこみに注意する．口腔内の吸引を行う．
- 患者のそばを離れない．
- スコープよりも患者を優先する．
- 患者の観察：唾液・エプロンの除去，顔色，意識レベル，バイタルサインを確認する．

▶状態が安定するまでモニタは外さずに監視する．

- 声かけ，患者の意識レベルの確認をする．
- 体位：腹臥位（うつ伏せ）から仰臥位または側臥位に戻す．
- 看護記録：検査，治療中の状態，使用薬剤，治療，処置内容，検査，治療後の指示を記録する．
- 移動手段：ストレッチャーを使用する．
- 絶飲食の説明：明朝・医師の指示があるまで絶飲食であることを説明する．

合併症

■**膵炎**
- 重症化しやすい．
- 消毒されたスコープと滅菌された処置具を準備，不潔にならないように使用する．
- 乳頭浮腫予防対策として，愛護的な挿管操作で，頻回の挿入を避ける．不成功の場合，乳頭浮腫がみられる前に検査を中止する決断と勇気が必要である．
- 十二指腸液や胆汁を膵管に注入しないよう注意し，挿入前にはカニューラの先端まで造影剤を満たしておく．
- 乳頭浮腫や膵管の攣縮により生ずる一過性の膵液流出障害を一時的に防ぐために，脱落型膵管ステント留置が試みられている．

■**穿孔**
- 介助者は挿入時の体位の保持に注意し，術者は無理なスコープ操作をしない．

合併症

- 患者の状態を観察・把握し，鎮痛薬・鎮静薬を適切に使用し，急激な体動を予防する．

■その他
- 出血（EST [endoscopic sphincterotomy：内視鏡的乳頭括約筋切開術] 時）．
- 胆囊炎・胆管炎．
- 肺炎：誤嚥性肺炎．

■術後合併症の有無の確認
- ❗内視鏡検査のなかでERCPが最も合併症が多い．術後の観察は重要！
- 以下の症状，データを確認する．
  - 症状：腹痛，嘔気・嘔吐，悪寒，発熱，四肢冷感，冷汗，チアノーゼ．
  - 血液データ：白血球，Ht，アミラーゼ，CRP．
  - X線，CT，腹部エコー．

超音波内視鏡検査（EUS）の介助

検査にあたって

■検査の概要
- 超音波内視鏡検査（endoscopic ultrasonography：EUS）の介助は，上部・下部消化管内視鏡，ERCP検査に準ずる．
- 外来でも可能．超音波内視鏡下吸引生検，穿刺，ドレナージをする場合は必ず入院して行う．
- 検査目的：診断か治療か把握する．
- ❗検査・治療目的を知らずして介助につくべからず！
  - 消化管粘膜下腫瘍の診断．
  - 消化管悪性腫瘍の深達度診断．
  - 胆道・膵疾患の診断．

■超音波内視鏡の種類
- 超音波専用機：ラジアル走査型，コンベックス走査型，リニア走査型．
- 細径超音波プローブ（7.5，12，15，20，30MHzが実用化）．

■超音波内視鏡の方法
- バルーン法：スコープの先端深触子にバルーンをかぶせ，その中に脱気水を注入する方法．
- 脱気水充満法：病変部を脱気水で水没させる方法（胆膵系は脱気水充満は不要）．
- 併用法：上記2法を併用する方法．
- 機器・スコープ・必要物品の準備：上部・下部消化管内視鏡検査に準じる．
- 病変・部位などにより方法を選択する．

検査前の準備と確認

- 検査種類・方法の違いを十分に理解しておく．
- 光源・超音波装置・スコープ・プローブについて
  - 内視鏡の光源＋専用の観測装置（ラジアル走査型）または，専用のコネクターを有する対外型超音波用の観測装置（コンベックス走査型・リニア走査型）の準備（図19）．
  - 細径超音波プローブ使用の場合：細径超音波プローブが挿入できる鉗子チャンネル径のスコープ＋内視鏡の光源の準備（図20）．
  - 脱気水充満法には脱気水注水装置と脱気水を準備（図21）．

内視鏡検査と介助のポイント

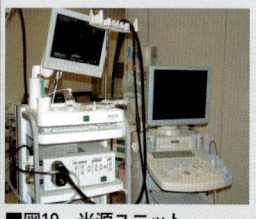

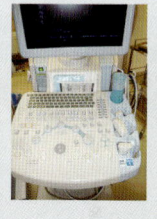

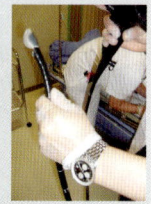

■図19 光源ユニット
光源ユニット：ペンタックス社製SMC-V13＋超音波装置

細径超音波プローブ

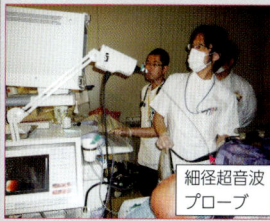

配置：患者の頭側

■図20 超音波内視鏡装置
上部EUS（プローブ法）．細径超音波プローブの他，超音波内視鏡専用機あり

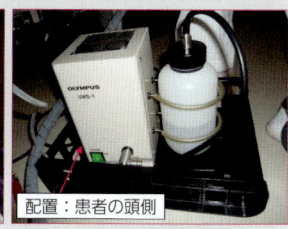

■図21 脱気水注入装置（オリンパス社製UWS-1）

- 脱気水（空気の含有量の少ない水）：精製水を使用することもあるが沸騰したお湯をさましたものを使用するとよい．
- 脱気水充満法と細径超音波プローブを使用する場合，鉗子チャンネルが２個付いているスコープ（オリンパス社製マルチベンディング）はプローブを挿入したまま注水できるため便利．
- ERCPの後に直接胆管・膵管の超音波観察（IDUS）を行う場合は，ガイドワイヤー誘導下に挿入可能な細径超音波プローブがあると挿入が容易である．

検査中の介助

- 患者データ入力は内視鏡画像と超音波画像の両方に必要
  →画像が記録されるか確認する．
- 鎮静剤・鎮痛剤使用時は準備をする（p31表1参照）．

■排尿確認
- 通常の検査より時間がかかることを考慮（約30分〜1時間）．

■上部の場合
- 消泡剤，粘液除去剤の内服：検査部位（胃）によっては胃内を十分粘液除去をする必要がある．そこで，消泡剤・粘液除去剤の効果を上げるため，仰臥位→右側臥位→うつ伏せ→左側臥位に1分ごとに体位変換を行うとよい．
- ❓超音波内視鏡専用機は先端硬性部分が長いため，スコープ挿入時に食道・胃・十二指腸の裂傷を起こしやすい．そこで，患者が頭部を動かさないよう固定し，背部マッサージ・声かけなど行い嘔吐反射ができるだけ少なくなるよう介助する．
- 口腔内吸引：脱気水充満法の場合は口腔内への水の逆流による誤嚥に注意し，嘔吐反射を誘発しないよう口腔内吸引を行う．
- ❓検査後の腹部膨満感軽減のため，注水量を把握し施行医師に報告．終了時の吸引量を確認し，できるだけ注水した水を回収できるようにする．

■下部の場合
- 注水による腹部膨満の状態を観察する．多量の脱気水を大腸内注水するため水様便の排泄による患者の衣服の汚染に注意する．予め臀部の下に紙おむつなどを敷くとよい．

■ERCPの場合
- 胆管・膵管を直接細径プローブで観察するIDUSは，ERCPに引き続いて行われる．
- 介助はERCPと同様である．

■上部消化管内視鏡検査の介助・下部消化管内視鏡検査の介助・ERCP検査後の介助参照

偶発症

- 検査前後の偶発症は通常の内視鏡検査と同様であり，EUS時に特記するものを以下にあげる．
  - 上部：誤嚥性肺炎
  - 上部・下部：穿孔，出血
  - ERCP：胆管炎・膵炎

■合併症の有無の確認
- 症状：腹痛，嘔気・嘔吐，悪寒，発熱，四肢冷感，冷汗，チアノーゼ
- 血液データ：白血球，Ht，アミラーゼ，CRPを測定し胆管炎・膵炎の有無を確認する．

- 検査終了後に激しい腹痛を訴える場合には，X線・CTなどで腹腔内遊離ガス像で穿孔の有無を確認する．

カプセル内視鏡検査（VCE）の介助

検査予約時

■検査前の注意事項の説明
- 検査当日の前日夜21時までに食事をすませる．
- 少量の水分は可，濃いジュース，コーヒー等は避ける．
- 休薬できない内服薬がある場合は，検査3時間前までに内服する．
- アンテナ装着のため，上下分かれた服装で来院してもらう．

必要物品の準備と確認

- 器具・薬剤の準備と確認を行う（図22）．
- 受信装置とビューアー用のバッテリーパックの充電および受信装置を初期化する．
- 受信装置に患者ID，氏名，生年月日を入力する．

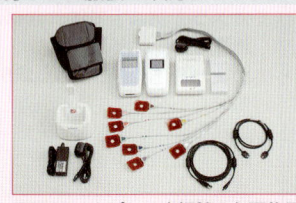

■図22 カプセル内視鏡の必要物品（オリンパス社製）

検査前の介助

- 紹介状・患者の問診情報から状態を把握し，検査説明用紙を用いてオリエンテーションを行う．
- 検査説明用紙は，付録「カプセル内視鏡検査を受けられる患者さまへ」を参照．
- 落ち着いて服用できる環境を整え，不安を傾聴し，実際にカプセルのサンプルを見せながら，持ち方および服用方法を説明し，服用シミュレーションを行うとよい．
- アンテナパッドを装着する（図23）．
- 患者は「飲み込めるか？」という不安をもっている．

標準的な体格の患者　センサーアレイ

センサーアレイの貼付順番を間違えない

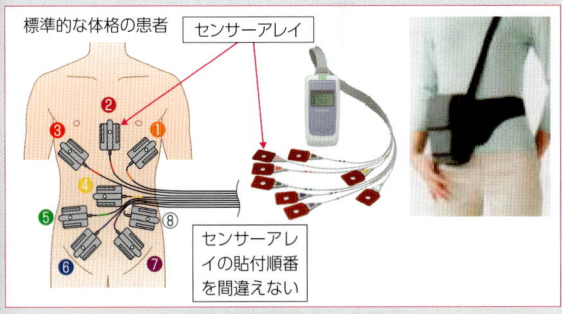

■図23 アンテナパッドの装着（写真〈中央〉はオリンパス社製）

検査前の介助

- 検査を開始したらセンサーアレイのシールを剥がすことができないため，皮膚が弱いか確認し，皮膚が弱い被検者に対しては，皮膜剤を準備しておく．
- 8枚のシールの順番と位置を間違わないで貼る．
- ❗シールの貼り方が間違っていないかダブルチェックで確認する．
- ガスコン®ドロップ10mL＋水10mLを服用する．
- カプセル内視鏡の滅菌包装を開封し，電源を投入する．
- カプセル内視鏡を受信装置に近づけ，ビューワに画像が表示されていることを確認する．
- 水とともにカプセル内視鏡を飲み込む．
- ❗カメラ面側は手で触れないようにする．指紋が付着すると画像に影響が出る．
- ❗ビューアーに消化管の画像が表示されていることを確認する．
- カプセル内視鏡が胃に到達したことを確認する．
- 必要であれば飲水は可．食事は4時間後可能となる．
- 患者に受信装置およびアンテナユニットを動作の妨げにならないよう取り付ける．
- カプセル内服後に腸蠕動促進剤および腸管洗浄剤500mLを内服する（施設により下剤の種類，服用時間は異なる）．

検査中の介助

■カプセル内服中の注意事項
- 身体に装着した装置を取り出したり，スイッチに触ったりしない．
- 装置をぶつけたり，落としたり，水に濡らしたりしない．
- 激しく走ったり，動いたりしない．
- アンテナユニットのケーブルを引っ張ったり折り曲げない．
- カプセル内視鏡は金属を含んでいるため，体内にカプセルがある間は，強力な磁界を発生する装置に近づくと内臓を破損する恐れがあるのでMRI検査は行わない．
- カプセル内視鏡は無線送信機を含んでいるため，検査が完了するまで飛行機に搭乗することはできないが，携帯電話・パソコンは使用してもよい．
- 検査中の詳しい注意事項は付録「カプセル内視鏡検査を受けられる患者さまへ」を参照．

> **ココがポイント！**
> - 検査が長時間にわたるため，検査終了までの時間の有効な活用方法を考えておく！
> - 受診装置を携帯したままで排泄時の衣服の着脱がしやすい服装がよい．上下分かれた服装でゴム付きのズボンが便利！

検査中の介助

- 内服1時間後,ビューアーのカラー表示パネル画面で,カプセル内視鏡が幽門を通過していない場合は,右側臥位になったり歩いたりを繰り返し,十二指腸到達を確認する.
- カプセル内視鏡が幽門を通過していることを確認できたら,5~6時間は外出してもかまわないが,その場合は連絡方法(携帯電話番号など)を確認しておく.
- 検査中に時折データレコーダのランプが青く点滅していることを確認してもらう.
  - ランプの色がオレンジ色になるなどの機器トラブルや,腹痛,嘔吐などの症状が出現したときには,速やかに連絡するよう説明する.
- 内服から5~6時間後,ビューアーのカラー表示パネル画面で,カプセル内視鏡が大腸に到達していることを確認する.
- ❣時間内にカプセルが大腸に到達するように,進行状況を確認しながら患者の状態に合わせた体位変換や適度な運動などの指導が重要!

検査後の介助

- カプセル内視鏡が大腸に到達していれば,その時点で患者から受信装置およびアンテナユニットを取り外す.
- センサーアレイのシールは,ゆっくりと丁寧に剥がす.
- ❣シールの粘着力が強いため,表皮剥離を起こす恐れがある.
- ❣カプセルの電池の使用可能時間は約8時間であるが,受信装置で画像が確認できなくなったら大腸に到達していない場合でも取り外す.
- カプセル回収方法を説明する.回収用セットが不足した場合はザル等を使用する方法もある(図24).
- ❣患者は「カプセルが出るだろうか」「回収できるだろうか」という不安をもっているため,患者の訴えを傾聴し,個々の患者に合わせた指導を行う.

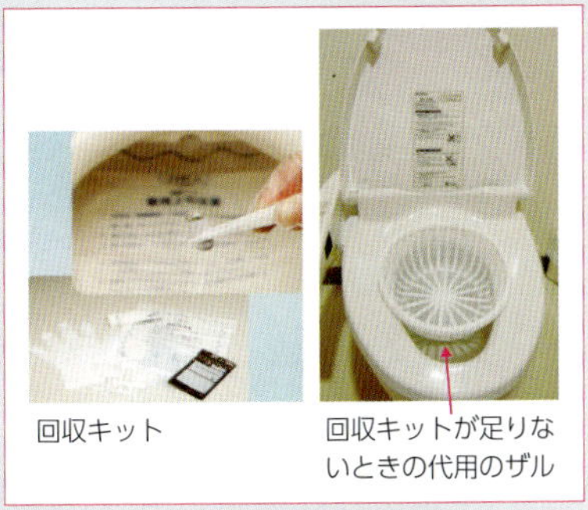

回収キット

回収キットが足りないときの代用のザル

■図24 カプセル内視鏡の回収方法

- 回収後は医療廃棄物として処理をするため,病院に持参するよう説明する.
- 2週間以内に排出しなければ,医師・病院に相談する.

【2週間以内に排出しない場合(滞留時の対処方法)】

検査後の介助
- レントゲンにて滞留場所を確認する.
- 透視下にて大腸内視鏡を行い,回収ネットにて摘出をすることもある.
- 内視鏡で摘出できない場合,腸管狭窄部・憩室内への滞留,ないし嵌頓の場合,外科的手術になることもある.

画像転送・読影
- 受信装置の画像をパソコンにダウンロードする.
- ダウンロードが完了したら,検査リストより読影を行う.
- 読影は医師が行う施設が多い.

ダブルバルーン内視鏡(DBE),シングルバルーン内視鏡(SBE)検査の介助

検査予約時
- 検査前の前処置・注意事項は上下部消化管内視鏡検査に準ずるが,通常の内視鏡検査より長時間となり苦痛も強いため,鎮静薬・鎮痛薬を使用し入院して行うことが多い.

必要物品の準備と確認
- 「上部消化管内視鏡検査(経口法)の介助」「下部消化管内視鏡検査の介助」の項を参照.
- 透視ベッドを準備する.
- 内視鏡本体(ダブルバルーン内視鏡[EN-450T5],シングルバルーン内視鏡[EVIS LUCERA小腸ビデオスコープSIF-Q260]).
  - 光源装置.
  - 小腸用コントローラ用チューブ:2本(透明:スコープ,白濁:オーバーチューブ).
  - バルーン付きオーバーチューブと内視鏡先端バルーン.
- ディスポーザブル先端アタッチメント,固定ゴム,サージカルテープ.
- アルコール綿(バルーン装着時に使用).
- 蒸留水,ディスポ注射器(カラーシリンジ)20mL(1本).
- バルーンポンプコントローラ:汚染されないようにナイロン袋で覆う.
- スコープ,オーバーチューブのバルーン装着の準備:医師・内視鏡技師が装着する.
- バルーン装着後,必ず動作確認を行う.
- 組織生検時:生検鉗子(長さ240cm).
- マーキング時:局注針(長さ240cm).
- 薬剤
  - マーキング時の墨汁・色素散布の準備.
  - 鎮静薬,鎮痛薬,拮抗薬の準備.

検査前の介助
- 上部・下部消化管内視鏡に準ずる.
- 透視を使用するため,前ボタン,ファスナーのない検査衣にて行う.

内視鏡検査と介助のポイント

検査中の介助

- 上部・下部ともに小腸挿入時は腹痛を伴うため，鎮静薬・鎮痛薬を使用する．

■上部の場合

- 小腸挿入時，仰臥位になることがあるため，唾液を誤飲しないよう顔の向きに注意し，嘔吐反射を誘発しないよう口腔内の吸引を行う（誤嚥性肺炎予防）（図25）．

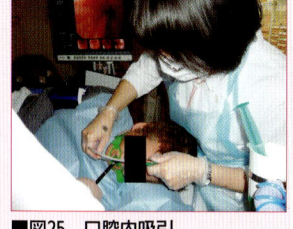

■図25 口腔内吸引
嘔吐反射を誘発しないようタイミングをみて行う（誤嚥性肺炎予防）

■上部・下部の場合

- 挿入は二人法で行うため，介助者（医師または内視鏡技師）はオーバーチューブ挿入を施行医師の指示で行う．
- 介助者（医師または内視鏡技師）はオーバーチューブの滑りをよくするため，チューブ内へは適宜水を注入，外部には潤滑剤を塗布する．
- オーバーチューブから腸液の逆流があるため，汚染防止に紙おむつなど敷いておく．
- **鎮静中であっても励ましの声かけ，タッチング，背部マッサージを忘れずに！**
- 腹痛が強くなると体動が激しくなることがある．安全のため直接介助者（医師または内視鏡技師）以外に患者の枕もと・足元にそれぞれ1名介助者が必要となることが多い．
- 患者監視装置を装着し，患者を目で見て手で触れて感じ，呼吸，脈拍，SpO$_2$，血圧，顔色，腹部の状態等を観察し，介助者が責任をもって患者の状態を施行医師に報告する．腹部膨満による迷走神経刺激のプレショックに注意する．
- 両方向（経口，経肛門）からの挿入で全小腸を観察する．そのため，1回目の最終挿入個所のマーキング（点墨）の準備と介助を行う．

検査後

- 上部・下部消化管内視鏡検査に準ずるが，検査後はストレッチャーでの移動が望ましい．

合併症・偶発症

- 通常の上部・下部消化管内視鏡検査と同様の合併症：疼痛，嘔気・嘔吐，出血等．
- まれに消化管穿孔，鎮静薬使用に関連した合併症として，誤嚥・嚥下性肺炎，呼吸停止，心停止などがある．

文献
1) 日本消化器内視鏡学会監，日本消化器内視鏡学会卒後教育委員会責任編集：消化器内視鏡ガイドライン．第3版．医学書院；2006

3 内視鏡による診断と介助のポイント

- 色素法
- image-enhanced endoscopy（画像強調観察内視鏡検査）
- 生検法
- 内視鏡による診断の介助のポイント

色素法

目的
- 色素内視鏡検査は，スクリーニングや病変の精査を必要とする内視鏡検査時に，さまざまな色素液を散布して，病変の性状・広がりなどを詳しく観察し診断することを目的に行われる検査法である．

インフォームド・コンセント
- 色素内視鏡検査は通常観察以上に時間を必要とするため，色素内視鏡の意義を十分に説明することが重要である．
- 必要時には鎮静を行うことが望ましい．事前に説明のうえ同意を得ておく．
- 胸やけ，上腹部不快の原因となる色素や，尿・便に着色する可能性がある色素もあるので，前もって説明しておく．

検査の前処置
- 粘膜表面に残渣や粘液が付着していると，色素を散布しても病変の表面性状を詳細に観察できないため，十分に洗い流すことが重要である．
- 上部消化管内視鏡検査では粘液除去のため，前もって蛋白分解酵素溶液（プロナーゼ®溶液）を服用させておくと効果的である．
- 検査時に病変部分に粘液付着が残存している場合には，10倍希釈ジメチコン液（ガスコン®シロップ）にプロナーゼ®MS0.5gを溶解し，鉗子孔から注入して病変部分を洗浄する．

色素法の実際
- 管腔全体に散布する場合は，スプレー式の散布チューブを使用する．
- 散布チューブは使用後すぐに水洗して目詰まりしないように管理する．
- 散布チューブの先端が粘膜に接触すると出血する場合があるので注意する．特に腫瘍性病変の場合は易出血性であるため，強く散布しすぎるだけで出血して表面構造を観察できなくなることがある．
- 染色液等の色素は衣服に付くとなかなか取れないので，患者や術者の衣服に付かないように注意して使用する．また患者の目の中に入らないように注意する．
- 色素内視鏡検査はコントラスト法，染色法，色素反応法，蛍光内視鏡検査，その他に分けられている（表1）[1]．

■表1 代表的な色素内視鏡検査法と用いられる代表的な色素液

		代表的な色素液・濃度			代表的な適用疾患
	色素液	色調	毒性	使用濃度	
コントラスト法	インジゴカルミン	青〜暗青	LD50＝93mg/kg (rats)	0.04〜3.0%	Barrett食道がんの診断 胃がんの広がり・質的診断 大腸腫瘍の存在・質的診断など
	エバンスブルー	青緑	(−)	0.1〜0.2%	
	ブリリアントブルー	青	LD50＝4.6mg/kg (mice)	0.5〜1.0%	
	メチレンブルー	青	(−)	0.05%	胃がんの広がり診断など
染色法	メチレンブルー	青	(−)	0.2〜1.0%	腸上皮化生の診断，胃がんの広がり診断その他，十二指腸・小腸病変など
	クリスタルバイオレット(ピオクタニン)	暗緑 pHで変化	LD50＝1.0mg/kg (rats)	0.05%	大腸腫瘍の質的診断など
	トルイジンブルー	青紫	LD50＝28.93mg/kg (rats)	1.0〜2.0%	食道表在がんの質的診断など
反応法	ヨード	赤褐	過敏症	ヨードが1.2〜3.0%になるよう調製	食道がんの存在・広がり診断など
	コンゴーレッド	pH3：青紫 pH5：赤	LD50＝190mg/kg (rats)	0.3%	酸分泌領域の診断など
	フェノールレッド	pH6：黄 pH8：赤		0.05% (尿素併用)	H.pylori感染粘膜の広がり診断など
蛍光法	アクリジンオレンジ	赤橙		0.025%（直接） 500mg（間接）	胃がんの存在・広がり診断など
	フルオレスチン	黄紅	LD50＝6.721mg/kg (rats)	10%/5mLアンプル	

色素法の実際

■表1　代表的な色素内視鏡検査法と用いられる代表的な色素液（つづき）

	代表的な色素液・濃度			代表的な適用疾患
	色素液	色調	毒性	使用濃度	

血管内投与法

色素液	色調	毒性	使用濃度	代表的な適用疾患
インドシアニングリーン	緑	LD50＝87.1mg/kg (rats)	2mg/kg	胃がんの広がり・深達度診断（赤外線内視鏡）など
フルオレスチン	黄紅	LD50＝6.721mg/kg (rats)		消化管がんの組織診断（共焦点レーザ内視鏡）など

（日本消化器内視鏡学会監，日本消化器内視鏡学会卒後教育委員会責任編集：消化器内視鏡ガイドライン．第3版．医学書院；2006，p144より）

コントラスト法

- 消化管粘膜表面に色素液を散布して凹凸を強調することで，病変の形態や表面性状を観察する方法である．

■インジゴカルミン法（図1）

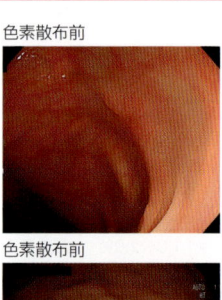

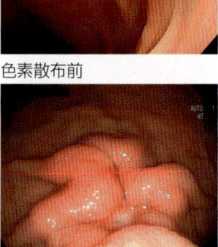

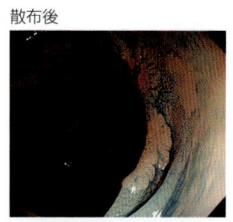

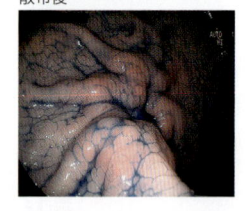

色素散布前　　　　　散布後

色素散布前　　　　　散布後

■図1　インジゴカルミン法

- 上部消化管では機能検査用として販売されている0.4％インジゴカルミン注射液を精製水で溶解して使用する．下部消化管では基本的には高濃度のものを使用する．場合により希釈せず原液のまま使用することもある．
- 食道（Barrett食道），胃，十二指腸，小腸，大腸などの全消化管に使用する．
- 一般に病変の拾い上げには薄い濃度が，粘膜の微細構造

コントラスト法	を中心とした観察には濃い濃度の溶液が使用される．適宜濃度調節をして使用する．

- 粘膜表面に粘液や滲出物が残っていると，これらの表面を色素が覆うため，粘膜自体の表面構造がわからなくなる．病的粘膜と正常粘膜との色素むらを利用して病変を判断する際などには誤診につながる恐れもあるため，粘液除去を十分に行ってきれいな状態で色素を散布して画像を評価することが重要である．

染色法

- 粘膜上皮の色素の浸潤・吸収による染色によって病変を観察する方法である．
- 色素吸収の状態から，その機能をみる目的でも用いられることがある．

■メチレンブルー（図2）

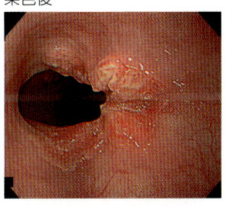

染色前　　染色後

■図2　メチレンブルー

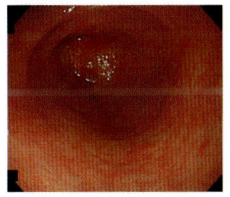

- メチレンブルー 0.25〜0.5gを精製水500mLに溶解して使用する．
- 色素の粘膜への吸収を利用して，小腸粘膜や腸上皮化生の診断に使用される．
- 食道（Barrett食道），胃（腸上皮化生），小腸などに使用する．
- 薄い濃度のメチレンブルーは，大腸にコントラスト法として使用されることもある．
- 粘液や滲出物への染色性も高いため，コントラスト法以上に十分な粘液や滲出物の洗浄除去が必要である．

■クリスタルバイオレット（ピオクタニン）（図3）

- クリスタルバイオレット0.25gを精製水500mLに溶解して使用する．
- 大腸の被蓋上皮への色素の吸収・染色を利用し，染色されない腺管開口部（pit）の形態を観察する．
- 拡大内視鏡を使用してpitの微細構造を観察し，病変の異型度，深達度診断に使用される．
- メチレンブルー等と同様に，粘液や滲出物への染色性も高

染色法

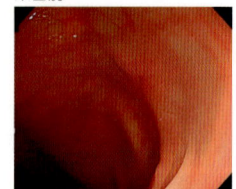

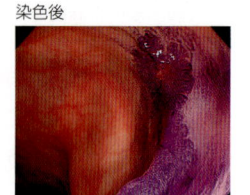

染色前 　染色後

染色後：拡大

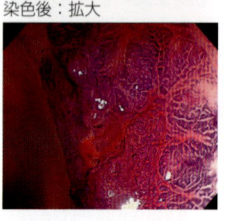

■図3　クリスタルバイオレット（ピオクタニン）

いため，コントラスト法以上に十分な粘液や滲出物の洗浄除去が必要である．
- 洗浄チューブを用いてクリスタルバイオレット溶液を病変部分に滴下するように散布する．周囲に広く染色されると，画面が暗くなり観察できなくなるため，染色領域は病変部分にとどめるようにする．
- 染色後数分してから表面の色素を十分な希釈ジメチコン液で洗浄し，腺管開口部の形態を観察する．
- pit patternは，Ⅰ型：類円形，Ⅱ型：星芒状・乳頭状，Ⅲs型：Ⅰ型より小型の類円型，ⅢL型：管状，Ⅳ型：樹枝状・脳回状，ⅤI型：腺管開口部の不整・配列の乱れ・大小不同，ⅤN型：無構造とに分けられており，それぞれ病変部分の性質や深達度と関連があるとされている．

■トルイジンブルー
- トルイジンブルー4gを精製水200mLに溶解して使用する．
- 正常な食道粘膜は染色されないが，病的変化のある上皮や粘膜欠損のある部位が染色される．
- 色素反応法のヨード液と併用したトルイジンブルー・ヨード二重染色法として使用され，表在型食道がんの深達度診断に使用される．
- ある特定の条件下で反応する色素を用いて病変の広がりを観察する方法である．

■ヨード液（ルゴール®）（図4）

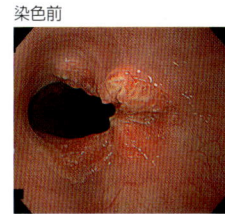

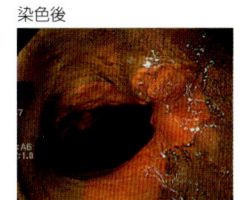

染色前　　　染色後

■図4　ヨード液

- 市販の散布用ヨード液を倍量希釈して使用する．作成する場合はヨウ素1.2gをヨウ化カリウム2.4gとともに蒸留水100mLに溶解して使用する．
- 重層扁平上皮は有棘細胞内にはグリコーゲン顆が多く存在しており，ヨウ素デンプン反応により赤褐色に変化することを利用した染色法である．
- 主に食道に使用される．咽頭，肛門に使用されることもある．
- 散布チューブを使って食道全体に色素を散布する．ヨウ素デンプン反応により着色されるまで，散布後は30秒ほど待つ．
- 染色効果は数分間持続する．染色が消退した場合でも，再度色素を散布すると染色される．
- 異型上皮やがんではグリコーゲン顆粒の含有量が少ないため，ヨウ素デンプン反応による染色が十分に起こらず，淡染・不染となる．
- 異型上皮やがんの背景の食道粘膜はまだらに染色性の低下した部位が多発していることがある．多発食道がんに注意を要する．
- ヨード液は胸やけや上腹部不快の原因となるため，検査終了後は可能な限り除去する．2.5％チオ硫酸ナトリウム（デトキソール®）溶液の散布をすると，これらの症状の軽減に有効である．

■コンゴーレッド

- コンゴーレッド0.6gと重曹3.2gを蒸留水200mLに加熱溶解し，透明になるまで攪拌して使用する．
- コンゴーレッドはpH試薬であり，pH3以下で赤から黒青色に変化する．胃内に散布すると酸分泌領域が黒青色に変化する．不変色域は萎縮や腸上皮化生，炎症性変化域などと考えられる．

蛍光法
- コンゴーレッドは放置すると沈殿を生じるため，検査ごとに調合する必要がある．
- 蛍光感受性色素を粘膜内に投与し，正常部分と病変部分の差を観察する方法である．
- 胃がんの存在診断や病変部分の広がりを観察するときに使用される．

併用法
- いくつかの方法を組み合わせて1回の検査で行う方法．
- トルイジンブルー・ヨード二重染色やコンゴーレッド・メチレンブルー法がある．

■**トルイジンブルー・ヨード二重染色**
- トルイジンブルー溶液を散布し，約30秒ほど待ってから余分な色素を洗い落とす．
- その後にヨード液を散布し，染色状態を観察する．
- ヨード染色が少し退色してきたころに病変を観察すると，トルイジンブルーの青色が明瞭となる．
- 陥凹型の食道表在がんに使用される．病変部分はヨード液で不染域となり，その不染域のなかにトルイジンブルーの染色域があれば，がん細胞が上皮全層を置換していることを示している．ヨード液不染域のなかにトルイジンブルーの染色域がなければ，病変表層は上皮細胞で覆われていることを示しており，上皮内がんと診断できる．

> **MEMO**
> 色素の特徴を理解する
> 色素内視鏡検査は通常観察より時間がかかるうえ，患者の苦痛を伴う色素もある．使用する色素の特徴を十分理解し，事前に患者に説明をしておくことが重要．

やってはダメ！ 色素が患者の衣服につかないように注意すること．

文献
1) 川井啓市，他：色素内視鏡検査法の展開と用語の統一において（竹本忠良，他編：消化器癌に対する色素内視鏡検査）．医学図書出版，p147-151，1978

image-enhanced endoscopy（画像強調観察内視鏡検査）

目的
- image-enhanced endoscopy（画像強調観察内視鏡検査）とは，通常白色光観察以外の方法で病変部を強調して観察し診断を行う検査法である．

種類
- image-enhanced endoscopyのなかに，光デジタル法，デジタル法が含まれる．
- 光デジタル法には，狭帯域光法（NBI），蛍光法（AFI），赤外光法（IRI）がある．
- デジタル法には，コントラスト法（FICE，i-scan），輪郭強調法（構造強調）がある．

光デジタル法
- 光デジタル法は，白色光以外の照射光を使用して得られた画像を加工・処理して画像を描出する画像強調イメージングである．

■狭帯域光法（NBI）
- NBIはnarrow band imagingの略であり，国立がんセンター東病院とオリンパス株式会社との産学協同で開発された内視鏡システムである．
- 原理は次のとおり．
  - ヘモグロビンは415nmと540nmの光を強く吸収するので，血液は赤く見える．このため，415nmと540nmの光を血管に照射した場合，ほとんどがヘモグロビンに吸収されるが，周囲組織からは散乱光が返ってくる．その結果，血管のみが非常に濃い色で表現される（図1）．
  - 波長が長い光は組織の深部まで伝搬するため，415nmの光は組織浅部の血管を，540nmの光はより深い部分の血管を反映する．415nmで表現される表層血管は茶色調のパターンで，540nmで表現される深部の血管はシアン系の色調パターンとして表現される（図2, 3）．

【食道】
- 食道の表在血管網を拡大で観察する．
- 通常光の内視鏡では粘膜筋板直上に存在する樹枝状血管までしか観察されないが，拡大観察では樹枝状血管網から垂直に立ち上がってくる上皮乳頭内ループ状毛細血管（intraepithelial papillary capillary loop：IPCL）が観察される．
- 異常血管の増生，IPCLの形態変化から病変の広がり・性状を診断する．

【胃】
- 正常な胃粘膜には規則的な毛細血管パターン（regular sub-

光デジタル法

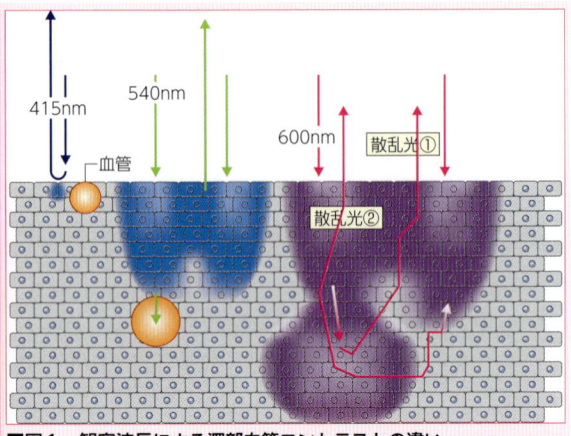

■図1　観察波長による深部血管コントラストの違い
(田尻久雄編:特殊光による内視鏡アトラス:NBI・AFI・IRI診断の最前線.
日本メディカルセンター;2006,p182より)

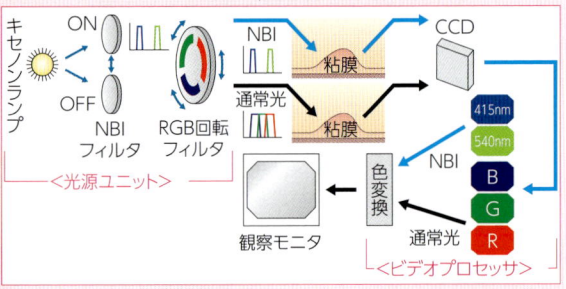

■図2　NBIシステム構成図
(田尻久雄編:特殊光による内視鏡アトラス:NBI・AFI・IRI診断の最前線.
日本メディカルセンター;2006,p182より)

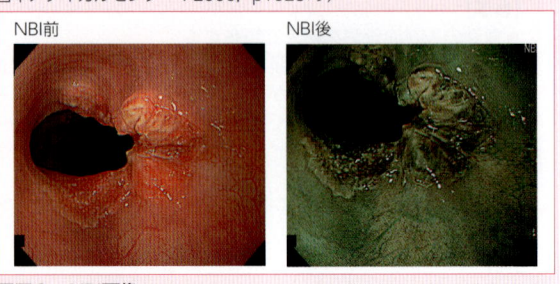

■図3　NBI画像

epithelial capillary network pattern：SECN) を認めるが，がん部分はSECNパターンは消失し，形態や配列が不規則になり，微小血管の増生（irregular microvascular pattern：IMVP）を認めるようになる．
- また，SECNとIMVPの血管構造の違いにより，がんと非がん部の境界線（demarcation line）を認めることができる．
- 未分化がんではSECNの減少・消失が認められるが，境界線は判然としないことがある．
- 拡大内視鏡観察時にフードを装着して使用するのが一般的である．

【大腸】
- 正常な大腸粘膜には，腺管の周囲に規則的な六角形の蜂の巣様パターンの毛細血管網が形成されている．腫瘍性病変では毛細血管網が太くなり，異型が強くなるにつれて血管の途絶や血管径の大小不同，血管密度の上昇がみられるようになる．
- 色素内視鏡検査での大腸pit patternでの診断能とNBI観察による毛細血管網の変化での診断能とはほぼ同等であり，色素散布することなくNBI観察による血管網の診断からpit patternを推測することができると考えられている．

■蛍光法（AFI）
- AFIはauto-fluorescence imageの略であり，組織の自家蛍光を利用した内視鏡診断システムである．
- 生体組織に紫外線を照射するとエネルギー代謝に関連する物質であるNADHや，コラーゲン線維などから自家蛍光が発せられる．
- 種々の紫外線（励起光）を照射して，発せられる自家蛍光の差から正常組織と腫瘍性組織とを診断することができる（図4～6）．

■赤外光法（IRI）
- IRIはinfra-red imagingの略であり，近赤外線を使用して組織の深部を映像化する内視鏡診断システムである．
- 血管よりICG（indocyanine green）溶液を投与すると，血中蛋白質と結合して805nmを最大吸収波長として近赤外線を吸収する．
- IRI観察時には赤外光透過フィルタとRGBフィルタとの組み合わせにより805nmと940nmの光が順次照射され，805nm帯域の光は黄色に，940nm帯域の光は青色に表示される．
- 805nm帯域の光はICGに吸収されるため，940nmの光のみ残り，ICG投与後の血管が青く描出される．

光デジタル法

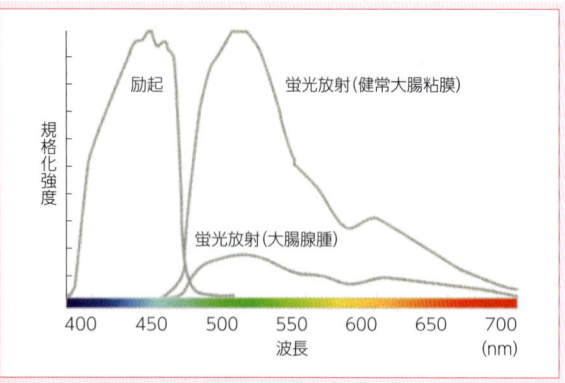

■図4　大腸粘膜における励起光と自家蛍光
(田尻久雄編：特殊光による内視鏡アトラス：NBI・AFI・IRI診断の最前線.
日本メディカルセンター；2006，p186より)

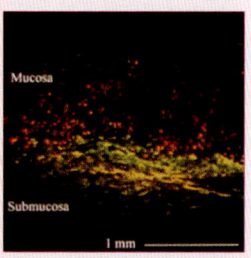

■図5　胃粘膜における蛍光物質
(田尻久雄編：特殊光による内視鏡アトラス：NBI・AFI・IRI診断の最前線.
日本メディカルセンター；2006，p186より)

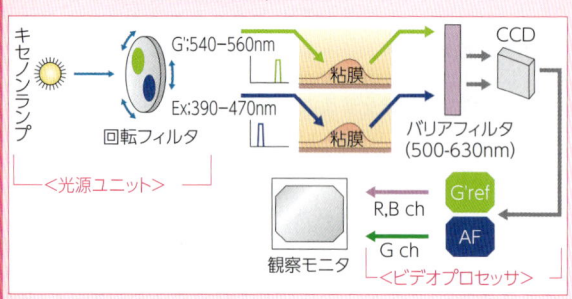

■図6　AFIシステム構成図
(田尻久雄編：特殊光による内視鏡アトラス：NBI・AFI・IRI診断の最前線.
日本メディカルセンター；2006，p186より)

デジタル法

- デジタル法は，白色光を照射して得られた画像を信号処理・強調加工をして描出する画像強調イメージングである．

■FICE

- FICEはflexible spectral imaging color enhancementの略であり，千葉大学とフジノン（現在の富士フイルムメディカル）とが共同開発した分光内視鏡画像処理のことである．
- 白色光線をプリズムで分解すると，紫色から赤色までの色に分解される．この分解された分光画像を再構築して病変部分が強調されるように画像を描き出すシステムがFICEである（図7, 8）．

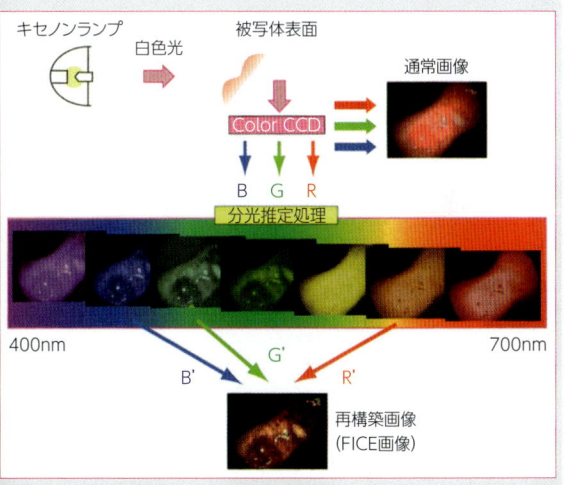

■図7 FICEの原理

キセノンランプからの白色光が粘膜にあたり，そのすべての反射光を画像化したものが通常画像である．FICEは各波長ごとにつくられた分光画像を選択・再構築し，コントラストが明瞭な画像をつくるシステムである
（特集／内視鏡イメージングの進化. 消化器内視鏡, 2009;21(2):205より）

- 専用の光源や光学フィルタは不要であり，通常内視鏡と同じ明るさを保つことができる．

■i-scan

- i-scanは，SE，CE，TEの3つのモードを組み合わせて使用する画像強調機能である．
- SE，CEはそれぞれlow，medium，highの3段階の強調が，TEは食道，胃，大腸観察用の3つのモードがある．これらの強調を同時にかけることができる．

デジタル法

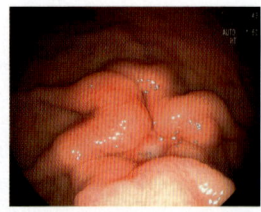

FICE前　　　　　　　　　　FICE後

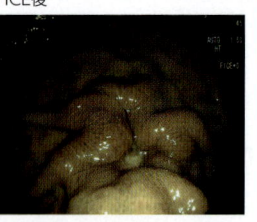

■図8　FICE画像

- SE（surface enhancement）は辺縁の微細な構造変化を認識し，辺縁をより鮮明になるように構造強調するモードである．
- CE（contrast enhancement）は画素単位の輝度情報をもとに，周囲と比較して低輝度な部分の赤色と緑色を抑えて青色を強調させることで陥凹部位を強調するモードである．
- TE（tone enhancement）は臓器ごとに合わせたRGB成分の組み合わせを使用して画像強調を行うモードである．

> **ココがポイント！** 内視鏡販売会社ごとに可能な画像強調機能が異なるので間違えないこと！

生検法

目的
- 生検とは,生検鉗子にて病変の一部の組織を採取することである.採取した病変はホルマリン液に固定し,病理組織診断に用いる.

生検器具
- 生検鉗子は,カップの大きさ,長さ,太さ,型状(穴あき,針付き)などさまざまな種類がある.また,上部用,下部用だけでなく,胆管・膵臓用といった用途での使い分けもある.
- リユース製品以外に,ディスポーザブル製品もある.

検査施行時の注意点
- 検査の説明時に生検についてもよく説明し,同意・承諾を得ておくことが重要である.
- 生検にあたっては,抗凝固薬の内服の有無を十分に問診しておく必要がある(表1).

■表1 主な抗凝固薬,抗血小板薬(括弧内は代表商品名)

●抗凝固薬

ワルファリンカリウム(ワーファリン®)

●血小板凝集抑制薬

アスピリン(バイアスピリン®,アスピリン81®),チクロピジン塩酸塩(パナルジン®),シロスタゾール(プレタール®),イコサペント酸エチル(エパデール®),ベラプロストナトリウム(プロサイリン®,ドルナー®),サルポグレラート塩酸塩(アンプラーグ®),ジピリダモール(ペルサンチン®),オザグレルナトリウム(カタクロット®,キサンボン®),トラピジル(ロコルナール®),ジラゼプ塩酸塩(コメリアン®)

(日本消化器内視鏡学会監,日本消化器内視鏡学会卒後教育委員会責任編集:消化器内視鏡ガイドライン.第3版.医学書院;2006,p21より)

- 抗凝固薬・抗血小板薬,血栓溶解薬などの服用が検査前にわかった場合には,処方医に中止の可否について確認する必要がある.
- 基礎疾患によっては抗凝固薬を中止することができない場合もあるため,一律に内服中止を指示してはいけない.
- 薬剤によって推奨される休薬期間が異なるため,薬剤に合わせて休薬期間を患者に指示し,休薬後に検査を行う(図1).
- 抗凝固薬内服継続中や十分な休薬が守られていない場合は,生検を伴う検査は中止したほうがよい.内視鏡検査を行う場合は,術者・介助者に生検を施行できないことを必ず申し送る.
- 生検が原因で出血する場合があり,まれに止血困難例もある.
- 止血薬としてのトロンビン液や止血処置用具の準備,操作

内視鏡による診断と介助のポイント

検査施行時の注意点

の習得を心がける．
- 中止していた抗凝固薬は，後出血の危険性がないことを確認でき次第，早急に再開する（図2）．

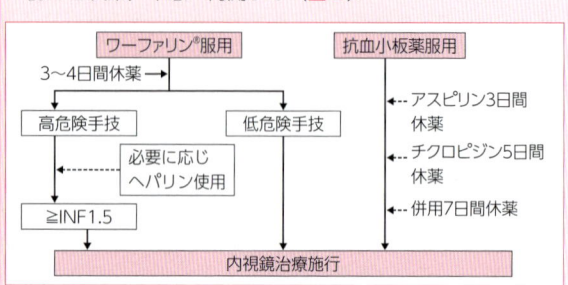

```
┌─────────────────┐           ┌─────────────────┐
│  ワーファリン®服用 │           │  抗血小板薬服用  │
└─────────────────┘           └─────────────────┘
   3〜4日間休薬 →
   ↓         ↓                    ←-- アスピリン3日間
┌──────┐ ┌──────┐                    休薬
│高危険│ │低危険│                 ←-- チクロピジン5日間
│ 手技 │ │ 手技 │                    休薬
└──────┘ └──────┘                 ←-- 併用7日間休薬
   ↓   必要に応じ
   │   ヘパリン使用
 ≧INF1.5
              ↓
        ┌──────────────┐
        │ 内視鏡治療施行 │
        └──────────────┘
```

■**図1 抗血栓薬休薬と内視鏡治療の施行**
（日本消化器内視鏡学会監，日本消化器内視鏡学会卒後教育委員会責任編集：消化器内視鏡ガイドライン．第3版．医学書院；2006，p21より）

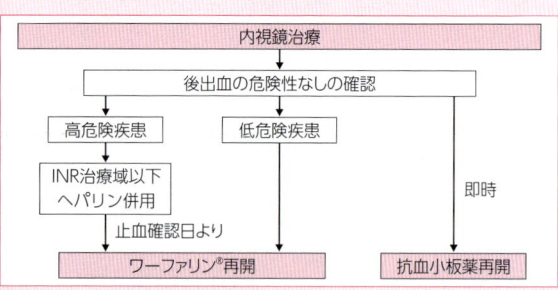

```
        ┌──────────────┐
        │   内視鏡治療   │
        └──────────────┘
                ↓
        ┌──────────────────┐
        │後出血の危険性なしの確認│
        └──────────────────┘
          ↓          ↓
     ┌──────┐  ┌──────┐
     │高危険疾患│ │低危険疾患│
     └──────┘  └──────┘
        ↓                    即時
  INR治療域以下
  ヘパリン併用
        ↓ 止血確認日より        ↓
  ┌──────────────┐    ┌──────────────┐
  │ ワーファリン®再開 │    │ 抗血小板薬再開 │
  └──────────────┘    └──────────────┘
```

■**図2 抗血栓療法の再開の基準**
（日本消化器内視鏡学会監，日本消化器内視鏡学会卒後教育委員会責任編集：消化器内視鏡ガイドライン．第3版．医学書院；2006，p21より）

生検手技の実際

- 生検鉗子を医師に手渡す前に必ずスムースに開閉するかを確認する．ディスポーザブル製品の場合は先端保護のゴムキャップは取り外す（図3）．

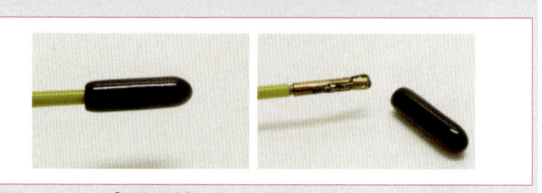

■**図3 キャップは取り外してから使用する**
ディスポーザブル製品の生検鉗子は，キャップを取り外す．忘れると鉗子口閉塞の原因になる

生検手技の実際

- 小さい病変に対しては最初の生検が最も重要である．確実に施行できるように心がける．
- 鉗子は病変に対して直角にあてるように心がける．特に胃体部の小彎側の生検では，スコープをいったん肛門側に進め，アップアングルにし，病変を見上げながら内視鏡を引きつつ鉗子をあてるとよい．
- スコープにアップアングルをかけてJターンにしている場合，鉗子が先端から出にくい場合がある．無理やり鉗子を進めるとチャンネル内腔に裂傷を生じ，内視鏡故障に至る場合がある．挿入に抵抗を感じる場合は，Jターンの角度をゆるめて鉗子を進める．
- 線維化の強い病変の生検を行う場合は鉗子先端を病変に押しあて，ゆっくり鉗子を閉めるようにする．通常と同じように閉めるとはじかれてしまうことがある．
- 介助者は術者の指示に従い鉗子を開閉する．タイミングが遅すぎると目的部位の標本採取が困難となる場合がある．
- 内視鏡から鉗子を抜去するときは，鉗子に付着した患者の血液や粘液などが術者，介助者，患者に飛び散らないように，鉗子孔にガーゼをあてがっておく．
- 食道・胃静脈瘤がある患者に組織生検を行う場合は，標本採取部の直下に血管がないか注意しカップを閉じるようにする．

がんの生検

- 生検部位は，がんの肉眼型を考慮して決定する．
- 隆起性病変では隆起のどこを生検しても陽性となることが多いが，Ⅱa＋Ⅱc病変等の陥凹性病変では，陥凹部辺縁から生検するとよい．
- Ⅱc病変で広がりが不鮮明な場合には，病変の境界部を意識して生検部位を決定し生検するように心がける．また手術前の内視鏡検査で病変の境界部分を正確に診断しておくために，病変境界部から正常粘膜部分と考えられるところまで順次生検を行うことがある（stepwise biopsy）．
- Ⅱc病変内に島状に正常組織の取り残しを認める場合があるため，注意して生検を行う．
- 生検に伴う出血は通常口側・後壁側に流れる．生検後の出血を意識し，口側・後壁側から順次生検するとよい．
- 腫瘍部分と非腫瘍部分を取り違えないようにする．腫瘍部と非腫瘍部を交互に生検すると検体の取り違えにつながる恐れがあるため，生検順序をよく検討する．
- 異型の乏しい病変は，場合によっては何度も生検を行っても診断がつかないこともある．このような病変を診断するには内視鏡医と病理医との綿密な情報伝達が重要である．

内視鏡による診断の介助のポイント

検査前

■色素検査，生検共通

- 通常，色素検査や組織生検は予定されて実施されることは少ないため，予め同意書に明記しておくことが重要である[1]．
- 同意書に患者のサインが記載されていることを確認する．
- 色素検査や組織生検が必要であると事前に確定している場合は，検査内容を患者に説明し，不安を軽減するように努める．
- ルゴール®など苦痛を伴う色素検査が予定されている場合，色素液でさまざまな症状が起こる旨を事前に説明しておく．内視鏡検査で苦痛を味わったと誤解されると，以後の再検を拒否され，経過観察の継続が困難になる場合があるため，慎重に丁寧な説明を心がける．
- 処置の内容に応じて鎮静薬を勧めるなど，できる限り苦痛を緩和するように配慮する[1]．
- 色素液が衣服に飛散しないように紙エプロンなどで防護する（図1）[1]．
- 必要に応じて蛋白分解酵素薬（プロナーゼ®溶液）を検査中に追加して粘液除去を行う場合があるため，すぐに対応できるように手元に準備しておくとよい[2]．

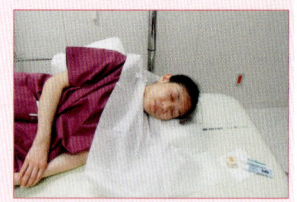

■図1 患者の首からエプロンをかけ衣服の汚染防止をする

■色素散布時の注意事項

- 散布チューブを使用する場合は，かなりの力でシリンジを押す必要があるため，接続が外れないように左手で押さえながら注入する．ロック付きシリンジを使用すると飛散のリスクが減少する[2]．
- 散布チューブの接続部周辺をガーゼで覆っておくと，万が一接続が外れた場合にも周囲への飛散が最小限となる（図2）．
- 病変から近距離で散布すると病変から出血が起きる場合があり，詳細な観察が困難となるため，術

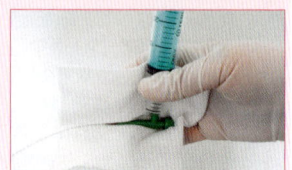

■図2 ガーゼを用いて散布チューブ接続部の液漏れを防ぐ

検査前

者と息を合わせ適度な距離を保つように注意する.
- シリンジを鉗子孔に差し込み散布する場合,経鼻内視鏡などの細径スコープでは,抵抗が大きく鉗子孔から色素液が溢れて周囲に飛散する危険性が高い.ディスポシーツなどで防護し,衣服の汚染を防ぐように配慮する(図3).

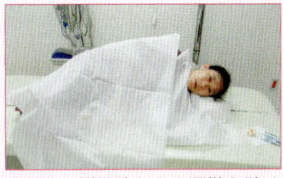

■図3 鉗子孔からの飛散を防ぐためディスポシーツを使用する

色素検査:コントラスト法

■インジゴカルミン
- 時間が経過すると希釈した液は粒状になるので長時間放置しない.
- 胃,小腸,大腸で使用されるが,消化液の量によりコントラストが不十分になる場合がある.術者と相談し,適度な濃度調節ができるようにしておく.
- 病変に粘液があるとコントラストが不十分になるため,散布前に十分に洗浄することが重要である.ガスコン®水を十分に準備しておく[2].
- 検査後,尿や便が青くなることがあるが,体に害がないことを伝える.

色素検査:染色法

■メチレンブルー
- 粘液や滲出液も染色されるため,予め十分な洗浄が必要である.
- 使用時の濃度は0.05~0.2%であるが,濃く染まりすぎると元に戻すことができないため,やや薄めの濃度で散布を開始すると適切な染色が得られる場合が多い[2].
- 散布1~2分後に粘膜面を十分洗浄し観察する.
- 検査後は腎臓から排泄されるため,尿が青緑色になることを患者に説明する[1].

■クリスタルバイオレット(ピオクタニン)
- 病変に粘液があると染色が不十分となり,精密な質的診断や深達度診断が困難となるため,散布前に十分に洗浄することが重要である[1,2].
- 染色された部分の粘膜に対する発がん性が報告されているため,切除予定の部分にのみ慎重に散布することが重要である.
- 必ず散布チューブを使用し,ポタポタと病変に色素液を落とす要領で散布する.
- 色素液は付着するとなかなか落ちないため,周囲や患者の

衣服などを汚染しないように十分注意を払う．
- 散布チューブを鉗子孔から引き抜くときは，ガーゼで先端部分を覆い，ただちにビニール袋などに入れるようにすると周囲への飛散が少ない．検査後は，ビニール袋から散布チューブを出さずに洗浄コーナーへ移動する（図4）．

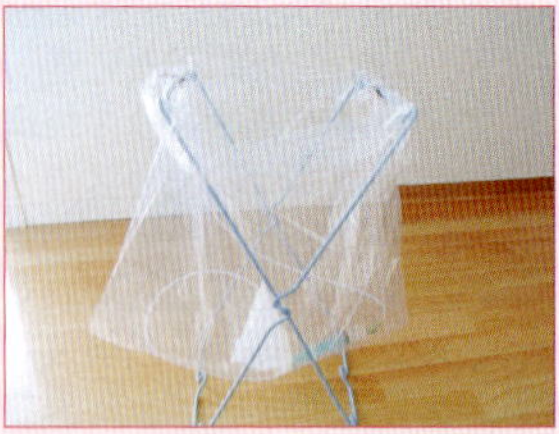

■図4　散布チューブ使用後の取り扱い

■トルイジンブルー
- 調製後3〜6か月のものがよく染まるとされている[1]．
- 直射日光にあたると退色するため，遮光容器で常温暗所に保存する[1]．
- 散布チューブで病巣を中心に散布する．
- 染色約30秒後，余剰な色素液を十分に洗浄し観察する[2]．
- メチレンブルーと同様に粘液や滲出液も染色されるため，予め十分な洗浄が必要である．
- トルイジンブルー染色の後にルゴール®染色を併用する二重染色法が普及しているため，続けて散布できるように準備しておくとよい[2]．

■ヨード液（ルゴール®）
- 調製後3か月以上経過したルゴール®液は，染色性が低下するので，容器に調製年月日を明記する．
- ルゴール®液の保存は，気密性のよい遮光容器とする．
- ヨードアレルギーに注意を要する．
- 筒状の管腔内に均一に色素液を散布するため，散布チューブを使用する．
- 散布30〜45秒で染色効果が完成し，数分間持続する．
- この薬剤は散布直後より「胸やけ」「息苦しさ」が出現するため，とても苦痛が大きい．検査前に再度説明を行い，患者に心の準備を促す．必要に応じて鎮静薬の使用を勧める．
- 鎮静を行っても色素液散布時に苦痛で覚醒する場合が少なくないため，散布時に声かけし，患者が驚かないように配慮する．バイタルサインをみながら鎮静薬の追加なども行う．
- 切歯列から20cmから食道入口部にかけては反射が起こりやすい．
- 散布時は術者と息を合わせ，ルゴール®が気管に入らないように注意する．
- 観察後は，中和剤（チオ硫酸ナトリウム液）を散布し，胃

- 内に貯留したルゴール®はできるだけ吸引して終了する.
- 中和剤を使用しても,検査後に胸やけや息苦しさが持続する場合がある.鎮静薬を追加投与した場合は,リカバリー室で十分に休息させる.
- 必要に応じて血圧や酸素飽和度のモニタリングを行い,症状が軽快するまで経過観察を行う.

■コンゴーレッド
- 前処置として,鎮痙薬のほかに酸分泌刺激薬の投与が必要である[2].
- 散布チューブを用いて胃内に散布する.

■検査前
- 組織生検は予定外に施行することが多く,経口的内視鏡の場合は検査中に患者と意思疎通が困難なため,事前に抗凝固薬,抗血小板薬等の服用がないか必ず確認する[1),4),7)].
- 抗凝固薬,抗血小板薬等は,薬剤の種類により休薬期間が異なるため注意が必要である.
- 患者自身が,抗凝固薬や抗血小板薬を服用していることを認識していない場合があるため,お薬手帳や薬剤情報などを持参するように指導し,確認することが大切である[1].
- 患者が抗凝固薬の処方医師に相談なく自己判断で休薬している場合もある.基礎疾患が増悪する危険性があるため,詳細な問診を心がけ,必要に応じて指導を行う.
- これらの確認は医師,コメディカル双方が注意することでダブルチェックとなり,事故防止につながるため,多職種間での協力が大切である.
- 組織生検が予定されている場合は,検査時間が延長する場合がある旨を患者に伝え,必要に応じて鎮静薬の使用を勧める.
- 組織生検は痛みを伴わない旨を伝え,患者を安心させる.

■検査中
- 生検に使用する鉗子は,ディスポーザブル製品,リユース製品のどちらでもよいが,使用前の動作確認は行っておくことが望ましい.
- ディスポーザブル製品はカップの開閉に不具合がないか確認する.シングルユースとし,医療廃棄物として処理する.絶対に再利用してはいけない(図5).

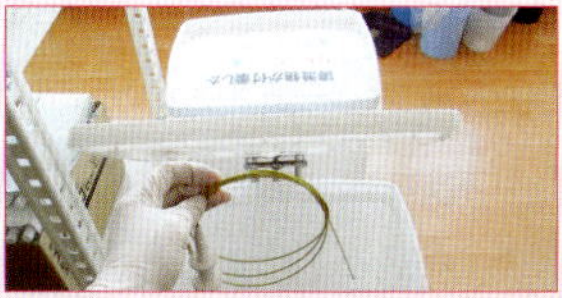

■図5 ディスポーザブル製品使用後の取り扱い

- リユース製品は複数回使用するため,シース部分の折れ曲

- がりやカップの開閉具合，カップの挫滅を確認し使用する．使用後は，ガイドラインに準じた方法での洗浄および滅菌を行う[4]．
- 鉗子シースが長いため，手元でループをつくって手渡すと持ちやすく，術者も操作しやすい[1]．
- 介助者が右利きの場合，鉗子スライダーは左手で持つと組織を採取した後の検体処理が行いやすい．鉗子シースが挿入孔手前でたわむと術者が挿入しにくくなるため，介助者が鉗子スライダーを持っていないほうの手で持ち上げておくとよい．
- 術者へ手渡す際は，鉗子先端から約20cmを，術者の右手で受け取りやすい位置と角度で差し出すとスムーズな受け渡しができる．
- 術者にカップを閉じた状態で渡すが，手元の操作は軽く握る程度にする．強く握るとシースが固く直線化するため，チャンネル内腔を傷つけてしまうことがある．
- カップの開閉は術者の指示の下で行うが，カップを閉じるときはゆっくりと病変をつかむようなイメージで行うと十分な量の標本が採取できることが多い．
- 病変が接線方向にある場合はシースに回転を加えてカップの向きを変えたり，針付き鉗子を使用するなど工夫する[6]．ディスポーザブル製品のなかには片方のカップを粘膜面に押しあてるようにすると角度が変わり，片開き鉗子と似た形状になるものもある（図6）[7]．

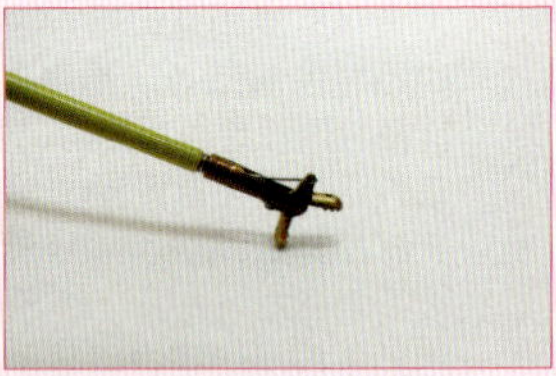

■図6 **カップの角度が変化する生検鉗子**

- 採取した標本がカップにあることを確認したら，その旨を術者に伝える．標本がカップにない場合も術者に告げ，再度採取を行う[1]．
- 1つ検体を採取したら，カップ内に残っていないか確認する．続けて組織を採取するときは，前のものと混ざらないように注意する[1]．
- 炎症やがん病変から採取する場合は，粘膜表面の壊死組織や血液塊が採取されることがあるため，標本を注意深く観察する．標本の採取が不十分だと感じられる場合は，その旨を術者に告げ，再度採取を行う．
- 採取した標本は，専用カセットに入れるが，標本を入れる順番を統一し，周知徹底する．濾紙に番号を付け，決めら

生検

- れたマスに入れるようにすると，後の確認が容易である[5]．
- カセットに患者氏名，IDなどを鉛筆で記入し，10〜20％ホルマリン液で固定する[5]．
- 標本を濾紙に張り付ける際，先の細い眼科用鑷子を用いて先端に標本を載せるようにして粘膜筋板が下になるように濾紙に張り付ける[4]．
- 標本をつまんだり，丸めたまま濾紙に付けホルマリン固定すると組織に欠損が生じるとの報告がある[3]．
- 採取後の標本は速やかにホルマリン固定する．困難な場合は生理食塩水に浸し乾燥を防ぐ．
- 同日に上部，下部の標本採取をする場合，専用カセットを色分けして使用するなど標本取り違え防止の工夫をする（図7）．

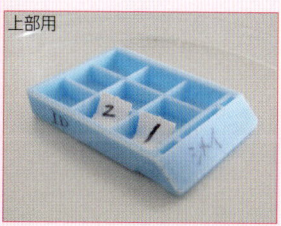

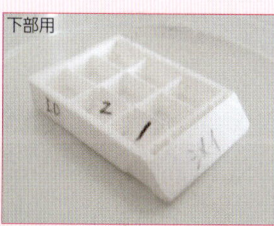

上部用　　　　　　　　　下部用

■図7　上部・下部の取り違え防止をするためのカセットの色分け

> **ココがポイント！**　複数の医療機関を受診している患者もいるので，内服薬の確認は十分に行うこと！

文献

1) 長廻紘監，屋代庫人編：技師とナースのための消化管内視鏡ハンドブック．第2版．文光堂；2005, p138-147, 175-181
2) 日本消化器内視鏡学会監，日本消化器内視鏡学会卒後教育委員会責任編集：消化器内視鏡ガイドライン．第3版．医学書院；2006
3) 平嶋麻里：生検組織の貼りつけ方法が組織診断能に与える影響．日本消化器内視鏡技師会報．2002；29：39-40
4) 平塚秀雄，他：こんなときどうする？　内視鏡室Q&A．中山書店；2008, p120-121
5) 田村君英編：技師＆ナースのための消化器内視鏡ガイド．学研メディカル秀潤社；2010, p155-160
6) 赤松泰次：上手な生検採取のコツはこれだ！　消化器内視鏡，2011；23：80-83
7) 田中三千雄：生検で大切なこと．消化器内視鏡，2011；23：85-86

4 内視鏡治療と介助のポイント

- 内視鏡的止血術
- 内視鏡的異物摘出術
- 内視鏡的硬化療法,内視鏡的静脈瘤結紮術
- 内視鏡的拡張術
- 内視鏡的切除術(ポリペクトミー,EMR,ESD)
- 内視鏡的乳頭括約筋切開術(EST),内視鏡的乳頭バルーン拡張術(EPBD)
- 内視鏡的胆管ドレナージ術(EBD)
- 内視鏡的胃瘻造設術(PEG)
- 内視鏡治療の介助のポイント

内視鏡的止血術

概要
- 急性の消化管出血には全身状態の評価と初期治療を行ったのち，できるだけ早期に緊急内視鏡を試みる．
- 出血源が同定されれば，内視鏡的止血を施行する．

種類

■表1　内視鏡的止血術の種類[1]

1. **機械的止血術**
   a. クリップ止血法
   b. バルーン圧迫法
   c. 結紮法（留置スネア，EVL）
2. **局注法**
   a. 純エタノール局注法
   b. 高張Naエプネフリン（HSE）局注法
   c. エトキシスクレロール局注法
   d. シアノアクリレート局注法
   e. フィブリン接着剤局注法
3. **熱凝固法**
   a. 高周波凝固法
   b. ヒータープローブ法
   c. アルゴンプラズマ凝固法（APC）
   d. レーザー照射法
   e. マイクロ波凝固法
4. **薬剤散布法**
   a. トロンビン散布法
   b. アルギン酸ナトリウム散布法
   c. スクラルファート散布法
   d. フィブリン糊散布法

EVL：endoscopic variceal ligation（内視鏡的静脈瘤結紮術）
HSE：hypertonic saline epinephrine
APC：argon plasma coagulation

主な止血術

■機械的止血術
【クリップ止血法】（図1）

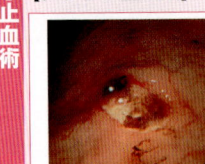

①胃潰瘍の潰瘍底に露出血管を認める（Forrest Ⅱa）
②露出血管に対してクリップにて止血を試みている
③露出血管がクリップにて止血しえた

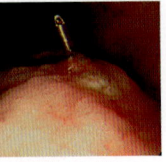

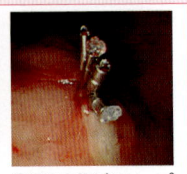

■図1　胃潰瘍に対しクリップ止血法施行

主な止血術

- 特徴：出血点，露出血管を直接把持，結紮する方法．
- 適応：動脈性出血や露出血管など出血点が確認できる場合がよい適応である．
- コツ：
  ①露出血管の根元の組織も含めてクリップをかける．
  ②潰瘍底が硬い場合はショートクリップや止血クリップの開脚を狭めて血管だけを把持する．
- ポイント：最初のクリップは非常に重要であり，出血点を十分に確認したうえで慎重に行う．

【EVL（内視鏡的静脈瘤結紮術）】（図2）

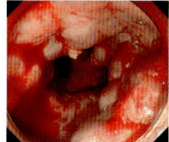

①食道静脈瘤からの出血であり，白色フィブリン栓を認めている

②EVL施行前に白色フィブリン栓の吸引を試みている

③出血点（白色フィブリン栓）を含めて結紮し止血しえた

■図2　EVL法

- 特徴：ゴムバンド（Oリング）で食道静脈瘤を機械的に結紮し静脈瘤を壊死脱落させ，血栓性閉塞を起こさせるもの．侵襲は少ないが，持続性が悪く短期再発が多い．
- 適応：食道静脈瘤の出血．
- コツ：患者の病態（高度肝障害の有無）と門脈血行動態の解析が安全かつ効果的な治療を達成するうえで大切である．

■局注法

【純エタノール局注法】

- 特徴：手技の簡便さと広い止血スペクトルを有する．
- 適応：組織挫滅は少ないので，あらゆる病変，出血状態にも対応できるとされている．
- 止血機序：純エタノールによる出血血管の強力な脱水，凝固固定作用．
- コツ：血管周囲に正確にエタノールを局注する．
- ポイント：偶発症として，潰瘍の拡大，穿孔の危険があるため，浅い穿刺，注入，エタノール総量が1.5〜2mLを超えないようにする．

【HSE局注法】

- 特徴：簡便さと高い止血効果がある．
- 適応：あらゆる病変，出血状況に対応可能である．

主な止血術

- 止血機序：エピネフリンの血管収縮作用と高張Na液による物理化学的な組織の膨化，血管壁のフィブリノイド変性，血栓形成により止血する．
- コツ：
  - 初期止血で激しい出血のため出血点を同定できない場合には，出血点の近傍にHSE1液（5％NaCl20mL，0.1％エピネフリン1mL）を4mLずつ4ないし5か所に局注し，出血の勢いを弱める．
  - 完全止血では露出血管を同定し，HSE2液（10％NaCl20mL，0.1％エピネフリン1mL）を露出血管近傍に1mLずつ4ないし5か所に局注する．
- 注意点：強力な脱水固定作用はないため，局注止血後，24時間，48時間以内に必ず2回目，3回目の内視鏡検査を行い，露出血管が残存している場合には追加治療を行う．

【エトキシスクレロール（aethoxysklerol：AS）局注法】

- 特徴：主に血管外に注入する．EO（ethanolamine oleate：オルダミン）に比し，組織障害作用や溶血作用は弱い．
- ポイント：
  - 確実に粘膜内に流入し膨隆を形成させる．
  - 1か所のAS注入量は1〜2mLとし，AS総量は20mL以下とする．

【シアノアクリレート局注法】

- 特徴：組織接着剤であるシアノアクリレート系化合物は，水と接触すると約200秒後に，血液と接触すると瞬時に重合する性質があり，緊急の食道・胃静脈瘤からの一時止血に有効である．

■熱凝固法

【高周波凝固法】（図3）

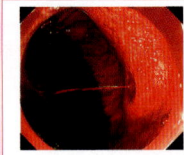

①胃潰瘍からの噴出性出血（Forrest Ⅰa）

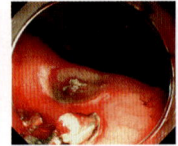

②露出血管に対して止血鉗子にて焼灼し，止血を試みている

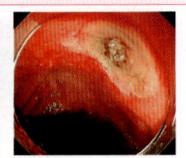

③露出血管が高周波凝固法により止血しえた

■図3　胃潰瘍に対し高周波凝固法施行

- 特徴：電極の近傍のみ電流が流れ，深層傷害の危険が少ない．
- コツ：凝血塊を除去し，出血点を確認する．

主な止血術

【アルゴンプラズマ凝固法】（図4）

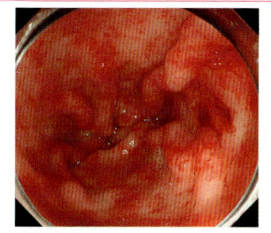

①前庭部に全周性に毛細血管拡張が多発し（GAVE），湧出性出血を認めている

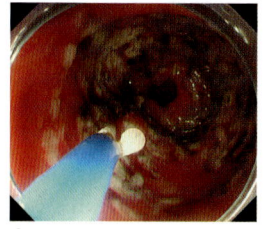

②APCにて焼灼し，止血しえた

■図4　アルゴンプラズマ凝固法（APC）

- 特徴：
  - 非接触型の高周波凝固法である．
  - 広範囲を一定の浅い深度で焼灼が可能である．
  - GAVE（gastric antral vascular ectasia：胃前庭部毛細血管拡張症）や腫瘍からのびまん性出血に有用である．
- 止血機序：イオン化されたアルゴンガスの放出と同時に高周波電極を放電することによりアルゴンプラズマビームを発生させ，組織凝固，止血を得る．
- 注意点：プローブが粘膜に圧着したまま焼灼すると粘膜下気腫が起こる．

■薬剤散布法（図5）

- 特徴：少量の湧出性出血や他の内視鏡的止血法の補助として用いられる．活動性出血は適応とならない．

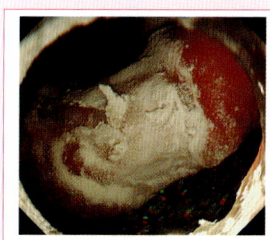

止血しえた胃潰瘍に対し，アルギン酸ナトリウムを散布した

■図5　薬剤散布法

まとめ
① 一つの止血法に固執せず,コンビネーションで行うことも重要である.
② 原則として内視鏡的止血術施行24〜48時間以内に再度内視鏡を施行する (second look).
③ 内視鏡的止血不能例ではIVR (interventional radiology),外科的治療を考慮する.

ココがポイント！ 必ず出血点を確認して止血すること！

やってはダメ！ 緊急内視鏡検査は,出血性ショックより離脱させてから行うこと.

文献
1) 日本消化器内視鏡学会監,日本消化器内視鏡学会卒後教育委員会責任編集:消化器内視鏡ガイドライン.第3版.医学書院;2006

内視鏡的異物摘出術

適応

■表1　異物摘出術の適応

> 1. 緊急性がある場合
>   A. 消化管壁を損傷する可能性があるもの
>   有鈎義歯（部分入れ歯），針，PTP包装した薬剤，魚骨（特に鯛の骨），爪楊枝，鉛筆，ガラス片，剃刀刃，など
>   B. 腸閉塞をきたす可能性があるもの
>   胃石，食物塊（肉片など），内視鏡的切除術を行った巨大な切除標本，ビニール袋など
>   C. 毒性のある内容物を含有するもの
>   乾電池（マンガン，アルカリ），ボタン電池（アルカリマンガン，水銀，リチウム）など
> 2. 緊急性がない場合（上記以外のもの）
>   コイン，パチンコ玉，ボタン，碁石，ビー玉，体温計内の水銀，など

(赤松泰次, 他：異物摘出術ガイドライン［日本消化器内視鏡学会監, 日本消化器内視鏡学会卒後教育委員会責任編集：消化器内視鏡ガイドライン］. 第3版. 医学書院；2006. p206より)

- 異物をそのまま放置すると消化管に対して重大な影響を及ぼす危険性があると判断される場合には，可及的速やかに異物摘出術を行う（**表1**）.
- 消化管壁を損傷する可能性が低く，消化管に停滞しても人体に影響のない比較的小さな異物であれば，自然排泄を期待して経過観察してもよい.

前準備

- 問診：異物の種類，誤飲した時間，自覚症状の有無.
- 単純X線検査：異物の存在や位置の確認. 消化管穿孔や腸閉塞の有無の確認.
- インフォームド・コンセント：本人や家族への説明と同意.
  - 異物をそのまま放置した場合に予測される危険性.
  - 異物摘出術の緊急性の有無.
  - 摘出方法の選択肢（内視鏡的摘出術，磁石付き胃チューブでの摘出術，外科的摘出術）の長所や短所.
  - 麻酔の方法，麻酔のリスク.
  - 偶発症の可能性（穿孔や出血），偶発症への対処方法.

準備する機器

- 内視鏡：通常は前方視型スコープ，症例により2チャンネルスコープも有用.
- 回収用処置具：V字鰐口型把持鉗子，三脚や五脚鉗子，スネア，回収用ネット，バスケット鉗子を異物の形状に合わせて準備（**図1**）.

準備する機器

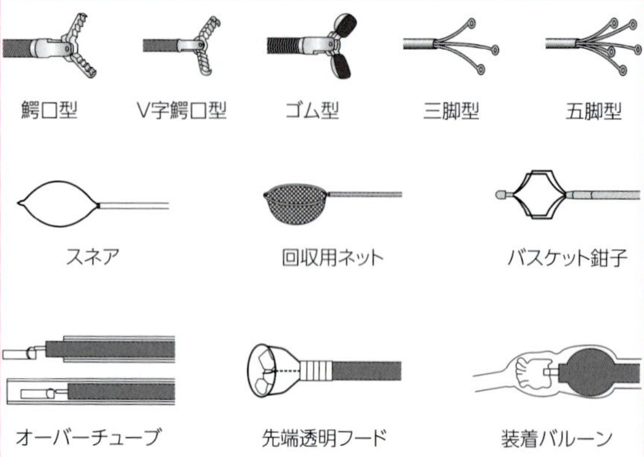

鰐口型　V字鰐口型　ゴム型　三脚型　五脚型

スネア　回収用ネット　バスケット鉗子

オーバーチューブ　先端透明フード　装着バルーン

■図1　回収用処置具と消化管損傷防止用器具

（赤松泰次，他：異物摘出術ガイドライン［日本消化器内視鏡学会監，日本消化器内視鏡学会卒後教育委員会責任編集：消化器内視鏡ガイドライン］．第3版．医学書院；2006．p208より）

- 消化管損傷防止用器具（図1）
  - オーバーチューブ：頸部食道から食道入口部の保護．径の大きさに限界がある．
  - 先端透明フード：異物の鋭利な部分をフード内に引き込む．さまざまなサイズがある．
  - 装着バルーン：内視鏡的硬化療法用バルーンをスコープ先端部に装着し，バルーンを膨らませた状態で，異物を把持しながらスコープを引き抜く．バルーンにより異物の口側にスペースを確保できる．

手技で注意すべき点

- スコープや処置具を適切に選択する．
- 回収しやすい適切な部位を把持する．
- 回収時に消化管壁（特に頸部食道から食道入口部）を損傷しない．
- なお，同じ形状の異物が用意できれば，実際の手技に先だって摘出方法を検討することも可能である．

術後処置

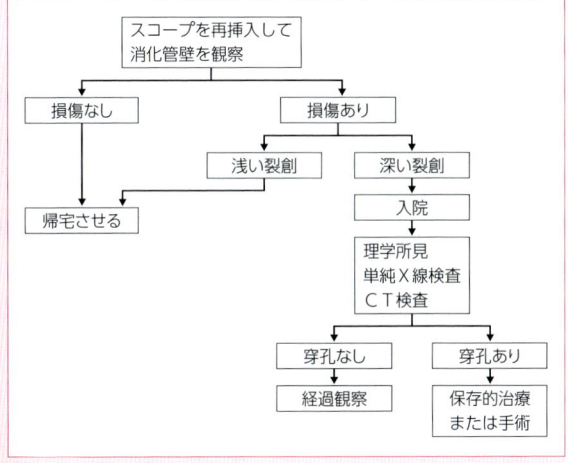

```
          スコープを再挿入して
          消化管壁を観察
         ┌──────┴──────┐
      損傷なし          損傷あり
                    ┌──────┴──────┐
                 浅い裂創        深い裂創
                                 │
                                入院
                                 │
                            理学所見
                            単純X線検査
                            CT検査
                         ┌───┴───┐
                      穿孔なし    穿孔あり
                         │        │
                      経過観察   保存的治療
                                または手術
```

■図2 術後処置
(赤松泰次, 他：異物摘出術ガイドライン [日本消化器内視鏡学会監, 日本消化器内視鏡学会卒後教育委員会責任編集：消化器内視鏡ガイドライン]. 第3版. 医学書院；2006. p212より)

- 異物を摘出後, 再度内視鏡を挿入し, 異物による消化管壁損傷の有無, 回収操作による噴門部や頸部食道の損傷の有無を確認する（図2）.
- 損傷がなければそのまま帰宅させてよい.

偶発症とその対策

■穿孔
- 絶飲食, 輸液, 抗生物質投与による保存的加療を開始し, 外科医とも連絡をとりながら経過観察する.
- 穿孔の大きさにもよるが, 保存的加療により数日〜1週間程度で治癒する.
- 明らかな穿孔ではなくても, 深い裂創を認める場合には, 入院で経過観察するのが望ましい.

■出血
- 湧出性, 噴出性の出血に対し, 内視鏡的止血術を行う.

偶発症とその対策

■症例
- 70歳代男性，口腔外科で歯牙処置中に処置具を誤嚥．

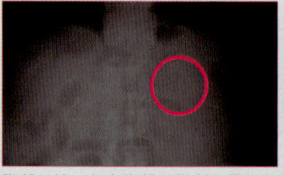

腹部X線：左上腹部に鋭利な異物を認める．free air (−)

腹部CT：胃内に異物を認める

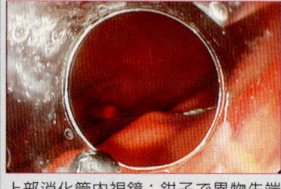

上部消化管内視鏡：鉗子で異物先端を把持し除去した

異物：長径35mm，先端鋭利な針状の異物であった

内視鏡以外の異物摘出術

■表2　各種異物摘出術の比較

	長所	短所
内視鏡的異物除去術	・侵襲が比較的少ない ・異物の材質にかかわりなく施行可能 ・通常外来で施行可能	・異物の形状や大きさによる限界あり ・回収時に消化管損傷をきたす可能性あり ・乳幼児では全身麻酔が必要
磁石付き胃チューブ（マグネットチューブ）	・侵襲が少ない ・乳幼児でも全身麻酔の必要がない ・外来で施行可能	・磁石に接着する材質の異物に限られる ・異物の形状や大きさによる限界あり（比較的小さく，鈍な形状の異物に限る）
外科的異物摘出術	・異物の形状，大きさ，材質に制限なし ・回収時に消化管を損傷することがない ・穿孔や腸閉塞を合併していても施行可能	・侵襲が大きい ・入院治療が必要

(赤松泰次，他：異物摘出術ガイドライン [日本消化器内視鏡学会監，日本消化器内視鏡学会卒後教育委員会責任編集：消化器内視鏡ガイドライン]．第3版．医学書院；2006．p207より)

内視鏡以外の異物摘出術

■磁石付き胃チューブ（マグネットチューブ）による異物摘出

- 胃チューブの先端に強力な磁石が付いたマグネットチューブで異物摘出を行う．乳幼児にも施行可能である．
- 磁石に接着する金属製の異物で，形状が鈍，比較的小さなもの（例：ボタン電池）が適応である．
- マグネットチューブを鼻ないし口から挿入し，X線透視下で異物の位置を確認しながらマグネットチューブ先端を異物へ誘導する．異物が磁石に接着したことを確認し，ゆっくりと透視をみながら異物ごと引き抜く．喉頭部まできたら鉗子で回収する．異物が気道へ落ちないように注意が必要である．

■外科的異物摘出術

- 異物によって消化管穿孔や等閉塞を認める場合や，内視鏡的異物摘出術を含めた非観血的な方法では摘出不能と判断されるとき．

MEMO
小児救急編[1]

■ボタン電池
- 食道にある場合：3時間以内に除去すべきである．ボタン電池からのアルカリで食道穿孔をきたし重篤となった事例が報告されている．
- 胃にある場合：除去するか経過観察するか意見が分かれている．当日除去を選択する場合は磁石付き胃チューブでX線透視下に除去する．
- 小腸，大腸にある場合：経過観察．

■その他
- 球形，円盤形のものでは胃に到達したものはほとんどが自然に肛門から出る．
- 食道にあり，症状がない場合，球形や円盤形のものは翌日まで待ってもよい．食道の硬貨は無症状，食道の手術歴なし，先天的な食道の異常なしの場合は，自然に胃へ移動していく場合があるので48時間は待ってみるべきとの報告がある．

文献
1) 眞弓光文，他編：コア・ローテイション小児科．金芳堂；2003．p278-279

内視鏡的硬化療法，内視鏡的静脈瘤結紮術

食道・胃静脈瘤の概要

■対象疾患

- 食道・胃静脈瘤は門脈圧亢進症の重篤な合併症であり，未治療での出血死亡率は約50％と高率である．
- 病態的には粘膜下層の静脈が瘤状に拡張したもので，肝硬変（原因の90％）による門脈圧亢進によって生じた門脈-大循環系側副血行路の一部である．
- 胃静脈瘤には，①食道静脈瘤と連続するもの（Lg-c），②食道静脈瘤と連続性がないもの（Lg-f）がある．①は左胃静脈が供血路で食道静脈瘤と関連しているが，②は短胃静脈・後胃静脈が供血路で，また排出路として高率に腎静脈系短絡路（胃腎シャント）を合併しており，食道静脈瘤とは血行動態が異なっている．
- 内視鏡治療およびその介助を行うためには，それぞれの手技の特徴を把握し，起こりうる合併症も知っておく必要がある[1]．
- 出血緊急例の内視鏡治療においては止血による出血死の回避，予防例の内視鏡治療においては出血を未然に防止することを目的とする．

食道・胃静脈瘤の内視鏡所見

- 静脈瘤の内視鏡所見を理解することは重要であり，予防治療例では特に静脈瘤の形態と発赤所見に留意する．
- 食道・胃静脈瘤の内視鏡所見記載法は，門脈圧亢進症取扱い規約に述べられている（表1）．

■表1　食道・胃静脈瘤内視鏡所見記載基準

判定因子	食道静脈瘤（EV）	胃静脈瘤（GV）
占拠部位 location （L）	Ls：上部食道にまで認められる Lm：中部食道にまで及ぶ Li：下部食道のみに限局	Lg-c：噴門部に限局 Lg-cf：噴門部から穹隆部に連なる Lg-f：穹隆部に限局 （注）胃体部にみられるものはLg-b，幽門部にみられるのはLg-aと記載する
形態 form（F）	F_0：治療後に静脈瘤が認められないもの F_1：直線的な比較的細い静脈瘤 F_2：連珠状の中等度の静脈瘤 F_3：結節状あるいは腫瘤状の静脈瘤	食道静脈瘤の記載法に準ずる

■表1　食道・胃静脈瘤内視鏡所見記載基準（つづき）

色調 color (C)	Cw：白色静脈瘤 Cb：青色静脈瘤	食道静脈瘤の記載法に準ずる
	（注）i) 紫色・赤紫色にみえる場合はviolet (v) を付記してCbvと記載してもよい 　　　ii) 血栓化された静脈瘤はCw-Th, Cb-Thと付記する	
発赤所見 red color (RC) sign	RCにはミミズ腫れ red wale marking (RWM)，チェリーレッドスポット cherry red spot (CRS), 血マメ hematocystic (HCS) の3つがある	
	RC_0：発赤所見をまったく認めない RC_1：限局性に少数認めるもの RC_2：RC_1とRC_3の間 RC_3：全周性に多数認めるもの	RC_0：発赤所見をまったく認めない RC_1：RWM, CRS, HCSのいずれかを認める
	（注）i) telangiectasiaがある場合はTeを付記する 　　　ii) RCの内容 RWM, CRS, HCSはRCの後に付記する 　　　iii) F_0でもRCが認められるものはRC_{1-3}で表現する	
出血所見 bleeding sign	出血中所見： 　湧出性出血 gushing bleeding 　噴出性出血 spurting bleeding 　滲出性出血（にじみ出る） oozing bleeding 止血後間もない時期の所見： 　赤色栓 red plug, 白色栓 white plug	食道静脈瘤の記載法に準ずる
粘膜所見 mucosal finding	びらん erosion (E)：認めればEを付記する 潰瘍 ulcer (Ul)：認めればUlを付記する 瘢痕 scar (S)：認めればSを付記する	食道静脈瘤の記載法に準ずる

(日本門脈亢進症学会編：門脈亢進症取扱い規約．改訂第2版．金原出版；2004より)

● 典型的な食道静脈瘤の内視鏡像を示す（図1）．

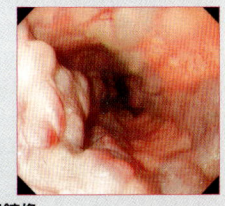

■図1　食道静脈瘤の内視鏡像
連珠状の食道静脈瘤（F_2）で8時方向にRCサインを認める

食道・胃静脈瘤治療の適応と禁忌

■ **適応静脈瘤**
① 出血静脈瘤.
② 出血既往のある静脈瘤.
③ F_2 以上の静脈瘤または F 因子に関係なく red color sign (RC) 陽性の静脈瘤.
※胃静脈瘤では予防的治療は確立されていないが,腹部造影 CT にて胃腎シャントがあれば,IVR 治療としてのバルーン下逆行性経静脈的塞栓術(balloon-occluded retrograde transvenous obliteration:B-RTO)を施行することが一般的である(MEMO 参照).

■ **禁忌**
① 高度黄疸(T-bil 4.0mg/dL 以上)
② 低アルブミン血症(2.5g/dL 以下)
③ 血小板減少(2万以下)
④ DIC(disseminated intravascular coagulation:播種性血管内凝固症候群)などの出血傾向
⑤ 大量腹水
⑥ 高度脳症
⑦ 高度腎障害
などである.

インフォームド・コンセント

- 患者および家族に対し,治療の必要性,治療手技,硬化剤の名称と特徴,治療効果,治療に伴う合併症を十分に説明し,同意書を得ておく.
- 出血例では,緊急内視鏡の必要性とともに全身状態の悪化に伴う危険性について十分説明する.
- 待機・予防例では,肝硬変の成因,肝予備能,食道・胃静脈瘤からの出血のリスクを説明する.また,この治療法は基礎疾患の治療ではないこと,治療後も静脈瘤再発の可能性があることを説明し,治療後の食事療法や生活指導,特に禁酒を徹底させる.

食道・胃静脈瘤の病態

■ **食道静脈瘤**
- 食道胃接合部から下部食道にかけ約 4cm 前後にわたり柵状血管がある.食道静脈瘤の主要供血路である左胃静脈,および後胃静脈と短胃静脈からの血液は,最終的にこの柵状血管を経て食道静脈瘤へ供血される.
- 柵状血管はほとんどが粘膜固有層に存在し,門脈高圧と血流の緩和作用を有する.
- なお 3% 程度この柵状血管を介さない巨木型食道静脈瘤があり,血流量が多く注意を要する.

■ **胃静脈瘤**
- 胃静脈瘤には,食道静脈瘤と連続する噴門部静脈瘤(Lg-c)

食道・胃静脈瘤の病態

- と，食道静脈瘤と連続しないか，あるいは食道静脈瘤を認めない孤立性胃静脈瘤とがある．
- 孤立性胃静脈瘤は噴門輪に近接する噴門部静脈瘤（Lg-c），噴門輪より離れて存在する穹窿部静脈瘤（Lg-f），噴門部から穹窿部に連なる噴門・穹窿部静脈瘤（Lg-cf）に分類される．
- 供血路は食道静脈瘤と同様に左胃静脈，後胃静脈および短胃静脈であるが，Lg-cは主に左胃静脈，Lg-cf，Lg-fは主に後胃静脈および短胃静脈から供血されている．
- 排出路は，孤立性胃静脈瘤ではほとんどが腎静脈へと排血されている．

出血の内視鏡診断

- ショック状態では，まず出血性ショック対策を優先し，呼吸状態の管理と尿量，中心静脈圧をモニターし，出血量の推定および重症度の判定を行い，適切な処置をとる．呼吸，循環動態が安定したあとに緊急内視鏡検査を施行する．
- 破裂出血の診断には一時出血休止期，すなわち出血後の所見（赤色栓，白色栓）が重要である．
- 胃静脈瘤出血では胃内に大量の血液貯留を認めることが多く，積極的に体位変換や内視鏡下洗浄を行う．

MEMO
B-RTOの実際

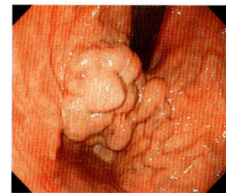

穹窿部に累々としたF₃胃静脈瘤を認める

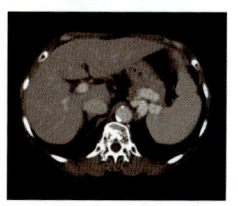

腹部造影CTにて胃壁内とその周囲に造影硬化を有する発達した静脈瘤と胃腎シャントが描出された

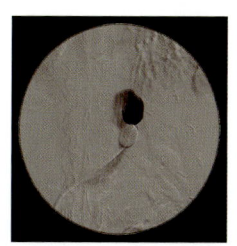

IVR治療として胃腎シャント（排出路）をバルーンで制御し，逆行性に硬化剤を注入した

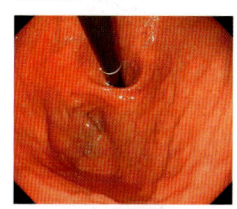

穹窿部のF₃胃静脈瘤は，B-RTO施行6か月後には消失した

内視鏡治療と介助のポイント

術前処置

- 大量出血で視野がとれない場合やショック状態で内視鏡ができない場合は，Sengstaken-Blakemore tube（SB tube）やstomach balloon tubeを挿入し，一時止血後12〜24時間以内に再検する．
- 術前に可能な限り全身状態の改善に努める．
  - アルブミンは大循環に逸脱した硬化剤を不活化する作用を有しており，低アルブミン血症患者では副作用出現の危険性が高い．術前にアルブミン投与を行い，血清アルブミン値を少なくとも3.0g/dL以上にしておく．
  - 腹水貯留例では，術前にできるだけコントロールする．
- 術直前の処置は通常の上部消化管内視鏡検査の前処置に準ずる．
  - 咽頭麻酔を行い，抗コリン薬を投与する．
  - 血管を確保し，必要に応じてジアゼパム5〜10mgを用いる．
  - ペンタゾシン15mgおよびヒドロキシジン塩酸塩25mgの筋注を行う．

■準備器具
①局注針（静脈瘤穿刺針）
②注射器
②内視鏡装着バルーン
④EVLセット
⑤モニター・救急セット

■薬剤
①5％エタノールアミンオレイン酸塩（ethanolamine oleate：EO）（オルダミン®）：主に血管内注入用
②1％エトキシスクレロール®（aethoxysklerol：AS）：主に血管外注入用
③シアノアクリレート系組織接着剤（アロンアルファ®，ヒストアクリルブルー®）：胃静脈瘤内注入用
④無水エタノール：血管内注入用
⑤散布用トロンビン1〜2万単位
⑥リピオドール®（シアノアクリレート系組織接着剤と混合して用いる）
⑦水溶性造影剤（イオメロン®など）（EOと混合し造影剤添加5％EOとして用いる）
⑧生理食塩液，蒸留水，50％グルコース
⑨その他：ハプトグロビン®（EOの血管内注入による溶血性腎障害を防止する）

■EO
- EOは陰イオン型の界面活性剤に属する．

硬化剤の薬理作用と作用機序

- EOが静脈瘤内に注入されると内皮細胞を破壊し血栓を形成する．したがってEOは主に静脈瘤内注入法として用いられる．
- その他強力な溶血作用があり，全身に多量のEOが逸脱するとヘモグロビン尿や腎不全を合併する．
- 硬化療法1回につき5％EOの使用量は0.4mL/kg以内とする．

■AS

- ASは非イオン型の界面活性剤に属し，血栓形成作用はEOに比し弱い．したがってASは主に静脈瘤外注入法として用いられる．
- EOに比し，組織障害作用や溶血作用は弱い．

■シアノアクリレート系組織接着剤

- 組織接着剤であるシアノアクリレート系化合物は，水と接触すると約200秒後に，血液と接すると瞬間に重合する性質があり，緊急例の一時止血にきわめて有効である．

治療法の選択

各治療法の特徴

- 静脈瘤供血路からの処置を行う硬化療法では，静脈瘤内に比較的多量の硬化剤を用いるため，侵襲が大きい．
- 一方，EVL（endoscopic variceal ligation：内視鏡的静脈瘤結紮術）は硬化剤を使用することなく食道壁内腔の静脈瘤を処置する方法であり，侵襲がきわめて少なく静脈瘤消失効果にも優れている．しかし，持続性が悪く，短期再発が多い．

■患者の病態からみた治療法の選択

- 高度肝障害（Child CでT-bil-4mg/dL以上）例には，できるだけ侵襲の少ない，肝機能に悪影響を及ぼさない治療法（EVLや組織接着剤注入法）を選択する．
- 肝がん合併例では静脈瘤が急速に進行することがあるため，Vp0-2では早めに静脈瘤の治療をしたほうがよいが，Vp3-4などの肝がん末期には，静脈瘤に対する予防的治療の適応はない．

■内視鏡的硬化療法（endoscopic injection sclerotherapy：EIS）

- 初回治療では，可能な限りEOの血管内注入法を繰り返し，食道・胃静脈瘤および，それらの供血路の一部までを完全に血栓化させる．
- 血管内注入が困難になったら，ASの血管外注入を残存細静脈瘤や血栓化静脈瘤が脱落するまで繰り返し，少なくとも完全消失させることが再発防止上，重要である．
- さらに長時間の再発防止効果を得るためには，食道静脈瘤

の完全消失だけでなく，さらに徹底した地固め療法などが必要である．

【血管内注入法】
- 硬化剤として5％EOが用いられる．
- EOの安全かつ効果的な注入量は静脈瘤造影下に決定できる．
- EOを造影剤に倍希釈で溶解して，直接静脈瘤を穿刺して注入する．
- 血管内注入法の場合は，内視鏡装着バルーンは安全かつ効果的に行うために重要である．

【血管外注入法】
- ASによる血管外注入のポイントは，確実に粘膜内に注入し膨隆を形成させることである．
- 膨隆が形成されないときは，粘膜下層より深層に注入されている可能性があり，注入を中止する．
- 23Gまたは25Gの細い穿刺針を用いると膨隆が形成されやすい．
- 1か所のAS注入量は1〜2mLとし，AS総量は20mL以内とする．
- EOも血管外注入に用いられることがある．方法はASの場合と同様であるが，組織障害性がASよりも強く深い潰瘍が形成されることがあるため，1か所の注入量を1mL以下とする．

【硬化療法の実際】（図2）
① 緊急例においても，できる限り内視鏡装着バルーンを使用し，10％EOと造影剤（イオメロン®など）を等量混合した5％EOをレントゲン透視下に静脈瘤内に注入する方法が望ましい．待機・予防例ではレントゲン透視下で行い，穿刺に先立ち内視鏡装着バルーンに約15〜30mLの空気を注入しEOの口側への流出を防止する．
② 穿刺は食道胃接合部から上方5cm以内で行い，穿刺後陰圧をかけて血液の逆流を確認し，門脈に流入する寸前までEOを注入する．緊急例では出血点の肛門側から注入を行う．
③ EO注入後，内視鏡装着バルーン解除までの時間は，1分以上とする．2mL以上のEOの血管外注入は深い潰瘍を形成する可能性があり，逆流がない場合は1mL以内の局注に留める．
④ 穿刺部からの出血は内視鏡装着バルーンで圧迫し，止血する．
⑤ 1回のEISに使用するEO総量は4.0mL/kg以内とする．通常3〜4回のEO・AS併用療法で静脈瘤は消失し，その後1〜2回程度アルゴンプラズマ凝固などで下部食道粘膜を全周性に焼灼する地固め療法を行い，静脈瘤の再発を予防する．

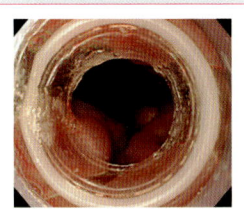

食道静脈瘤に対する内視鏡的治療

- F₃の食道静脈瘤を認める 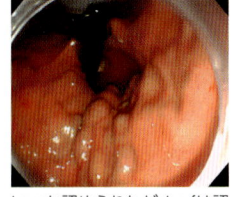
- Lg-cも認められたが，Lg-fは認められなかった 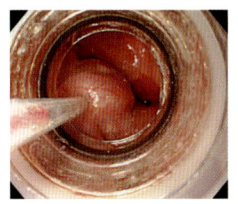
- 食道静脈瘤を局注し，逆血が確認されたためEOを注入した
- 静脈瘤が造影されていることを確認しながらEOを注入した 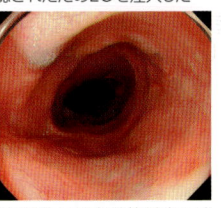
- 6か月後には食道静脈瘤の消失が確認された 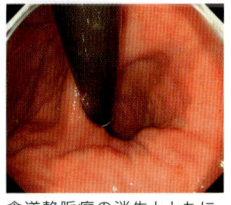
- 食道静脈瘤の消失とともに，Lg-cも消失した

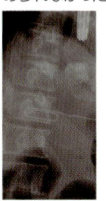

■図2　硬化療法の実際

内視鏡治療と介助のポイント

■**内視鏡的静脈瘤結紮術（endoscopic variceal ligation：EVL）**
- EVLは1988年にStiegmannら[2]が開発した，比較的新しい方法である．
- Oリングというゴムバンドで食道静脈瘤を結紮し，脱落壊死させて血栓性閉塞を起こさせる．
- EISより低侵襲で，手技も単純である．
- EVLデバイスは住友ベークライト社のニューモ・アクティベイト®が広く普及している．
- Oリング装着には，頻回な内視鏡の出し入れが必要であり，オーバーチューブの併用が望ましい．

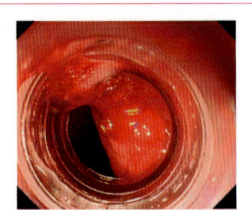

食道静脈瘤に対する内視鏡的治療

吐血にて緊急内視鏡を施行したところ食道静脈瘤を認め,出血点を確認した

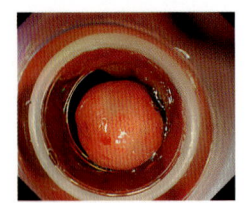

出血点を吸引してOリングをかけたところ,速やかに止血した

■図3　EVLの実際

【EVLの実際】（図3）
① 静脈瘤を観察した後,あらかじめスコープに装着ずみのオーバーチューブにキシロカインゼリー®を塗布し,オーバーチューブを食道内に挿入する.
② いったんスコープを抜去し,スコープ先端にEVL用デバイスを装着する.EVLデバイスの送気チューブは,内視鏡の外側にビニールテープで数か所固定する.
③ スコープにOリングを装着し,スコープをオーバーチューブから食道内に再挿入する.RCサインの強い部位を中心に,Oリングをかける位置を決める.
④ スコープの陰圧をかけて,静脈瘤を吸引する.十分吸引したあと,送気チューブから2mLの注射器で,空気を一気に注入してOリングを外して静脈瘤を結紮する.
⑤ スコープを抜去して,再度Oリングを装着して結紮を繰り返す.結紮部位はできるだけ食道胃接合部から開始し,口側に向かってできるだけ密に結紮する.
⑥ 出血静脈瘤にはまず出血点を,次に肛門側か口側にOリングをかける.

- EVL単独治療では再発率が高く,AS法やアルゴンプラズマ凝固法などの地固め療法の追加を検討する.高度肝障害や腎障害,造影剤アレルギーのある患者では,EVLを選択する.

■胃静脈瘤の部位別の硬化療法

- Lg-c
  - Lg-cは食道静脈瘤と交通している場合が多く,内視鏡装着バルーンで圧排しながら下部食道にEOを局注してLgに逆流させて治療する.
- Lg-f, Lg-cf
  - 食道静脈瘤との連続性がない場合が多く,胃内でスコープを反転させて,直接穿刺によりEISを行う.

【硬化療法の実際と治療薬の選択】

- EO法
  - EISは造影剤添加5％EOを用い，レントゲン透視下に行う．
  - 基本的には食道静脈瘤と同様である．
  - 静脈瘤が局注しても造影されない場合は，血流がきわめて豊富であるため，合併症の危険性が高く中止するほうがよい．
  - 初回穿刺は最も大きい瘤に行い，供血路まで十分EOを注入する．
  - EISは基本的に週1回行い，再発予防にはAS法やアルゴンプラズマ凝固法による地固め療法を行う．
- ヒストアクリル® (histoacryl：HA) 注入法
  - HA単独またはリピオドール®混合62.5または75％HAとして使用される．
  - HAは重合しやすいので注入直前にアンプルから注射器に移す．2mL注射器にリピオドール®を0.6mL吸引して，HA1.8mLを吸引した後に混和する．
  - 注入前には血液の逆流を確認し，造影剤で穿刺カテーテル内の血液をフラッシュした後，リピオドール®混合HAを一気に注入する．
- α-シアノアクリレートモノマー (cyanoacrylate monomer：CA) 注入法
  - CAは必ずリピオドール®と混合して用いる．
  - CAは穿刺する直前に準備する．
  - リピオドール0.9mLの入った注射器にCA1.5mLを吸引して混和する．
  - 作成したCAは5分以内に使用する．
  - 血流がきわめて豊富な静脈瘤にも有効である．
  - 静脈瘤穿刺後に造影剤で血流量や血流方向を確認し，カテーテル内の逆血した造影剤をフラッシュした後，CAを一気に注入する．
  - CAの濃度が高いほど血液との重合時間が延長し，大循環に逸脱して重篤な合併症の危険性があるため，低濃度のものを使用する．

■ EVL
- Lgに対するEVLはOリングのサイズが小さすぎるため，大きなLg-fに対しては禁忌である．
- EIS，EVLの食道静脈瘤緊急止血率は90～95％以上，1年再発率はEISで約10％だが，EVLでは30～40％である．
- 胃静脈瘤緊急止血率は硬化剤単独では80％，組織接着剤を併用すると90％以上である．

合併症とその対策

- 食道穿孔0.3%，門脈血栓0.4%，硬化剤による肝障害1.9%，腎不全0.8%，ショック0.8%などで，発生率は低いが発症後の死亡率は高い．EISに伴う死亡率は1.2%と報告されている．
- 合併症の多くは，血管内外への硬化剤の大量使用か，硬化剤の大循環への逸脱により発症する．
- EIS時にEOを大量使用した場合は溶血による腎障害発生の危険があり，ハプトグロビンの静注と大量輸液を行う．
- EVLでは合併症は少ないが，オーバーチューブ挿入に伴う食道損傷やEVL後の大量出血などが報告されている[3]．

> **ココがポイント！** EVLを行う前に食道壁の硬さを軽い吸引で確認する．また吸引中アングル操作でより多くの粘液を吸引するよう努める！

> **やってはダメ！** 出血点の観察が不十分で，出血点の口側にEVLを行うと出血がひどくなるため注意する．

文献

1) 日本門脈圧亢進症学会編：門脈圧亢進症取扱い規約．改訂第2版．金原出版；2004
2) Stiegmann GV, et al: A new endoscopic elastic band ligating device. Gastrointest Endosc, 1986；32：230-233
3) 宇野裕典，他：内視鏡的食道静脈瘤紮術における術後出血についての臨床的検討．Gastroenterol Endosc, 1996；38：1390-1397

内視鏡的拡張術

概要
- 消化管の内視鏡的拡張術は狭窄に伴うさまざまな症状を改善するための治療法である[1].

拡張術の治療対象疾患

■表1　内視鏡的拡張術の治療対象疾患

1. 良性疾患
1) 上部消化管
  a. 医原性狭窄
    ・術後吻合部狭窄
    ・粘膜切除術後狭窄
    ・静脈瘤硬化療法後狭窄
    ・放射線治療後狭窄
  b. 腐食性食道炎
  c. 逆流性食道炎
  d. 食道web (Plummer-Vinson症候群)
  e. アカラシア
  f. 十二指腸潰瘍瘢痕後狭窄
  g. Crohn病による幽門部狭窄

2) 下部消化管
  a. 術後吻合部狭窄
  b. 大腸憩室炎 (特に左側結腸)
  c. 虚血性大腸炎 (狭窄型)
  d. Crohn病 (非活動期)
  e. 痔核切除術後
  f. 腸結核

2. 悪性疾患
1) 上部消化管
  a. 食道がん
  b. 噴門部がん
  c. 胃がん (前庭部)
  d. 肺がんや悪性リンパ腫などの転移性リンパ節腫による圧迫狭窄

2) 下部消化管
  a. 結腸がん (左側結腸)
  b. 直腸がん
  c. 吻合部再発
  d. Schnitzler転移による直腸狭窄

上部消化管狭窄に対する内視鏡的拡張術

■上部消化管良性狭窄の適応
- 基本的適応
  - 狭窄があり，それが原因で嚥下障害をきたしている場合.
- 相対的適応
  - 治療効果が望める場合や程度次第で拡張術が可能な場合.
- 適応外
  - 腹腔内，縦隔内の治療していない縫合不全を伴う吻合部狭窄.
  - 壊死が深く，瘢痕化に至っていない腐食性食道炎.

■悪性疾患に対する適応
- 悪性腫瘍による狭窄では，単なる拡張術のみならずステント留置を行うかの選択を行う必要がある.
- ステント療法は，悪性腫瘍にあっては症状の改善を図る緩和治療の一つとし位置づけられる. 外科的治療に比べ，低侵襲の治療手技である.

- 適応
  - 嚥下障害を伴った切除不能食道がん,噴門部がん,幽門部がん.
  - がん性食道気管・気管支瘻.
- 慎重決定を要する適応
  - 放射線治療や化学療法後の食道狭窄など.
- 適応外
  - 経口摂取意欲がない症例.
  - 食道入口部に近い頸部食道がん.
  - 出血傾向,炎症併発例など.

術前検査

■局所に関する検査
①内視鏡検査
②上部消化管造影

■浸潤や転移に関する検査
①CT,MRI検査
②気管支鏡:瘻孔形成や気道系圧排を起こしている症例では必須.

方法

■硬性ブジーでの拡張
①内視鏡で狭窄部の近位端のマーキングをする.
②鉗子口からガイドワイヤを挿入し,X線透視下で狭窄部を越えて,十分の一まで押し込む
③硬性ブジーをマーキングの位置を目安に挿入し,順次太いブジーに交換していく.
④内視鏡で拡張の状態,瘻孔の有無,出血の状態を確認する.

■バルーンダイレータでの拡張
①鉗子口からバルーンダイレータを挿入し,狭窄部に押し込む(X線透視を併用したほうが確実).
②蒸留水または半量に薄めた造影剤を注入し,内視鏡で確認しながらバルーンを拡張する様子を観察する.
(注)広がるにつれてバルーンがずれることがあるので注意する.
③注入液を抜きバルーンを内視鏡内に引いた後,拡張部を観察する.

偶発症

■穿孔
- 悪性疾患では致命的となる.
- 緊急手術や抗菌薬の投与と消化管の減圧が必要.

ココがポイント!
- バルーンをゆっくり膨らませることがコツ!
- 狭窄治療では検査中送気過剰になりやすい!

■出血
- 拡張後はほとんどの例で出血するが，多くは自然止血する．
- 動脈性出血で止血術を必要とするのは1％以下である．

■術後経過
- 拡張術を行っても，しばしば再狭窄をきたす．
- 繰り返しの拡張術が必要である．

■食道アカラシア
- 透視下にて拡張術を施行．

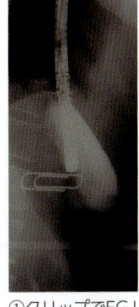

①クリップでEGJ（esophagogastric junction：食道胃接合部）をマーキング

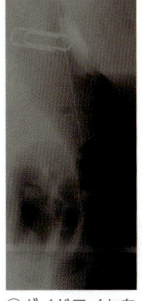

②ガイドワイヤを挿入

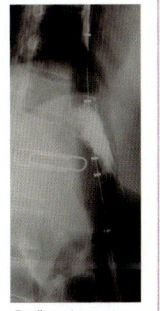

③ガイドワイヤに沿わせてアカラシア用バルーンを挿入し拡張術施行

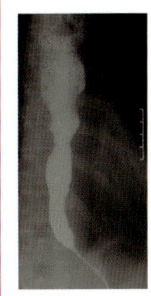

拡張前

拡張後

④後日透視で改善を確認

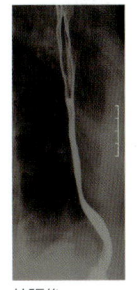

症例 ■食道がんに対しESD（endoscopic submucosal dissection：内視鏡的粘膜下層剥離術）を施行し狭窄をきたした症例

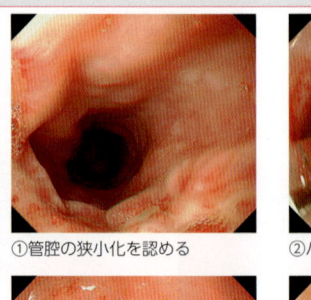

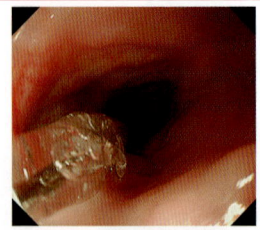

①管腔の狭小化を認める

②バルーンを挿入

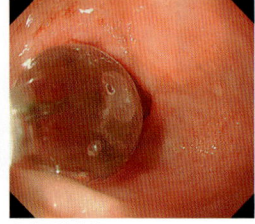

③拡張術施行

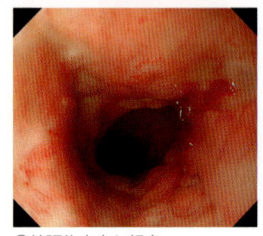

④拡張後出血も軽度

文献
1) 日本消化器内視鏡学会監，日本消化器内視鏡学会卒後教育委員会責任編集：消化器内視鏡ガイドライン．第3版．医学書院；2006

内視鏡的切除術 (ポリペクトミー, EMR, ESD)

特徴
- 消化管上皮性腫瘍(がん,腺腫,前がん病変など)に対する内視鏡治療の方法としては,大きく分けて,組織切除法と組織破壊法の2つの方法がある.
- 各々の特徴を表1,2に示す.

■表1　消化管がんに対する内視鏡的治療

- **組織切除法**
  - 高周波電流切除を用い,内視鏡下に病巣を切除する
  - 内視鏡的粘膜切除 (EMR:endoscopic mucosal resection)
- **組織破壊法**
  - 組織凝固法(レーザー,マイクロ波,高周波,ヒートプローブ)
  - 局注法(抗がん剤,純エタノール,免疫賦活剤)
  - 光線力学的治療(ヘマトポルフィリン誘導体とレーザー治療)
  - 局所温熱療法(レーザーサーミア)

■表2　内視鏡治療の特徴

組織切除法 (EMR)	組織破壊法
組織学的検索ができ,がんの遺残の判定が可能である	組織学的検索ができない
手技に熟練を必要とする	比較的容易である
病変の肉眼型,大きさ,部位などに制約が多い	病変の肉眼型,大きさ,部位などに制約が少ない
治療の深さが一定である	治療の深さが一定でない

- 現在では,内視鏡治療の意義は,腫瘍を減らすこと(tumor reduction)から根治性(cure)を求めることへと変化しており,内視鏡治療の主流は組織切除法である.
- 内視鏡的切除術により外科的手術と同等の根治性を得ることが目的である.

歴史
- 内視鏡治療の歴史は,常岡や丹羽らによるスネアを用いたポリペクトミーに始まる(表3,図1).
- その後,1984年多田らにより粘膜下層に生理的食塩水を局注して2チャンネルスコープなどを用いて病巣を大きく切除するストリップバイオプシー(図2)が開発された.
- また粘膜吸引法 (endoscopic mucosal resection using a capfitted panendoscope:EMRC)(図3)なども開発されるも,これらの方法で一括切除できる病巣の大きさには限界があった.

歴史

■表3 内視鏡的切除術の歴史

1969年	常岡	胃ポリープ絞扼術
1970年	丹羽	高周波ポリペクトミー
1983年	平尾	ERHSE
1984年	多田	ストリップバイオプシー
1985年	竹腰	EDSP
1992年	竹下	EMRC
1993年	増田	EMR-L
1996年	小野,竹下	切開・剥離法(ITナイフ)

ERHSE:endoscopic resection with injection of hypertonic saline epinephrine(エピネフリン加高張食塩水局注による内視鏡的粘膜切除術)
EDSP:endoscopic double snare polypectomy(内視鏡的二重スネアポリープ切除術)
EMR-L:endoscopic mucosal resection with ligating device(内視鏡的静脈瘤結紮術[EVL]用の結紮器具を用いたEMR法)

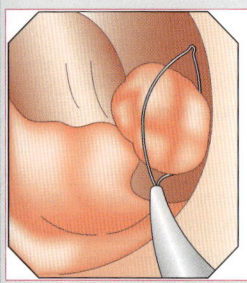

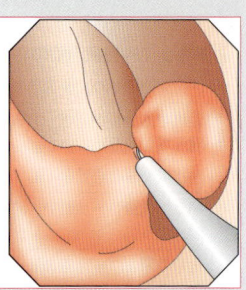

■図1 スネアを用いたポリペクトミー

- 1996年,小野らにより開発された内視鏡的粘膜下層剥離術(endoscopic submucosal dissection:ESD)は,技術的には大きな病変でも一括切除可能となった.

【ESDの特徴】
- 長所
  - 一括切除で大きな標本が得られる.
  - マーキングを確認しながらの切除が可能である.
  - 切除困難な部位が比較的少ない.
  - 遺残・再発率が少ない.
- 短所
  - 手技に熟練を必要とする.
  - 偶発症(出血・穿孔)が多い.
  - 切除に時間を要する.

歴史

■図2　ジャンボ生検（ストリップバイオプシー）
(1984, 多田ら)
(梅垣英次：[飯田三雄編：大腸癌, 大腸ポリープ〈図説消化器病シリーズ8〉].
メジカルビュー社；2001, p4-5より)

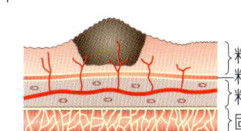

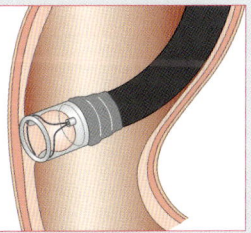

粘膜層
粘膜筋板
粘膜下層
固有筋層

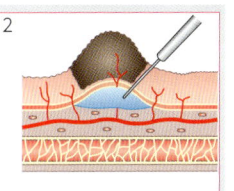

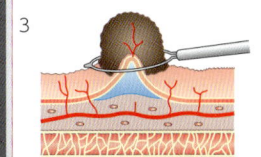

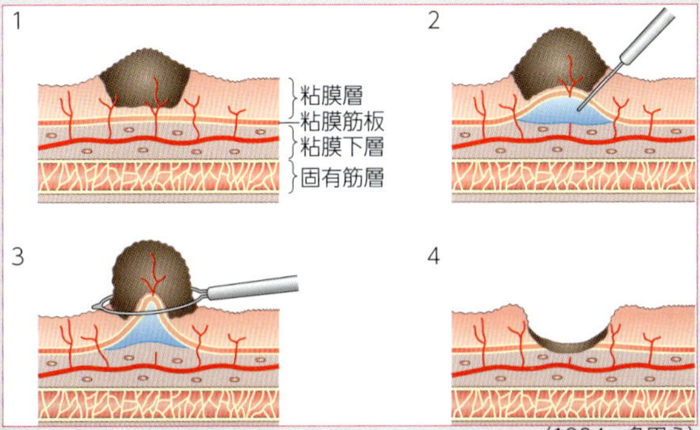

■図3　粘膜吸引法

文献 1)

■胃がんに対する内視鏡的切除術の絶対適応（①～④の条件を満たす）
①組織型が分化型（tub1, tub2, pap）
②Mがん
③腫瘍径2cm以下
④潰瘍を伴わない（Ul（－））

■胃がんに対する内視鏡的切除術の適応拡大（①～④のいずれか）
①組織型が分化型（tub1, tub2, pap），Mがん，Ul（－），かつ腫瘍径に制限なし

内視鏡治療と介助のポイント

> **MEMO**
> **適応拡大の注意**
> 適応拡大病変に対する治療はあくまでも臨床研究的な試みであり，患者への十分な説明と理解（インフォームド・コンセント）を確認したうえで，担当医の責任の下に行われる必要がある．

適応

②組織型が分化型（tub1，tub2，pap），Mがん，Ul（＋），かつ腫瘍径3cm以下
③組織型が未分化型（por，sig），Mがん，Ul（－），かつ腫瘍径3cm以下
④組織型が分化型（tub1，tub2，pap），SM1がん，Ul（－），かつ腫瘍径3cm以下

ESDの方法

■準備

①スコープ
- 前方送水機能，チャンネル径，彎曲性など，病変部へのアプローチを考慮してスコープを選択する．

②高周波電源装置
- 各種高周波電源装置の特性を理解したうえで，臓器特性，病変，使用するナイフの種類，局注液などを考慮して条件設定を行う．設定条件の一例を表4に示す．

■表4　出力設定（胃）

		VIO		
マーキング		Soft Coag	E7	80W
プレカット		EndCut I	E4	D② I②
粘膜切開	IT-ナイフ2	EndCut Q	E2	D③ I③
粘膜下層剥離	先端系ナイフ	Swift Coag	E3	60W
	IT-ナイフ2		E3	80W
粘膜下層血管処置	先端系ナイフ	Spray Coag	E1	40W
	IT-ナイフ2	Forced Coag	E2	60W
術中止血処置	止血鉗子	Soft Coag	E⑥	80〜100W

③デバイス（針状ナイフ，その他各種ナイフ，先端透明フード）（図4）
- 高周波電源装置の条件設定と同様に，デバイスの選択を行ったうえで治療のストラテジーを立てる．
- 通常のナイフはモノポーラ方式で対局板を設ける必要がある．Bナイフはバイポーラ方式で対局板が不要であり，処置具にきわめて近い部位にしか電流を流さない．
- 先端透明フードを用いる一番の目的は，病変にカウンタートラクションを効かせ良好な視野を確保することである．良好な視野確保は安全で効率的なESDにつながる．

④局注液（生理食塩水，高調ブドウ糖液，グリセオール，ヒアルロン酸ナトリウム［ムコアップ®］など）
- ナイフの種類，治療臓器・部位，繊維化の有無，術者の治療経験などにより局注液を選択する．

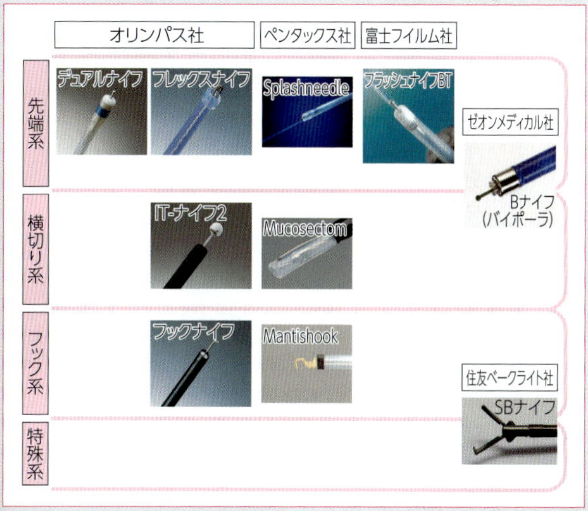

ESDの方法

	オリンパス社	ペンタックス社	富士フイルム社	
先端系	デュアルナイフ / フレックスナイフ	Splashneedle	フラッシュナイフBT	ゼオンメディカル社 Bナイフ (バイポーラ)
横切り系	ITナイフ2	Mucosectom		
フック系	フックナイフ	Mantishook		住友ベークライト社 SBナイフ
特殊系				

■図4　ESDに使用される処置具

■**術中管理**

①モニタリング
- 血圧，脈拍，酸素飽和度のモニタリング
- 麻酔深度のチェック
- カプノメーター（CO_2モニター）
- BISモニター（脳波バイスペクトルモニター）

②セデーション
- 静脈路の確保
- NLA法，NLA変法：鎮静薬と鎮痛薬を組み合わせることで，適切な麻酔深度を得る．

■**治療手順**（図5）

(1)マーキング
- 使い慣れたデバイスを用いて，ソフト凝固，フォースド凝固，APC（argon plasma coagulation：アルゴンプラズマ凝固法）などの条件設定のもと，病変周囲にマーキングを行う．この際，口側と肛側の分別がつくようにマーキングを行うことも重要である．
- 病変を切除断端陰性で完全切除するために，最も重要なステップである．

(2)局注
- 良好な病変の挙上を得るために，前述の局注液を選択する．

(3)プレカット

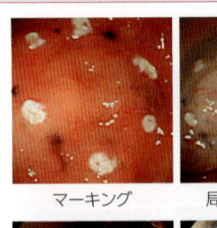

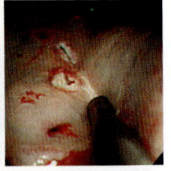

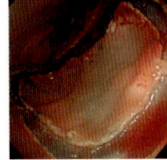

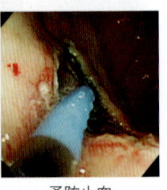

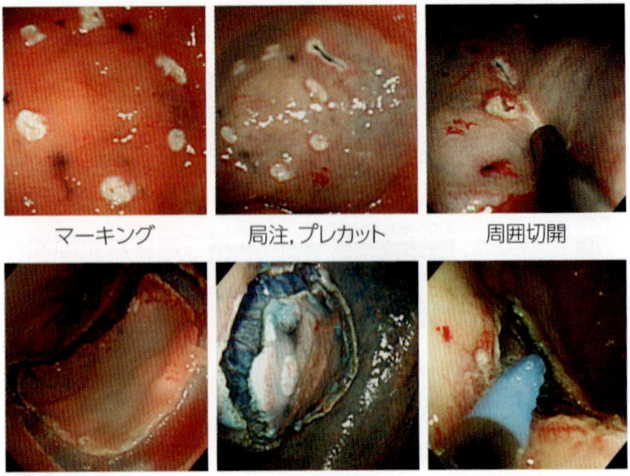

ESDの方法

マーキング	局注, プレカット	周囲切開
全周切開	粘膜下層剥離	予防止血

■図5　治療手順

- あらかじめ計画された治療のストラテジーに従って，適切な部位にプレカットを置く．

(4)周囲切開
- 病変にかかる重力の影響，病変の水没する可能性のある部位などを考慮しながら，病変周囲に記されたマーキングの外側を切開していく．
- 病変が大きい場合など，一気に全周切開を行うのではなく，一部の周囲切開と同時に剥離も進めていく．

(5)粘膜下層剥離，病変切除
- 適宜，粘膜下層に局注を追加しながら粘膜下層剥離を進めていく．
- 線維化の強い場合には，先端系ナイフを用い，固有筋層の走行ラインを想定しながら小刻みに剥離を進める．

(6)予防止血
- ESD後に生じた潰瘍面に対して，後出血を回避する目的で切除血管断端，露出血管に対して止血鉗子やAPCによる予防止血を行う．

> **ココがポイント!**　【周囲切開】基本的な手技は，病変にかかる重力の上流，病変の水没しやすい側より周囲切開・剥離を行っていく．

合併症

■出血
- ESD術中出血に対しては，その都度こまめな止血処置を行う．
- デバイスに合わせた高周波電源装置の条件設定をあらかじめ行っておく．
- 血圧が高い場合には，降圧治療（ペルジピン®の静注）などの全身管理も怠らない．

■穿孔
- 穿孔時には，全身管理を行いながら適切な処置を行う．視野が不良のときには，周囲切開や病変の剥離を追加してからクリップによる縫縮処置を行う．
- 穿孔後，CO_2送気などの工夫を行う．また気腹が強い場合には，脱気の処置も行う．

■その他
- 肺炎：ESD治療が長時間に及んだり，患者が高齢者の場合には誤嚥性肺炎を併発しやすい．全身モニタリングを行いながら，術中に肺炎併発を疑う場合には酸素投与や抗菌薬投与などの適切な処置を行う．

> **やってはダメ！** ESDは長所の多い治療法であるが，通常のEMRに比較して難易度が高い．治療においては，手技の熟練を要し，初心者が安易に行うべき治療法ではない．

文献
1) Gotoda T, et al: Incidence of lymph node metastasis from early gastric cancer: estimation with a large number of cases at two large centers. Gastric Cancer, 2000; 3: 219-225

内視鏡的乳頭括約筋切開術,内視鏡的乳頭バルーン拡張術

内視鏡的乳頭括約筋切開術 (EST)

概要
- 内視鏡的乳頭括約筋切開術(endoscopic sphincterotomy:EST)は,十二指腸乳頭括約筋をスフィンクテロトーム/パピロトームで切開をする手技である.
- ESTは内視鏡的逆行性膵胆管造影検査(endoscopic retrograde cholangiopancreatography:ERCP)の関連手技であり,ESTを行うにはERCPが必要である.

適応など

■適応
- 胆管結石・膵石の治療,金属胆管ステントや太径のプラスチックステントの留置の前処置.
- 経口胆道鏡(peroral cholangioscopy:POCS),経口膵管鏡(peroral pancreatoscopy:POPS)の前処置.

■偶発症
- 出血,穿孔,急性膵炎.

■禁忌
- 出血傾向を有する場合.

使用機器

■表1　使用機器

使用機器	製品名	メーカー
スコープ	JF240,TJF240,JF260V,TJF260V	オリンパス社
造影カテーテル	ERCPカテーテル	MTW Endoskopie社
	PR218Q,PR214Q PR234Q,PR235Q	オリンパス社
ガイドワイヤ	VISIgride (0.025inch) Cheer leader (0.025, 0.035inch) Revowave (0.025, 0.035inch)	オリンパス社
スフィンクテロトーム/パピロトーム	Clever cut	オリンパス社
	Autotome Stonetome	ボストン・サイエンティフィック社
	Dometip	Cook Medical社
高周波装置	ICC200	ERBE社

パピロトームには,pull型,push型,針型があるが,ガイドワイヤ誘導式のpull型が主流である.先端のノーズ長は5〜20mm,ブレード(刃)長は20〜30mmがよく用いられる[1]

基本的手技・方法

① ERCPを行い，十二指腸乳頭を正面視する．
② 造影カテーテルを胆管へ深部挿管する．
③ ガイドワイヤを胆管内へ挿入し，ガイドワイヤ誘導式のスフィンクテロトームを胆管へ確実に挿入する．
④ スフィンクテロトームナイフの刃の張りは手元のハンドルで調節を行う．スフィンクテロトームナイフのブレードが右へ向かないようにスコープを微調整する．
⑤ ナイフの刃をゆっくり張り，ナイフの刃の先端1/3の部分を乳頭筋にあて，十二指腸乳頭の口側隆起を12時方向へゆっくり切開する．

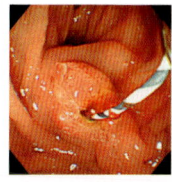

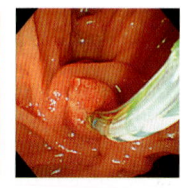

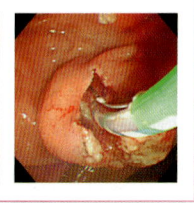

■図1　内視鏡的乳頭括約筋切開術（EST）

■ポイント
- スフィンクテロトームを深く挿入して切開すると，後腹膜穿孔をきたすので要注意！
- スフィンクテロトームの刃の張りの走査は，助手が手元のハンドルで内視鏡画面で刃の張り具合を見ながら行う．
- 刃のテンションが強すぎると一気に切開され出血が起きやすい．逆に弱いと切開されずに周囲が熱変性で白濁する「白焼け」となり，乳頭浮腫による急性膵炎の危険が増すことになる．

内視鏡治療と介助のポイント

> **やってはダメ！**
> スフィンクテロトームのワイヤを張ると1時，2時方向を向くことが多いが，1時，2時方向には切開しない．
> 左アングルとスコープを反時計回転を加えて12時方向へワイヤの向きを向けて切開を行う．

> **MEMO**
> 乳頭部の血管支配とEST
>
> 乳頭部の血管支配についてStolteらによると，乳頭部へ向かう動脈は前枝と後枝の2本あり，後枝が含まれるのが全体の80%と多く，さらに総胆管から乳頭領域で乳頭動脈叢を形成するとされている．これは，特にESTに際し，①後壁側からの出血に注意しなければならない，②細動脈枝は口側隆起の下縁から上縁まで存在するため，小切開でも出血する可能性がある，③口側隆起頂部は血管が一番少ないことを示唆している[2]．

内視鏡的乳頭バルーン拡張術（EPBD）

概要
- 内視鏡的乳頭バルーン拡張術（endoscopic papillary balloon dilatation：EPBD）は，十二指腸乳頭括約筋をナイフで切開せずにバルーンで拡張する手技である．
- EST同様にERCPが必要であるが，ESTのように出血や穿孔はほとんどなく，拡張手技が比較的容易であり，かつ乳頭括約筋機能を温存できる可能性がある．
- しかし，乳頭開口部の拡張には限界があるために砕石操作が難しく，小結石や結石破砕片の自然排石が期待できない，術後膵炎がESTより高い可能性があるなどの短所もある．

適応など

■適応
- 胆管結石治療．

■偶発症
- 急性膵炎．

■禁忌
- ERCPが禁忌となる症例．

使用機器
- スコープ，造影カテーテル，ガイドワイヤはESTと同様．
- 乳頭拡張用バルーンカテーテル（Hurricane™ 8 mm径，6 mm径［ボストン・サイエンティフィック社］）．

基本的手技・方法

① ESTと同様にERCPを行い，十二指腸乳頭を正面視する．造影カテーテルを胆管へ深部挿管し，ガイドワイヤを胆管内へ留置する．

② ガイドワイヤに沿わせて乳頭拡張用バルーンカテーテルを挿入する．

③ 透視画面と内視鏡画面でバルーンの中心付近に乳頭が位置するように位置を調整する．

④ 生食あるいは注射用水で倍希釈したウログラフィン®をバルーン内にインフレーションデバイスを用いて緩徐に注入して，バルーンを拡張する．

⑤ ある程度バルーンを拡張していくと，乳頭括約筋に一致して，透視画面でバルーンのくびれ（ノッチ）ができるのが確認できる．

基本的手技・方法

⑥ノッチが消えるまでゆっくりとインフレーションデバイスで加圧し，ノッチが消えたらバルーンの加圧をやめ，15秒間保持し，その後すばやく減圧して，ガイドワイヤを胆管内に残したままバルーンを抜去する．

⑦総胆管結石の砕石を行う場合は，留置しているガイドワイヤに平行に横からバスケットを胆管内に挿入して砕石を行う．

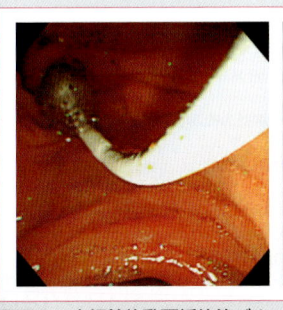

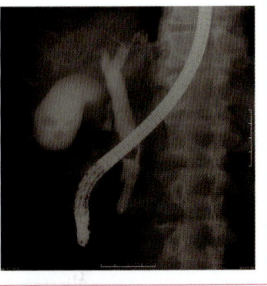

■図2　内視鏡的乳頭括約筋バルーン拡張術（EPBD）

■ポイント
①使用するバルーンは8mm径のものを用いるが，胆管の細い症例では，6mm径を使用する[3]．
②乳頭拡張用バルーンカテーテルを鉗子口から出す時乳頭とスコープとの距離が遠いと，ガイドワイヤが十二指腸内にたわみ，胆管から逸脱することがあるので注意する．
③減圧する場合はすばやく行う．そのため，バルーン内の造影剤を早く吸引するために，インフレーションデバイスとバルーンカテーテルとの接続を外して，20mLのディスポシリンジを用いて内部の造影剤を一気に吸引する．

内視鏡治療と介助のポイント

> やってはダメ！
>
> EPBDはESTより出血の頻度は低いが，急性膵炎の頻度が高く[1,4]，致死的な事例も報告されている[5]．そのため，助手は内視鏡画面，透視画面を確認せずにバルーンの拡張を行ってはならない．必ず内視鏡画面と透視画面，手元のインフレーションデバイスの胆管圧を確認しながら拡張するようにする．

> **MEMO**
> **EPBDの術後**
> EPBDは海外の多施設研究において，EPBD群のほうで急性膵炎後に死亡例が報告[5]され，現在海外ではEPBDは行われない．日本では，術後膵炎はEPBDに多いが，総胆管結石の治療に際してEPBDはESTと同等であり[4]，また長期成績でも，胆管結石の再発率や胆管炎の発生率は低率であったとされている[4,6]．

文献
1) 藤田直孝, 他：ESTとその応用手技ガイドライン（日本消化器内視鏡学会監，日本消化器内視鏡学会卒後教育委員会責任編集：消化器内視鏡ガイドライン）．第3版．医学書院；2006，p324-336
2) 長谷部修, 他：理論に基づく内視鏡的乳頭括約筋切開術．胆と膵，2009；30：1083-1088
3) 辻野武：これが私の治療法 EPBD；安全なEPBDのコツ．消化器内視鏡，2011；23 (3)：501-505
4) Fujita N, et al: Endoscopic sphincterotomy and endoscopic papillary balloon dilatation for bile duct stones: A prospective randomized controlled multicenter trial. Gastrointest Endosc, 2003；57：151-155
5) Disario JA, et al: Endoscopic balloon dilation compared with sphincterotomy for extraction of bile duct stones. Gastroenterology, 2004；127：1291-1299
6) 安田一朗, 他：胆管結石に対する内視鏡的治療（EST，EPBD）の短期，長期成績；JESED studyの結果．胆と膵，2010；31：259-261

内視鏡的胆管ドレナージ術 (EBD)

概要
- 内視鏡的胆管ドレナージ術 (endoscopic biliary drainage:EBD) には,外瘻法の内視鏡的経鼻胆管ドレナージ術 (endoscopic naso-biliary drainage:ENBD) と,内瘻法の内視鏡的胆管ステント留置術 (endoscopic biliary stenting:EBS) がある.

適応など

■適応
- ENBDは,急性胆管炎や閉塞性黄疸症例に対する短期的留置または細胞診目的.
- EBSは,良性胆管狭窄や切除不能の悪性胆道狭窄に対する長期的な留置.

■偶発症
- 急性膵炎.

■禁忌
- ERCPが禁忌となる症例.

内視鏡的経鼻胆管ドレナージ術 (ENBD)

使用機器

■表1　ENBDにおける使用機器

使用機器	製品名	メーカー
スコープ	JF240,TJF240,JF260V,TJF260V	オリンパス社
造影カテーテル	ERCPカテーテル	MTW Endoskopie社
	PR218Q,PR214Q PR234Q,PR235Q	オリンパス社
ガイドワイヤ	VisiGlide (0.025inch) Cheer leader (0.025,0.035inch) Revowave (0.025,0.035inch)	オリンパス社
ENBDチューブ	ENBDチューブ 5Fr,7Fr	Cook Medical社
	ENBDチューブ 6Fr	オリンパス社

基本的手技・方法

①ERCPを行い,術者がスコープを十二指腸乳頭部まで挿入し,主乳頭を正面視する.

②造影カテーテルを胆管へ深部挿管し,選択的胆管造影を行い,狭窄の状態や総胆管径を確認する.

③ガイドワイヤを結石や狭窄の上流胆管へ挿入し,ガイドワイヤに沿わせてENBDチューブの留置を行う.BDチューブ

基本的手技・方法

が鉗子口から入って乳頭部に入るまでは,チューブの端から押し出されてくるガイドワイヤが押し出された分だけ引く.乳頭部から胆管内にチューブが入るところでは,透視画面でガイドワイヤが末梢胆管に入りすぎないように,ガイドワイヤを少しずつ引く.

④ENBDチューブを目的の部位に留置したら,透視画面でENBDチューブが抜けないのを確認しながら,助手は術者がENBDチューブを鉗子口から入れるのに合わせて,ゆっくりスコープを抜いていく.スコープを抜いていくとき,右手でスコープをしっかりと持って,左手はマウスピースのスコープを軽くホールドする.右手は逐一持ち変えずに,初めにつかんだ部位をしっかりリホールドした状態で抜くようにする.

⑤スコープが口から出たら,患者のマウスピースの口元で軽く添えていた左手で出てきたENBDチューブをつかむ.術者がスコープを把持したら,助手はスコープをしっかりつかんでいる右手をスコープから放して,ENBDチューブを把持する.助手が両手でENBDチューブを把持したのを確認してから,術者はスコープをそのまま抜いてENBDチューブをスコープ内から抜いていく.

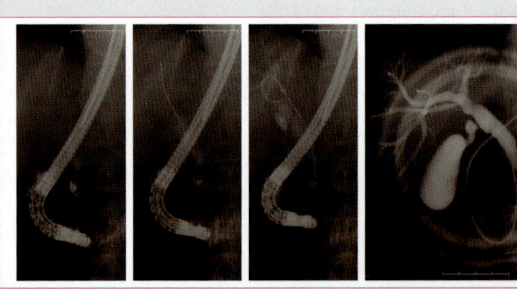

■図1 内視鏡的経鼻胆管ドレナージ術(ENBD)

■ポイント
- 狭窄部の通過困難な症例では,ラジフォーカスガイドワイヤ等の親水性ガイドワイヤを用いるとよい[1].
- 7Fr以上の径のチューブ留置には,腰の強い0.035inchのガイドワイヤを用いたほうがよい.
- 特に先端がピッグテール型のENBD,EBS留置の場合,狭窄部の下流側で先端がループを形成し,狭窄部を越えないことがあるので注意する.
- ENBDチューブを目的とする胆管へ誘導する際に,介助者

は，ガイドワイヤを引きすぎないように注意する．しかし狭窄部をチューブが通過しにくい場合はガイドワイヤを引きすぎない程度で，軽く引きのテンションを加える．

内視鏡的胆管ステント留置術（EBS）

使用機器
- EBSに使用されるステントには，メタリックステント（self-expandable metallic stent：SEMS）と，プラスチックステント（plastic stent：PS）がある．それぞれ，さまざまなステントがある．
  - メタリックステント：covered stentとuncovered stentがある．8mm径，10mm径．
  - プラスチックステント：5〜14Frまでのサイズがある．先端の形状はストレートやピッグテール型など，さまざまな種類がある．
- スコープ，造影カテーテル，ガイドワイヤはENBDと同様．

基本手技：メタリックステント

①選択的胆管造影を行い，ガイドワイヤを留置する．透視画面で狭窄部の位置，長さ，狭窄上部から乳頭部までの長さを測定する．ステントの長さの測定には，透視画面で長さの測定の目安になるため，メジャー付きガイドワイヤを使う．

②狭窄部位，狭窄長から，使用するステントの種類を決定する．胆管に留置したガイドワイヤに沿わせてステントデバイスを挿入する．狭窄が強度な場合，あらかじめバルーンカテーテルやダイレーターで拡張する．

③透視画面で狭窄の位置と，留置するステントの先端の位置，内視鏡画面でのステントの下端の位置を確認して展開する場所を決める．

④展開する場合，介助者は，透視画面を見ながら術者のスピードに合わせてゆっくりとステントを展開していく．術者は，ステント留置を行う先端より少し上流側でステントを介助者に展開させる．ステントの展開を始めると，ステントが狭窄部よりも上流側へ入ろうとするため，術者はステントが狭窄部の奥へ入らないようにしっかりと，ステントを狭窄部に噛み込ませる．

⑤ステントが狭窄部に噛み込ませた後は，透視画面と内視鏡画面でステントの位置を確認しながらステントを展開する．

⑥ステントを完全に展開させた後，ステントの急性閉塞予防のため，ENBDを行う．

■ポイント
- ステントを展開する位置は，実際に留置する場所よりも，やや上流胆管内で行う．ステントは，透視画面でなるべく

基本手技：メタリックステント

屈曲せず，ストレートな形状になるように留置する．
- 介助者はまず，ステントのストッパーを解除したうえで，デリバリのオーバーシース部分の端を左手で，内芯カテーテルを右手で把持する．
- ステントの展開を行う場合は，内芯カテーテルを把持した右手をしっかり固定したうえで，オーバーシースを把持した左手をゆっくりと，右手に近づける．ただし，その際は透視画面を見ながら，かつ術者の手に合わせながら行う．
- 術者がステントのデリバリを狭窄部にしっかりと噛み込ませた後は，ステントの位置が動かないのを透視画面で確認しながら，一気に展開していく．

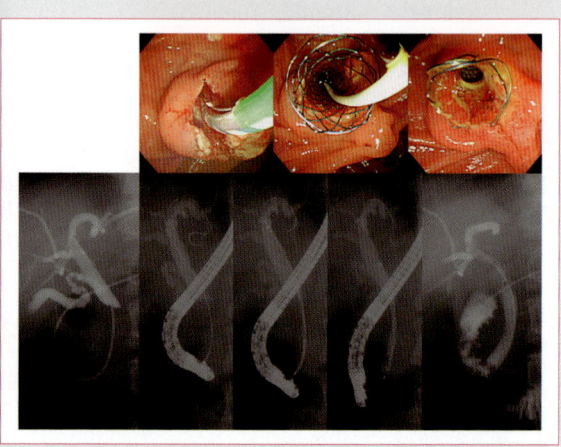

■図2 内視鏡的胆管ステント留置術（メタリックステント）

MEMO
covered stent か uncovered stent かの選択
- 中下部胆管の悪性狭窄の場合は，10mm径のcovered metallic stentを選択する．ただし，胆嚢管分岐部にがんの進展を認める症例では，covered stentで留置後に胆嚢炎を起こす報告がある．
- covered stentはステントの網目からの腫瘍増殖（tumor ingrowth）を防ぐことによりuncovered stentよりも長期の開存が期待できる[3]．
- 狭窄部が肝門部～上部の場合は，covered stentを留置すると，肝門部で他方の胆管をstentのcoverで閉塞させるため，uncovered stentを選択する．

基本手技：プラスチックステント

① メタリックステントと同様に，狭窄部の評価を行う．同様にメジャー付きガイドワイヤを使う．
② 使用するステントの太さ，形状を選択し，ガイドワイヤに沿わせてステントデリバリを挿入していく．
③ ステントが狭窄部を越えて，ステントのフラップが乳頭部にかかったら，ステントのプッシャーチューブとガイドワイヤを介助者が抜去する．その際，術者はステントを乳頭部にフラップごと押しつける．
④ 10Frの太径のステントの場合は，内芯カテーテルが胆管の狭窄部を十分越えたら，内芯カテーテルを，術者のステント挿入に合わせてゆっくり抜く．
⑤ ステントが内視鏡画面で内視鏡から出る前に，術者は乳頭部に近接しながらステントを乳頭部から胆管内へ挿入していく．ステントが狭窄部を越えて，内視鏡画面でステントの下流側のフラップが見えたら，術者はそれを十分乳頭部に押しつける．介助者はステントが乳頭部に押しつけられているのを確認したら，内芯カテーテルとガイドワイヤを抜去する．

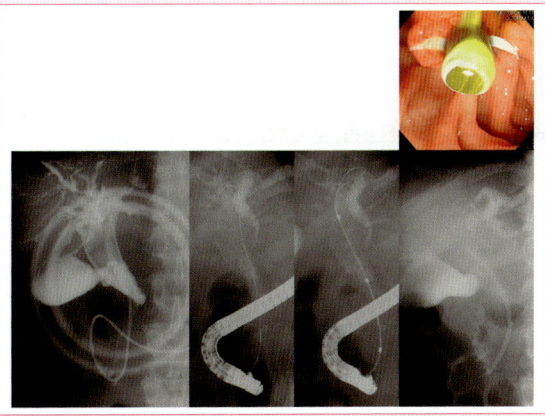

■図3　内視鏡的胆管ステント留置術（プラスチックステント）

内視鏡治療と介助のポイント

ココがポイント！ 急性胆管炎では，造影剤注入は2～3mL程度にしておき，詳細な造影は炎症鎮静後に行う！

■ ポイント
- 太い径のステント挿入はかなり硬い感覚が強いため,介助者はメタリックステント留置のように,術者に手を合わせながら行う.

MEMO
ENBDかEBSかの選択
- ENBDかEBSの選択の方針は各施設で異なる.
- 日本では,ENBDを第一選択にしている施設が多いが,高齢者等でチューブの自己抜去のリスクが高い場合はEBSとする.
- ENBDの偶発症としてはチューブのcontactにより消化性潰瘍,出血,穿孔などの報告がある.
- ENBDは簡単に胆管造影や胆汁細胞診が施行可能である.
- 悪性胆道閉塞に対する胆汁細胞診の成績は,概ね50%から80%であり,概ね6回連続施行するとその成績に到達すると報告されている.

> **やってはダメ!** 急性胆管炎では造影圧を上げると容易に敗血症に陥るため,造影剤を注入しすぎない.

> **やってはダメ!** ステントが胆管の狭窄部を越える前にガイドワイヤを引きすぎると,ステント挿入が不能になる場合がある.

文献
1) 今泉和臣:これが私の治療法;EBD―ドレナージ法の選択とガイドワイヤー操作のコツ. 消化器内視鏡,2011;23(3):511-515
2) 伊佐山浩通:これが私の治療法;EBD―病態に応じたドレナージ戦略. 消化器内視鏡,2011;23(3):517-522
3) Isayama H, et al: A prospective randomised study of "covered" versus "uncovered" diamond stents for the management of distal malignant biliary obstruction. Gut, 2004;53:729-734

内視鏡的胃瘻造設術 (PEG)

定義
- 内視鏡的胃瘻造設術（percutaneous endoscopic gastrostomy：PEG）とは，内視鏡を用いて腹壁外と胃内腔との間に瘻孔（胃瘻）を形成する手技である．

適応
- PEGが適応となる医学的な条件は，PEGが安全に施行できて，経腸栄養の効果が期待できることである．したがって，生命予後がきわめて短い（通常1か月以内）場合や，全身状態が極端に不良の場合には，PEGの適応とはならない[1]（表1～3）．

■表1　PEGの適応

1. 嚥下・摂食障害
- 意識障害，痴呆などによる自発的摂食不能症例
- 神経筋疾患などによる嚥下不能または困難症例
- 頭部，顔面外傷による摂食困難症例
- 咽喉頭，食道，胃噴門部悪性腫瘍等による狭窄症例

2. 繰り返す誤嚥性肺炎
- 頭部，顔面外傷による摂食困難症例
- 咽喉頭，食道，胃噴門部悪性腫瘍等による狭窄症例

3. 炎症性腸疾患
- 成分栄養に依存しているクローン病症例

4. 減圧治療
- 幽門狭窄
- 上部小腸閉塞

■表2　PEGの絶対的禁忌と相対的禁忌

1. 絶対的禁忌
- 通常の内視鏡検査の絶対禁忌
- 内視鏡が通過不可能な咽頭・食道狭窄
- 胃前壁を腹壁に近接できない
- 補正できない出血傾向
- 消化管閉塞（減圧ドレナージ目的以外の場合）

2. 相対的禁忌
- 多量の腹水貯留
- 著明な肝腫大
- 横隔膜ヘルニア
- 妊娠
- 腹膜透析
- 全身状態不良
- 胃手術既往
- 極度の肥満
- 胃の腫瘍性病変や急性粘膜病変
- 出血傾向
- 門脈圧亢進
- がん性腹膜炎
- 生命予後不良
- 説明と同意が得られない

内視鏡治療と介助のポイント

■表3 経腸栄養，PEGの利点

経腸栄養の利点
- 経口摂取と同等の十分な栄養が可能
- 腸管粘膜の萎縮予防
- 腸管生理機能，免疫能の維持
- 胆汁うっ滞の防止
- 長期管理が容易
- 廉価である

PEGの利点（経鼻栄養と比較して）
- 不快感の減少
- 嘔吐や誤嚥をしにくくなり，誤嚥性肺炎の危険性が減少
- 経口摂取の訓練が容易
- 外見的に目立たないため心理的負担が軽減
- 自己抜去の可能性が低い
- 在宅，施設での管理が容易

種類

- ボタン型とチューブ型に大別される．
- それぞれ胃内部ストッパーは，バルーンタイプ（図1）とバンパータイプ（図2）がある．

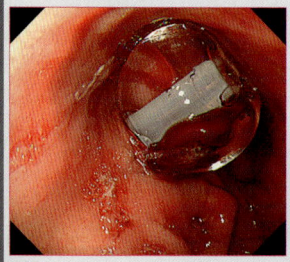

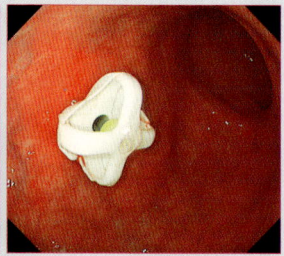

■図1　バルーンタイプ　　■図2　バンパータイプ

■ボタン型とチューブ型の比較
①ボタン型はチューブ型と比較して衛生的で外観もよく，抜去の危険性が少ない．
②ボタン型はシャフトの長さが調節できない．
③チューブ型は自己抜去される危険性がある．

■バルーンタイプとバンパータイプの比較
①バンパータイプはバルーンタイプと比較して耐久性に富み，抜去の危険性が少なく経済性に優れている．
②バンパータイプは交換時，患者の苦痛を伴うことが多い．

造設方法

- 造設時の方法により3種類に大別される．

■Pull法
- 腹壁から挿入したガイドワイヤを一度口から外に出し，ガ

造設方法

イドワイヤと胃瘻カテーテルを結わいた後,術者が胃瘻カテーテルを腹壁外へ引き出す.

【利点】
- 穿刺針が細いため穿刺が用意で安全.
- 胃瘻カテーテルを腹壁側に引き出す過程で周囲の組織を少しずつ拡張していくため圧迫止血も兼ねることになり,造設後の出血の危険性が少ない.

【欠点】
- 口腔・咽頭の細菌がカテーテルに付着するので不潔手術となり,術後創部感染の発生率が高い.
- 内視鏡を2回挿入しなければならない.

💣 **最近,口腔・咽頭細菌の汚染を防御した胃瘻キットがある.これにより創部感染を予防できるとの報告がある.**

■ Push法
- 腹壁から挿入したガイドワイヤを一度口から外に出し,ガイドワイヤに沿って胃瘻カテーテルを口から腹壁外に押し出して造設する.
- 利点,欠点はpull法とほぼ同じ.

■ Introducer法
- 腹壁を固定し,腹壁から直接胃瘻カテーテルを挿入する.

【利点】
- 内視鏡を1回挿入するだけでよい.
- 術後の創部感染が少ない.

【欠点】
- 胃壁固定を必要とするため手技が煩雑.
- 穿刺針が太い.
- カテーテルの逸脱の危険性がある.

■表4　偶発症

1. PEG造設時	2. 早期偶発症	3. 晩期偶発症
・誤嚥 ・腹膜炎 ・敗血症 ・創感染 ・胃出血あるいは腹腔内出血 ・胃穿孔 ・他臓器誤穿刺	・カテーテルの脱落 ・腹腔内漏洩 ・嚥下性呼吸器感染症 ・瘻孔周囲炎 ・瘻孔部感染 ・瘻孔部壊死 ・皮膚潰瘍	・カテーテルの脱落 ・バンパー埋没症候群 ・バンパーによる胃潰瘍形成 ・カテーテルの閉塞 ・瘻孔周囲からの漏れ ・肉芽腫

> **ココがポイント！** PEG造設は，簡便な手技であっても，手術にはかわりないという認識が必要である．したがって，術前に患者の全身状態を注意深く観察し，適応を十分に検討することが重要である．

文献
1) 日本消化器内視鏡学会監，日本消化器内視鏡学会卒後教育委員会責任編集：消化器内視鏡ガイドライン．第3版．医学書院；2006

内視鏡治療の介助のポイント

内視鏡的止血術の介助

点数
■診療報酬点数
- 内視鏡的消化管止血術：4,600点
- 小腸結腸内視鏡的止血術：8,950点

止血術開始前のポイント

■患者に対して行うこと
- 患者情報（主訴，症状，全身状態，来院手段，食事摂取時間）を確認する．
- 緊急度のトリアージを行う．
- 心電図モニタ，血圧（インターバルの設定），SpO_2は必須．
- 出血性ショックに留意し，循環動態の維持改善を優先する．
- 補液や輸血の準備を行い，ルートは2本以上確保する．
- 下部消化管の出血の場合，バイタルサインが安定していたら通常の前処置を行ったほうがよい．
- ペースメーカー，貴金属類，補聴器，人工関節，義歯等の装着物確認を行う．
- 止血処置を行う検査室は比較的広いスペースで行う．
- 場合により必要のない物は検査室外に出す．
- CPR（cardiopulmonary resuscitation：心肺蘇生）への移行も考慮し，救急カートも準備する．
- 出血症状を伴っている患者の移動は，原則として，ストレッチャーおよび入院ベッドで行う．

【出血状態の把握】
- 上部
  - 鮮紅色：食道および胃・十二指腸からの比較的多量な持続的出血で，緊急性が高い．
  - コーヒー様残渣，暗赤色：血液が胃内に停溜してきたもので，少量の出血が予想される．
  - 大量出血の頻度が高いもの：食道静脈瘤破裂，マロリーワイス症候群，胃・十二指腸潰瘍，Dieulafoy潰瘍，術後吻合部潰瘍，腫瘍性出血など．
- 下部
  - 鮮紅色：左半結腸より肛門側での出血が多い．
  - 暗赤色：右半結腸から小腸までの出血．
  - タール色：上部消化管からの出血．

> **ココがポイント！** 緊急止血術時には，患者・家族へのインフォームド・コンセントが必要である！

止血術開始前のポイント

- 止血術の頻度が高い代表的病変：憩室出血，急性出血性直腸潰瘍，術後吻合部出血，内視鏡治療後出血，放射線腸炎，腫瘍性出血など．

■技師側で行うこと
【機器・処置具の準備】
- 内視鏡はウォータージェット機能付きが望ましい．
- 先端透明フードの装着は，出血点の視野確保や圧迫止血に有用である．
- マウスピースはゴムバンド付きを用意する．
- 水洗用シリンジは30cc程度のシリンジを複数用意する．
- 吸引ボトル内の容量は十分量を確保する．
- 内視鏡挿入部（経口・経肛門）の汚染防止に，吸水シーツを用意する．
- 消化管穿孔を疑う場合はCO_2送気を用意する．
- 光源装置や床面，高周波装置フットペダル等の汚染防止を忘れない．
- 検査室内のスタッフは全員，ゴーグル，マスク，ガウンの装着が必須．
- 使用物品（高周波装置，処置具薬剤等）はあらかじめ在庫数を確認し，準備する．
- 高周波装置のコード類接続を確実に行い，電源を入れ，設定値を確認しておく．

止血施行中のポイント

- 施行直前に医師・コメディカル間での患者情報の確認（タイムアウト）を行う．
- 内視鏡（装置）へのID入力・確認を忘れない．
- 役割分担（施行医師，介助者，患者管理・外回り等）を明確にしておく．
- 施行医と予想される病変や止血手技の治療戦略を確認する．

■患者に対して行うこと
- 患者の全身状態管理として，特に呼吸状態，血圧，心拍，ルートの維持に留意する．
- ショック時の呼吸抑制防止や意識レベルの確認・維持のため，鎮静薬はなるべく使用しない．
- 病変部の水没により出血点の視野確保が困難な場合には体位変換を行う．介助を忘れない．

やってはダメ！
- **勝手に持ち場を離れないこと．**
- **モニタ類のアラーム表示がされたらセンサー類をむやみに調整しない．**
- **バイタルの変化を正しく読む．**

止血施行中のポイント

- 上部消化管の出血時には，誤嚥に注意し，積極的な口腔内吸引を行う．
- バイタルサインのチェックと出血量の想定が大切である．
  - ショックの臨床サイン：5徴候（5P's）
    蒼白，虚脱，冷汗，脈拍触知不能，呼吸不全
- ショックが認められた場合は緊急内視鏡を一時中断し，循環呼吸動態の維持改善を行う．
  - 当院でのCPR基準：収縮期血圧90mmHg以下，HR140以上，40以下，呼吸回数5回以下，36回以上．
- ショック状態への移行を2名以上のスタッフで確認できたら，CPRコールを行う．
- CPRコール時には，オーバートリアージを恐れない．
- ショック状態によってはICU等で人工呼吸器管理下にて施行したほうが望ましい．

■**技師側で行うこと**

- 施行医と内視鏡画像を確認しながら，適宜，患者状態や監視モニタにも留意する．
- 出血部位周辺の凝血塊除去や貯留液体の吸引を確実に行い，出血点を露出する．
- 出血部位を透明フード内にて近接し，水中観察をすると，出血点が狼煙状になり確認が容易になる．
- 出血状態（拍動性，湧出性，静脈瘤，憩室出血等）に応じた適切な止血法を用意する．
- 鉗子類の向きは出血点の把持および確認がしやすい角度や方向へ合わせる．
- 1つの止血法に固執せず，各種止血法のメリットを理解し組み合わせることも考慮する．
- 局注法では，局注液の注入量によっては合併症として大きな組織障害が危惧されるため，注入量を声に出し，施行医師と確認のうえで注入する．
- 術後吻合部出血に対し，クリップや熱凝固による止血を過度に行うと，吻合部の末梢循環不良に陥ることもある．
- 内視鏡的止血術の介助時は内視鏡治療介助に精通し，冷静な対応が必要である．
- スタッフ間での意思の疎通（アイコンタクト等）を心がける．
- 機器・処置具に不具合が出れば固執せずに，すぐに他の機器・

> **ココがポイント！** 急性出血の場合，発症から治療するまで時間が短ければ，HGB値，HCT値の低下が起きにくい！

止血施行中のポイント

- 物品に変更することも重要である．
- 勇気ある撤退（IVR [interventional radiology]，外科手術へ移行）を進言することも，時には必要である．

【高周波使用時のポイント】
- ペースメーカー装着患者に高周波を用いる場合は，あらかじめ固定レートモードへの変更あるいはバイポーラ鉗子を使用する．
- 高周波凝固法で，モノポーラ鉗子使用時には対極板の貼付が必須である．
- ソフト凝固の場合，対極板と対象部位に距離があると通電が少なくなるため，対極板は病変部位に近く，皮膚状態が良好で循環動態のよい筋肉部分に貼る．
- 止血鉗子は，出血点を確実に把持したことを確認してから凝固通電を行う．
- ソフト凝固は繰り返すと止血鉗子先端に凝血塊が付着し，通電量が抑制されるため，こまめに清掃する．
- 凝固波での止血の際，病変部位の水没時には良好な通電が行われないため，視野確保を心がける．
- 初期設定にて凝固波による止血効果が認められない場合は，条件設定の変更も考慮する．

止血後のポイント

- バイタルサインを確認後，使用後の機器・処置具を速やかに洗浄・消毒・滅菌する．
- 予定の"経過観察"に対し，施行医と予定日や使用器具，治療手技等の確認を行う．

内視鏡的異物除去の介助

点数
■診療報酬点数
- 内視鏡的食道及び胃内異物摘出術：3,200点
- 内視鏡的結腸異物摘出術：5,360点
- 直腸異物除去術（経肛門で内視鏡によるもの）：5,150点

臨床的特徴
- 異物誤飲が疑われる場合は，検査および除去を実施する．

■誤飲が疑われる場合の臨床的特徴
- 異物を誤飲した場合，急性で発症することが多い．
- 老人や幼児ではいつの間にか誤飲することもある．
- 臨床症状は咽頭部痛，胸痛，心窩部痛である．

検査前のポイント
①異物の誤飲と考えられる場合，まず異物の種類と誤飲した時期を聴取する（特に食事との関係）．
②消化管に関する現病歴や既往歴を確認する．
③腹部X線写真を撮影する（ただし呼吸困難が生じている場合は，すぐに内視鏡を行う）．

検査前のポイント
④X線では入れ歯や硬貨，電池などの金属類，大きめの魚骨であれば位置が確認できる．
⑤PTP包装やプラスチック製品，食物，爪楊枝等はX線では確認できない．
⑥胃内残渣の状況や穿孔を確認するため，CT検査を行うこともある．
⑦上記項目を確認後，内視鏡検査を行う．

検査中のポイント
①把持鉗子や回収ネットは異物に応じて工夫する．
②先端フードやオーバーチューブは，粘膜保護の観点から，装着したほうがよい．
③残渣を回収するときには，確実に把持が可能な処置具を選択する．
④取り出す際に粘膜を傷つけないように細心の注意を払う．

異物除去時の注意点
- 特徴：残渣が多いため，吸引時による内視鏡管路内の詰まりや吸引ボタンの不具合に注意する．
- 対策：洗浄時の水は比較的少量で行う．
- 残渣が多い場合は，空シリンジの空気圧で内視鏡吸引回路内に詰まった残渣を押し出す．

■**上部消化管異物除去のポイント**
- 食道では，呼吸困難や消化管穿孔のリスクが大きいため，全例適応となる．
- 胃では，鋭的異物，ボタン電池，磁石等はリスクが大きい．
  - ボタン電池はアルカリ溶液が含まれているため，胃内部の場合摘出が必要であるが，十二指腸以降に流入した場合は，無理せず嚥下剤での排出を促す．
- 体内結石や寄生虫も症状が著しい場合，緊急検査として取り扱う．
- 体動が強い場合には，誤嚥防止のために鎮静も考慮する．
- 胃内残渣量を確認後，場合により体位変換を行う．
- 誤嚥のリスクが多いため，口腔内の積極的な吸引を行う．

■**下部消化管異物除去のポイント**
- 大腸の異物発見部位は，S状結腸，回盲部，横行結腸で多い．
- 小腸・大腸の異物は経過観察が一般的である．
- 大腸検査の際に偶然的に発見されることもある（PTP包装やボタン等）．
- 腹膜炎所見がなければ，大腸の異物除去は可能である．
- 偶発症：食道裂傷，食道気管支瘻，マロリーワイス症候群，出血，穿孔，限局性腹膜炎等．

> **ココがポイント！** 食事摂取の場合は，胃内腔に到達するまで，左側臥位の姿勢を崩してはダメ！

| 検査後のポイント | ● 基本的に異物が除去され，偶発症が確認されなければ，当日帰宅が可能である．
● 場合により抗菌薬の投与を行う．
● 進行食道がんによる狭窄は，しばしば異物残存を繰り返す．
● 出血時にはトロンビン等の薬剤散布処置で収まるケースがほとんどである．
● 損傷部位に穿孔が疑われる場合には，滅菌生理食塩水を用いて洗浄確認する．
● 回収後には，異物の写真を忘れずに撮影することをすすめる．
● 患者本人および家族（特に小児・高齢者の場合）に，回収した異物を実際に見せることが必要である． |

EIS，EVLの介助

点数

■診療報酬点数
- 食道・胃静脈瘤硬化療法（内視鏡によるもの）：8,990点
- 内視鏡的食道・胃静脈瘤結紮術：8,990点

■特定保険医療材料リスト（関連あるもの）
- 096　胃・食道静脈瘤圧迫止血用チューブ
  - （1）食道止血用：28,900点
  - （2）胃止血用：29,500点
  - （3）胃・食道用：55,100点
- 097　食道静脈瘤硬化療法用セット
  - （1）食道静脈瘤硬化療法用穿刺針：4,720点
  - （2）食道静脈瘤硬化療法用内視鏡固定用バルーン：7,080点
  - （3）食道静脈瘤硬化療法用止血バルーン：4,360点
  - （4）食道静脈瘤硬化療法用ガイドチューブ：32,700点
- 098　内視鏡的食道静脈瘤結紮セット
  - （1）内視鏡的食道静脈瘤結紮セット（単発式）：19,500点
  - （2）内視鏡的食道静脈瘤結紮セット（連発式）：24,900点

食道静脈瘤のポイント
- 食道静脈瘤は破裂，出血の危険性があり，緊急時には大量出血をきたす．
- 治療のタイミングは内視鏡所見により，緊急的，予防的，待機的に分けられる．
- 内視鏡的止血術に準じた物品の用意も必要である．

治療手技の種類

■内視鏡的硬化療法（endoscopic injection sclerotherapy：EIS）

【EIS手技の基本】
- 静脈瘤内注入法：硬化剤を直接静脈瘤内に注入し，**血栓**をつくり静脈瘤を消失させる．

治療手技の種類

- 静脈瘤外注入法：硬化剤を静脈瘤の周囲に注入し，**炎症による線維化**で静脈瘤を消失させる．
- 塞栓療法：胃静脈瘤に対し外科用瞬間接着剤を注入し，**血管を塞栓**させる．保険適応外である．

■内視鏡的静脈瘤結紮術 (endoscopic variceal ligation：EVL)

- ゴムリングを静脈瘤にかけて血流を遮断し，結紮部の潰瘍や炎症により静脈瘤を消失させる．
- EISより簡便な手技で安全性が高い．
- 緊急出血時の第一選択に用いられる．
- 繰り返しの治療で粘膜の繊維化が強まり，粘膜の吸引ができなくなると治療ができない．
- 再発率が高いためEISとの併用が必要である．

■クリップ法

- 胃静脈瘤の出血点に対し，止血用クリップあるいは留置スネアを使用する．
- 血管の血流は残存するため，一時的な駆血効果でしかない．

■アルゴンプラズマ凝固法 (argon plasma coagulation：APC)

- EVLやEIS治療後の残存血管に対し，地固め療法として用いる．

治療前のポイント

■看護のポイント

- 輸液ルートを確認し，補液の中身を確認する（たいてい止血剤が含まれている）．
- 鎮静薬使用を確認する．
- 患者モニタリング（血圧，脈拍，心電図，酸素飽和度）を行う．
- 状況に応じて点滴薬剤を複数使用するので，医師の指示・確認を忘れない．
- 患者の感染症罹患率が高いため，マスク，手袋，ガウン，防護メガネの着用を忘れない．
- 検査後は安静状態が必要であるため，ストレッチャー等での治療が望ましい．
- クリティカルパスを用いると患者管理の把握が容易になる．

■機器のポイント

- 通常内視鏡にて施行可能．
- できればウォータージェット付き内視鏡が望ましい（出血部位の洗浄，吸引性の観点から）．

やってはダメ！
- 硬化剤の希釈に生食を用いてはダメ．
- 蒸留水の容器と似ていることが多いので確認すること．

治療前のポイント

- EVLキットおよびEIS装着バルーンは，内視鏡径により，それぞれサイズが異なる．
- 施設の内視鏡に応じて，EVL・EIS施行時の器具リストを統一化しておく必要がある．
- EIS時には透明フードを装着すると，粘膜の近接および部位固定が容易になり，穿針性が向上する．

■EISの準備

【硬化剤】
- 10% EO（モノエタノールアミンオレイン酸塩）オルダミン®注射1g
  - 上記を希釈し5% EOとしてEISに使用する．
- 5% EO作成方法
  - 10% EOバイアルに溶解液（造影剤または蒸留水）を等量（1：1）になるように入れる．
  - 混合時泡立てないように18G針で行い，10mLのシリンジに用意する．
  - 粘性が高く，泡立ちやすいので治療前に事前（内視鏡挿入前）に準備を行う．
- 1% ASエトキシスクレロール®（ポリドカノール）1バイアル30mL．
  - ASは原液で使用し，10mLのシリンジに用意する．
- 使用する硬化剤の種類や量を把握し，薬品ごとにシリンジへ記載し，取り間違いを防ぐ．

【EIS専用穿刺針】
- 23G，針長4～5mmを用いる．
- 他の粘膜局注穿刺針と異なり，血管穿刺を目的としているため針長が長い．
- 逆血確認（血管内穿刺確認）がしやすいように透明のシースとなっている．
- 接線方向への穿刺性を高めるため，全体的にシース部も含めて細い形状である．
- 出血時の吸引性確保も考慮されている．

【内視鏡装着バルーン】
- 20mLシリンジを用いて空気で膨らませる．

ココがポイント！
- 緊急時は内視鏡を2本用意して1本は挿入観察用！
- 2本目は予めEISやEVLのチューブを取り付け，入れ替えのみで治療が素早く行える！

治療前のポイント

- 硬化剤が全身に流れるのを防止する．
- 内視鏡の位置固定や穿針部の圧迫止血効果もある．
- 内視鏡先端部から少し離れた位置（1〜3cm）に装着する．

■EVLの準備

【EVLデバイス】
- 内視鏡先端にデバイスを装着する．この際，内視鏡画面で確認しながら行う．
- チューブは内視鏡へ螺旋状に巻くと，操作時の影響が少ない．
- 吸引圧（−20mmHg以上）が十分にあることを確認する．

【オーバーチューブ】
- マウスピースとオーバーチューブは同一パッケージに含まれている．
- 内視鏡挿入中に外れないように，バンド付きマウスピース型が望ましい．
- 脱気弁の損傷は治療に影響を及ぼすため，潤滑ゼリーを塗布し，あらかじめ内視鏡となじませる．
- 挿入時にはオーバーチューブの方向を間違えないように，上下を必ず確認する．

治療中のポイント

- 役割分担を明確にしてから治療を行う．
  ①施行医
  ②第1介助者：EVLデバイス，EIS薬液注入
  ③第2介助者：EISバルーン，患者介助，周辺器材準備
  ④外回り介助者：薬品準備，患者バイタル監視，鎮静薬や抗菌薬等の点滴管理
  ⑤X線操作担当者：EIS施行時
- 大量出血のリスクがあることを忘れない．
- 大量出血後は静脈瘤が一時血栓化していることもあるため，見逃さないように注意する．
- 手袋を二重にすると不潔時に脱ぎ捨てるだけで対応できる．
- 止血確認後，トロンビン注等の止血剤を散布する．

■EIS

- EISでは，あらかじめ穿刺針内をフラッシュしておく．
- EIS穿針時には陰圧をかけ，穿刺が静脈瘤内か静脈瘤外の判断を行う．
- 注入する硬化剤を素早く入れ替えられるように整理を忘れない．
- 硬化剤の注入量や注入抵抗は大事な臨床指標であるため，施行医への声出し確認を確実にする．

> やってはダメ！
> - バルーンの圧解除の操作を忘れてはダメ．
> - 術者も忘れやすいので，注意する．

治療中のポイント

■EVL
- EVLデバイスチューブには2.5mLシリンジを装着する.
- ゴムリングを装着する前に,プッシャーが作動するか確認する.
- EVL時にはオーバーチューブの接続を忘れない.
- オーバーチューブ挿入時には,潤滑ゼリーの塗布と顎挙上の介助を行う.
- EVLデバイスを内視鏡に装着すると視野が悪くなるため,オーバーチューブ挿入後に装着する場合もある.
- EVLデバイス操作時には2mL以上の空気で一気に注入し,結紮が確認できるまで手を離さない.
- リングプレートは平面で滑らない台に用意し,施行医師がセットする際,ずれないように押さえる.
- 内視鏡デバイス内の血液除去のために,水洗用コップを用意する.

検査後のポイント

■患者に対して行うこと
- クリティカルパスに基づき飲食を再開する.
- 当日は絶飲食であるが,治療後採血の結果により飲水は可能である.
- 翌日以降,主治医の指示により流動食から再開する.
- 抗菌薬や溶血防止剤の投与は,Hb低下や肝・腎障害を防ぐ.
- 術後の尿量に注意し,水分出納維持に努める.
- 次回検査予定を確認する.

■機器に対して行うこと
- 周辺の汚染時には,施設基準に基づいて0.01〜0.05%の次亜塩素酸Naにて清拭する.

内視鏡的拡張術の介助

点数

■診療報酬点数
- 食道狭窄拡張術
  1. 内視鏡によるもの:8,060点
  2. 食道ブジー法:2,520点
  3. 拡張用バルーンによるもの:12,480点
- 小腸・結腸狭窄部拡張術(内視鏡によるもの):8,530点

狭窄の代表例

■良性狭窄の代表例
- 術後吻合部狭窄,内視鏡治療後狭窄,食道炎,食道アカラシア,消化性潰瘍,炎症性腸疾患など.

> **ココがポイント!** 特定保険医療材料の対象になる器具が多数あるので,処置内容を把握し,請求を忘れない!

■悪性狭窄の代表例

- 食道がん，噴門部がん，胃前庭部がん，結腸・直腸がん，転移した腫大リンパ節による壁外性圧排．

検査前のポイント

- 問診を行い，特に消化管狭窄の症状について把握する．
- 疾患により，前日の食事摂取が残存し異物除去術が必要な場合がある．
- 狭窄症状が伴った場合，治療開始までの期間が早ければ効果がある．
- 狭窄から時間経過が過ぎると，一時的な効果しか期待できない．
- 狭窄の状態により，狭窄部への高周波切開やステロイド注入を併用する．
- 鎮静薬や鎮痛薬を使用することがあるため，輸液ルートの有無を確認する．

使用機器

■拡張用バルーン

- 病変部位を施行医と確認し，狭窄部位に応じたバルーンを使用する．
- 初回時は，狭窄径から1.5倍（最小径）ぐらいのバルーンが目安．
- 初回から，徐々に拡張バルーンのサイズを大きくする．
- 拡張径が圧力に応じて，3段階に調整できるバルーンもある．
- バルーンによって，圧力媒体物質が異なる．
- バルーンの媒体物質が液体の場合，あらかじめバルーン内の空気と充填置換をしておく．
- 狭窄範囲が不明な場合，ガイドワイヤ付きバルーンにて透視下で施行する．
- 狭窄が強い場合は，有効長が短いバルーンを用いると拡張性が高い．
- 食道アカラシア用に対する拡張術は専用の器具が必要で，透視下で行う．
- 悪性狭窄の場合，拡張術と併せてステント留置をすることもある．

■内視鏡

- 通常の内視鏡（鉗子孔径2.8mm以上）で行えるが，拡張径が18mmを超えるバルーンを用いる場合は，3.2mm以上の鉗子孔径がある内視鏡のほうがよい．

検査中のポイント

- 挿入前に，バルーン全体に潤滑ゼリーを塗布する．
- 狭窄部位を確認し，狭窄部がバルーンの中央部になるように調整すると位置ずれが起きにくい．
- ゆっくり圧力を上げ（1atmが目安）バルーン位置を固定する．
- 狭窄部位とバルーンの位置にズレがないことを確認してか

検査中のポイント

- ら拡張（圧上昇）を開始する.
- 目標径まで0.5atm単位ごとに圧上昇を行い，圧力減少がないことをその都度確認する.
- 一定のリズムで圧上昇を行うことで，狭窄部位に対するバルーンの反応が確認できる.
- 圧を上げる際，抵抗が生じたら術者に報告する.
  - バルーン径が狭窄径を越えるときに現れる.
- 狭窄部位に対し，目標拡張径（圧力）×3分間×数回が目安.
- 急激な圧減少は，バルーンの破裂や接続部の緩みや狭窄部位の損傷が考えらえる.
- 拡張径が大きくなれば出血や穿孔のリスクが高まる.
- 拡張径の大きいバルーンの脱気は，三方活栓をつなぎ，シリンジにて急速に抜く.
- 脱気がうまく行われなければ，鉗子口内に収納できない場合がある.
- 脱気時にバルーンが鉗子口内を通過しない場合は，そのまま内視鏡ごと抜去する.
- 抜去困難な場合，バルーン操作部の根元を切り内視鏡を先に抜去したあと，バルーンを抜去する.
- 誤嚥に注意し，吸引やタッピングの介助を心がける.

検査後のポイント

- 出血時には，そのバルーンの最小圧力（拡張径）で1～3分間かけて圧迫止血を行う.
- 場合によりトロンビン等の止血剤を散布する.
- 出血や穿孔の有無を確認し終了する.
- 偶発症がなければ，飲水のみ2時間後から開始とする.
- 飲水後，特に症状が出なければ流動食のみ可能である.
- 翌日以降，消化のよい軟らかい食事の摂取を開始する.
- 偶発症が起きた場合は，狭窄がさらに強まる可能性がある.
- 場合により，検査後の採血や胸部腹部X線検査，CT検査，抗菌薬や止血剤の点滴が必要となる.

EMR，ESDの介助

点数

■診療報酬点数
- 内視鏡的食道粘膜切除術
  1. 早期悪性腫瘍粘膜切除術：6,800点
  2. 早期悪性腫瘍粘膜下層剥離術：1,7000点
- 内視鏡的胃，十二指腸ポリープ・粘膜切除術
  1. 早期悪性腫瘍粘膜切除術：4,970点
  2. 早期悪性腫瘍粘膜下層剥離術：14,130点
  3. 早期悪性腫瘍ポリープ切除術：4,970点

点数

4.その他のポリープ・粘膜切除術:4,000点

情報共有

- EMR(endoscopic mucosal resection:内視鏡的粘膜切除術)・ESD(endoscopic submucosal dissection:内視鏡的粘膜下層剥離術)の準備として,スタッフ間で,情報を共有する.

■確認事項

①患者基本情報:ID,氏名,年齢,性別,既往歴,現病歴,感染症など.
②治療対象病変:内視鏡画像所見,EUS(endoscopic ultrasonography:超音波内視鏡),病理診断などから,病変の占居部位,形態,大きさ,深達度,潰瘍瘢痕の有無,病変粘膜下層の血管の所在などを把握.
③治療戦略の確認:施行医師と介助者との間で,使用デバイスや高周波の設定条件,局注液,切除展開方法などの確認.
④事前に,予定治療時間に合わせて検査スケジュールを調整する.
⑤EMR・ESDで注意すべき偶発症は出血・穿孔であることを忘れない.
⑥トラブル時の対応方法をスタッフ間で統一しておく.

内視鏡機器の準備

■内視鏡の準備

- 内視鏡はメーカーや機種により,鉗子位置,有効彎曲長,デバイス突出距離が違うので,状況に応じた内視鏡を準備する.
- アングルワイヤの角度点検は,内視鏡治療において最重要である.
- EMR・ESD施行時には切除病変範囲を明確に定めなければならないので,病変の境界が不明瞭な場合には,術前に精密検査として拡大内視鏡と狭帯域特殊光や染色法による病変粘膜面の拡大観察が行われる.
- 上部消化管用の拡大内視鏡を治療に用いると,アングル操作に連動してピントぼけやズームワイヤの過伸展が生じやすいため,マーキングまでの使用とする.
- 治療時に出血が予想される場合には,ウォータージェット付き内視鏡を用意する.
- オーバーチューブを使用する場合には,オーバーチューブをあらかじめ内視鏡に取り付け,オーバーチューブを屈曲させた状態で,内筒内を内視鏡がスムーズに通過することを確認する.動作が不十分であれば,ひと回り大きなオーバーチューブを使用する.
- キシロカイン®スプレーの内視鏡への塗布は,オーバー

内視鏡治療と介助のポイント

チューブ内での動作が滑らかになるが，潤滑剤ではないので，長時間多用すると内視鏡被膜への劣化・損傷などの影響が生じることもある．
- オーバーチューブの基部に，手袋の指先を利用して脱気弁を取りつけると，送気維持が容易になる．
- 内視鏡に対して脱気弁の引っかかりが強い場合には，切れ込みを入れるとよい．
- 内視鏡はメーカーや機種により，鉗子位置，有効彎曲長，デバイス突出距離が違うので，初めて使う機種や道具は，デバイスを鉗子口から通し，実際に目視確認をしたうえで使用する．

■周辺機器の準備
【画像】
- 色調解像度に優れたモニタを使用し，画面の汚れに留意する．
- 光源ランプの光量寿命や設定を確認する．
- 特殊光観察では，対象臓器に応じて構造強調や色彩設定を調整するため，事前に施行医と確認が必要である．

【高周波装置】
- 各種モードの初期出力設定値を確認する．
- テスターを用いて，フットスイッチやアクティブコードの接続，APCなどの作動を確認する．
- フットペダルが滑らないようにするには，メッシュゴムを敷くと有効である．
- コード類をまとめておくと，準備もスムーズになり，断線防止にもつながる．

【ウォータージェットポンプ】
- 展開に応じて流量を調整する．
- 粘膜の洗浄では，流量は強めにする．
- 出血点の確認では流量を控えめにする．

【吸引ボトル】
- 治療の中断にならないように，空の状態から使用する．
- 汚染防止には大容量でディスポーザブルタイプが望ましい．

■各種デバイス類の準備
- デバイスが正常に作動するか，鉗子チャンネル挿入前にその都度確認する．
- ディスポ製品による不具合発生時には新品に即交換する．後日メーカー側へ無償交換の要求が可能である．
- アクティブコードと処置具の接続を確認する．
- アクティブコードの識別のために，テープで色分けすると便利．
- デバイス用ハンガーのナイロン袋の底には，吸水目的にガー

ゼ等を敷く（血液や体液による汚染の拡大を防ぐ）．
- デバイスの在庫はリスト表を作成し，治療前に予備在庫と場所を必ず把握しておく．
- 定期的な補充を心がけ，無駄な在庫を抑える．

■先端フード
【フードの取り付け】
- 内視鏡画面を見ながらフードの輪郭が内視鏡画面周囲を均一に覆うように装着する．
- 内視鏡治療時の視野確保に欠かせない．
- 鉗子口の方向に留意し，処置具に応じて粘膜面との距離を確保することが重要．

【ナイフ種別による取り付けのポイント】
- ITナイフ系：引き切り操作が主体となるため，画面視野に影響が出ない2～3mm程度で調整．
- フレックスナイフ，フラッシュナイフ系：粘膜に対して，垂直接線方向での操作を行うため，4～5mm程度で調整．
- フックナイフ系：粘膜や剥離層をフード内に引き込んで通電するため，6mm以上の距離が必要．
- スネア系：特に大腸EMR時に有用で，接線方向のスネアリングの際に，粘膜を押しつけることで視野展開が可能となるため，6時方向を長めにフードを調整．

■局注液
- 生食を局注液に使用すると通電性が高く，効率の高い治療が可能となる．
- ムコアップ®は，胃と大腸における局注剤として，特定保険医療材料の請求ができる．
- 局注液は，その都度，濃度調整や色素混入の比率を変えた局注液を数種類用意し，展開に応じて使用する．
- ムコアップ®は粘膜下層以外にも注入されるため，使用する場合には，最初に生食で粘膜下層の膨隆が確認できた後に注入する．
- 微小血管からの出血防止に，エピネフリン加（0.005～0.01％）局注液を用意する．
- 局注用注射筒は，カラー注射器，または注射禁シールを貼り，他の薬剤との取り違いを防ぐ．

■デバイスの渡し方，デバイス操作
- 術者と事前に治療戦略（ストラテジー）を確認する．
- 常に治療展開を把握し，指示待ちではなく，予測しながら先手で準備する．
- 個々の医師とのタイミング（呼吸）を覚える．
- 施行医はモニタを正面視するベッド位置が望ましい．

EMR・ESD時の直接介助者のポイント

- 介助者はデバイスのスムーズな受け渡しができるように，内視鏡の鉗子口延長側（術者の右側）に立てるようなベッド配置が望ましい．
- 術者の目線を画面から外さないように，デバイスの受け渡しは，そっと手元に載せるような心がけが必要である．
- 介助者はデバイスの先端を持ち，先端から10～20cm程度の位置を術者に渡す．
- 鉗子口挿入時，デバイスが周囲に接触して不潔にならないように持ち，術者の手元でデバイスが直線になるように，軽く保持する．
- デバイスの先端は非常に繊細なため，鉗子口挿入時はデバイスを必ず閉じる．
- 濡れたガーゼでデバイス側面を湿らせると，滑らかにデバイスが鉗子口を通過する．
- アクティブ電極の焦げはまめに除去する．
- 内視鏡画面が曇ってきたら，早めにレンズクリーニングを術者に進言する．
- EMR・ESDは内視鏡手術であり，手術室と同等の緊張感をもつ．
- 信頼関係を築き上げていけるように普段の検査介助が重要である．
- 介助者は，他の内視鏡治療介助経験も必須である．
- 高周波装置の操作は，デバイスによる放電特性と局注液の違いによる通電性の理解が必要である．
- 高周波装置の設定が慣れない間は，初期設定表を必ず手元に置いておく．

■局注介助
- 局注介助は，粘膜穿刺直前に微量に流しながら，粘膜穿刺と同時に急峻な膨隆ができるように注入する．一定の速度で注入することにより，注入抵抗の感覚で漏れや局注部位の違いがわかる．
- 粘膜の違いや展開に応じた局注液の使い分けは有用である．
- 特にESD時は穿刺回数が非常に多いので，内視鏡穿刺針はシースが硬く構造的に耐久性があるものを選択する．
- 内視鏡画面の鉗子口から針先が見える，ストロークの短い針が理想である．

> **やってはダメ！**
> - 高周波の出力をむやみに上げない．
> - 断線や対極板，処置具の不具合も，検討すること．

EMR・ESD時の直接介助者のポイント

- 23Gの太い針は注入性が高いが，穿針部位の出血や漏れが生じやすい．
- 25Gの細い針は線維化組織でも穿刺性が高く，血管への刺入による出血が少ない．
- high flow typeでは注入抵抗が低いため，ヒアルロン酸等の粘性が高い液でも安定した注入が可能である．
- 内視鏡の有効長に応じて，適切な規格の局注専用針を使用することは，確実な穿刺と局注操作が可能となり，術者のストレスが軽減される．
- 食道静脈瘤用（EIS）の穿刺針は，血管穿刺を目的としており，針長が比較的長く，シース自体が軟らかいため，ESD・EMRにおける粘膜・粘膜下層の穿刺には不向きである．

EMR・ESD介助の心がまえ

- 視界は4か所！
  - 術者の手元，患者，内視鏡画面，高周波装置
- 聞き耳を十分に立てて，術者の独り言に注意！
  - 指示？　ストレス？　難渋？　不満？　相談？　冗談？　息抜き？　術者交代？
- 術者とタイミングを合わせる！
- ほっと一息にジョークを！（周りは私語ばかり）
- ESD終了後は必ず勉強会！（たまには飲み会）
- 医師との連携によるチーム医療を確立する．
- 内視鏡におけるチーム医療は各職種の専門性を生かし役割分担を明確にする．
- 知識・経験・情報を共有化し，安全で質の高い医療をめざす．

EST・ENBDの介助

点数

■診療報酬点数
- 内視鏡的胆道結石除去術（胆道砕石術を伴うもの）：9,830点
- 内視鏡的胆道拡張術：11,930点
- 内視鏡的乳頭切開術
  1. 乳頭括約筋切開のみのもの：9,400点
  2. 胆道砕石術を伴うもの：21,190点
- 内視鏡的胆道ステント留置術：8,800点
- 膵嚢胞外瘻造設術
  1. 内視鏡によるもの：14,130点

> **ココがポイント！** デバイスの進化が著しいので新製品導入の際は現状の手技と比較して，メリットを考えること！

EST・ENBD介助のポイント

■検査前・検査中のポイント

- EST (endoscopic sphincterotomy：内視鏡的乳頭括約筋切開術)，ENBD (endoscopic naso-biliary drainage：内視鏡的経鼻胆管ドレナージ術) は，ERCP (endoscopic retrograde cholangiopancreatography：内視鏡的逆行性膵胆管造影) の診断から治療へ移行するため，基本的にはERCPの準備に準ずる．
- 検査過程において患者状態の把握に努め，クリティカルパスを用いたほうがよい．
- 造影検査時から病変部位を把握し，施行医師と治療戦略（ストラテジー）を確認する．
- ファーター乳頭部から胆道系にアプローチし，結石の除去や黄疸の治療を行う．
- 基本的な処置具は，造影チューブとガイドワイヤである．
- 胆管内へのガイドワイヤ挿入は侵襲が大きいため，基本的に医師が行う．
- ガイドワイヤを適宜選択し，目的部位への深部挿入を行う．
- X線透視画面や内視鏡画面を見ながら慎重に挿入する．
- ガイドワイヤは細長く不潔になりやすいため，取り扱いに注意する．
- 不潔になったらアルコールガーゼを用いて，適宜清拭を行い，再度生食で湿らせる．
- 処置の名称と使用する処置具を理解し，施行医師の指示に素早く対応できることが必要である．
- 介助者も透視下画像から病変の立体的イメージをもつことが望まれる．
- 同じ名称の処置具でもサイズや種類は豊富にあるので，開封前に施行医師に必ず確認する．
- 処置具の整理整頓や作業スペースの確保が重要である．
- 感染症率が高いため，十分な感染症対策が必要である．
- 治療ERCPは放射線の被曝量が多いため，不要なときは線源からなるべく離れる．
- フィルムバッジ着用を忘れない．

■検査後のポイント

【合併症の早期発見】

- 術後12時間はルートを確保しておく．
- 絶食状態にて，腹痛，背部痛，嘔気，嘔吐，発熱などの症状に留意する．
- 血圧，脈拍などのモニタリングも忘れない．
- 採血データや状態により，3時間後から少量の飲水は可能である．

EST介助のポイント

- 術後6時間以内に採血データを確認し，出血，膵炎，胆管炎の有無を確認する．
- アミラーゼの上昇ピークは術後2～3時間とされている．
- 腹部単純X線にて穿孔の有無も確認する．
- 合併症として出血がある．
- 血小板や出血凝固時間等の検査データの判断が必要である．
- 抗凝固薬内服を確認する．
- 閉塞性黄疸の場合，ビタミンK欠損による出血傾向が認められることもある．
- 急性胆管炎や胆石膵炎に対する緊急EST時には，食事摂取している場合が多い．
- EST時には高周波装置の準備が必要である．
- 設定条件を必ず口頭で確認する．
- 対極板を貼り付ける際，皮膚状態に留意し，血行のよい部位を選択する．
- エンドカットを用いると，出血を抑えた切開が可能である．
- 介助時には施行医の指示どおりに，スフィンクテロトームのテンションを加える．
- 切開は施行医の通電と内視鏡操作で行う．
- スフィンクテロトーム介助時，通電中には操作しない．
- ペースメーカーや貴金属装着の確認は忘れない．
- 凝固波を多用すると熱が深部に伝わり浮腫を引き起こすことで，膵炎のリスクが高まる．
- 出血時にはボスミン®加生食やトロンビン®散布，バルーンによる圧迫止血を用いる．
- 上記止血術でも効果がない場合は，高周波凝固を用いる．
- 止血困難な場合は外科手術の適応となる．

EPBD介助のポイント

- 基本操作は，内視鏡的拡張術に準ずる．
  - 胆道用拡張バルーンの有効径は4～8mm程度である．
  - 希釈造影剤（1：1）を用いて，バルーン内を充填させる．
  - 原液造影剤を用いると，バルーンの脱気（デフレート）時に抵抗となる．
  - ガイドワイヤ用のラインに生食を満たすことを忘れない．
  - インフレータでの圧上昇時に，バルーン圧が追従しない場合には，挿入中の破損が考えられる．

結石除去介助のポイント

- バスケットカテーテルの操作が基本である．
- ガイドワイヤをバスケットの先端に通して深部挿入を行う．
- バスケットの操作はゆっくり行う．
- 結石は壊れない程度に，確実に把持する．
- 大きめの結石を除去したあと，結石除去用のバルーンを用いる．

- 結石除去後はチューブステント等を用いる.

■外瘻法（ENBD）介助のポイント
- 術前や内瘻法前の一時的なドレナージに用いる.
- ENBDにより胆汁排泄量や色を容易に確認できる.
- ENBDの自己抜去に注意する.
- ENBD施行時には口腔内から一度出した後，ネラトンカテーテル等で鼻から出すので，口腔内の損傷や鼻血に留意する.
- ENBDチューブが外れないように，しっかりテーピングする.
- 透視で再度ENBDチューブがねじれて挿入されていないか確認する.
- 胆汁が引けることを確認する.

■内瘻法（チューブステント・メタリックステント）介助のポイント
- 内瘻法であり患者の苦痛が少ない.
- 悪性疾患の患者に用いるケースが多い.
- チューブステントのサイズにより，鉗子口が4.2mmの内視鏡が必要である.

PEG介助のポイント

■診療報酬点数
- 胃瘻造設術（経皮的内視鏡下胃瘻造設術）：9,460点

■看護師が行うこと
- PEG（percutaneous endoscopic gastrostomy：内視鏡的胃瘻造設術）導入理由をあらかじめ把握する.
- 患者感染症の確認，口腔内の状態，嚥下状態，胃瘻造設ポイントの皮膚状態を確認する.
- 抗凝固薬内服患者の比率が高いため，内服薬の確認は確実に行う.
- 施行時の患者移動手段を確認する（大半はベッド移動）.
- 呼吸状態を確認する.
- 人工呼吸器管理の患者も多い（脳血管障害や神経筋疾患，認知症など）.
- 患者理解度を確認し，自己抜去の可能性に注意する.
- PEG施行時には，誤嚥性肺炎のリスクに留意し，吸引を忘れない.
- PEG造設キットは滅菌されているため，清潔操作が必要で

> **やってはダメ！** PEG造設ポイントを患者にマーキングしたら体位を動かさない.

PEG造設時の確認事項

ある.
- 外科の縫合処置に基づいた器具や薬品（消毒・局所麻酔薬）を用意する.
- クリティカルパスを用いて，病棟との連携を図る.
- 鎮静薬や鎮痙薬を用いる.

■技師側で行うこと
【施行時の確認事項】

- 患者状態により通常の内視鏡が通過しない場合もあるので，咽喉頭や食道の所見を確認し，あらかじめ施行医師とPEGの施行方法および使用内視鏡を確認する.
- 細径内視鏡（鉗子口内2.0mm径）使用の場合は，PEG付属キットのスネア等が未対応の場合もあるので，事前に確認する.
- 内視鏡の噛みつき防止のために，ストラップバンド付きのマウスピースを使用する.
- 開口困難な場合には，小児用マウスピースを用意する.
- PEGの造設手技によって介助も異なる.
- 介助時は清潔操作を意識し，特に患者頭部の体動に注意する.

検査後のポイント

- PEG造設時の偶発症：口腔内損傷，瘻孔部位からの出血，粘膜の擦過傷，マロリーワイス症候群など.
- 出血時にはトロンビン®散布による処置で収まるケースがほとんどである.
- 損傷部位に穿孔が疑われる場合には，滅菌生理食塩水を用いて洗浄確認する.
- 感染リスクが高い場合は抗菌薬を投与する.
- 飲水や食事はクリティカルパスに基づいて行う.
- 歯の損傷や口腔内のケアおよび造設部位の皮膚状態の管理が看護のポイントとなる.

ココがポイント！
- **各メーカーにより造設キットの仕様が異なるため物品内容を確認する！**
- **また造設手技も各メーカーによって微妙に異なるため，そのつど確認！**

5 感染および医療事故を防ぐために

- 感染防止
  - 内視鏡による感染とは
  - 洗浄・消毒・滅菌とは
  - 医療従事者の感染防御策
  - 医療廃棄物の取り扱い
- 医療事故防止
  - 内視鏡による医療事故
  - 医療事故発生時の対応
  - ヒヤリハット事例集

■感染防止
内視鏡による感染とは

感染対策の経緯

- 1932年に軟性内視鏡は開発された．1950年代には生検可能な内視鏡が開発され，不適切な内視鏡やデバイスの洗浄・消毒・保管により内視鏡検査や治療を介した感染事例が報告されてきた．
- わが国においては，1990年代に日本消化器内視鏡技師会，日本消化器内視鏡学会より内視鏡の洗浄・消毒に関するガイドラインが発表されたが，当時は十分に遵守されていなかった．
- HBs抗原，HCV抗体梅毒，などの一部の感染症チェックを行い，その結果により感染症陽性者に使用したスコープのみを高水準消毒を行い，陰性の場合は洗浄のみで再処理をしていた施設も多くみられた．
- このように，スタンダードプリコーション（標準予防策）の概念の浸透もなくガイドラインの遵守率が低かった時代には，*Helicobacter pylori*の感染による急性胃粘膜病変も散見された．

感染経路と病原微生物

- 感染症の伝播経路により，空気感染，飛沫感染，接触感染がある．
- それぞれの感染経路別予防策は，スタンダードプリコーションと組み合わせて，感染を防止する．

■空気感染予防策

- 対象となる病原体は，結核菌，水痘，帯状疱疹ウイルス，麻疹ウイルスである．
- 患者は，隔離個室に収容される．隔離個室は周囲に対して陰圧に設定する．
- 1時間に6回以上の換気を行う．室内の空気は施設外に廃棄する．
- 患者が排菌している場合，医療者・家族は，N95マスクを着用する．
- N95マスクは着用するたび，フィットチェック（強く息を吐いてマスクがフィットしているかの確認）を行う．息が漏れてくる場合は，針金の調整，ゴムの位置や高さの調整を行う．
- 患者が病室外に出るときは，サージカルマスクを着用する．
- 検査時対応：陰圧室の検査室がない施設では，検査は最後に行い換気を行う．実施者，介助者はN95マスクを使用する．

■飛沫感染予防策

- 対象となる病原体

- 細菌：インフルエンザ菌，髄膜炎菌，ジフテリア菌，百日咳菌，ペスト菌，A群溶連菌
- ウイルス：アデノウイルス，インフルエンザウイルス，ムンプスウイルス，風疹ウイルス
- その他：マイコプラズマなど
- 患者の個室収容が勧告されるが，使用できないときはベッド間隔を1m以上離して収容する．
- 検査時対応：サージカルマスク，ガウンで防御し，標準予防策に則り検査を行う．

■接触感染予防策

- 対象となる病原体，疾患
  - 細菌：多剤耐性菌（MRSA，耐性緑膿菌，セラチアなど），クロストリジウム・ディフィシル，腸管出血性大腸菌，赤痢菌，ジフテリア菌，黄色ブドウ球菌
  - ウイルス：A型肝炎ウイルス，ロタウイルス，RSウイルス，パラインフルエンザウイルス，エンテロウイルス，エボラウイルス，マールブルグウイルス，ラッサウイルス，アデノウイルス，水痘・帯状疱疹ウイルス，単純ヘルペスウイルス，風疹ウイルス
  - 寄生虫：しらみ，疥癬虫
  - その他の疾患：膿瘍，蜂窩織炎，褥瘡，創感染
- 患者の個室収容が勧告されるが，収容できないときは同じ感染症者と集団収容，困難なときには，多床室に非感染症者とともに収容されることがある．
- 検査時対応：血圧計，聴診器，体温計は個人専用とする．ガウン，マスク，手袋を装着し対応する．手袋を外した後は消毒薬で手洗いする．

■内視鏡検査における感染経路

- 内視鏡検査を受ける患者の急性感染や定着，慢性保菌，正常菌叢の細菌やウイルスと洗浄液や自動洗浄装置の汚染などにより処置具や内視鏡が汚染される．不適切な洗浄や消毒により細菌やウイルスが消毒されないことが原因となり，次に使用する患者に感染が起こってしまう．
- 患者間の感染：スコープや処置具の再処理や保管に問題あり．
- 検査環境による感染：送水ボトルの管理不十分，咽頭麻酔のノズルの管理，マウスピースなど．
- 医療従事者が感染源：知識不足，感染対策を守らない．
- 内視鏡は診断・治療に重要な役割を果たしている機材である．
- 内視鏡使用に関する感染率は180万件に1件という報告[1]があるが，汚染された内視鏡との医療関連アウトブレイクは，他の医療器材より高いといわれる．

感染事故の現状

- ガイドラインが浸透してきたと思われる今日においても,いまだに感染事例の報告が散見される.

■感染報告例

- 感染報告の一部を以下に示す.また,Spach DHらが報告した事例を**表1～3**に示す.
  - 1983年:HBV(米国).B型肝炎患者の食道静脈瘤治療に使用したスコープで,翌日検査を受けた患者が急性B型肝炎に罹患した.送気送水管路の未消毒であった.
  - 1987年:緑膿菌.ERCP(endoscopic retrograde cholangiopancreatography:内視鏡的逆行性膵胆管造影)後の胆道感染.死亡例も報告されている.
  - 1997年:HCV(フランス).HCV患者の後に検査を受けた2人に感染した.スコープのブラッシングをしていなかった.生検鉗子の超音波洗浄も未実施,グルタール5分で処理し,高圧蒸気滅菌をしていなかった.
  - 1992年:H. pylori(日本).内視鏡検査後,AGML(acute gastric mucosal lesion:急性胃粘膜病変)を起こした.9人の患者のうち4人にH. pyloriの抗体を確認した.
  - 2003年:Escherichia coli O157(O157)(日本).前日に,O157の患者に使用したスコープを用いて検査を受けた患者が下痢や腹痛を訴え,遺伝子解析で感染を確認した.

■表1　上部内視鏡検査によって伝播した感染事例(1986～1992年英文論文を調査)

	微生物を分離	発病	死亡
サルモネラ	50	32	0
緑膿菌	111	27	2
トリコスポロン	10	0	0
糞線虫	4	−	−
Helicobacter pylori	4	4	0
B型肝炎ウイルス	1	1	0
合計	180	64	2

(Spach DH, et al: Transmission of infection by gastrointestinal endoscopy and bronchoscopy. Ann Intern Med, 1993;118:117-128をもとに作成)

■表2 下部内視鏡検査によって伝播した感染事例（1986～1992年英文論文を調査）

	微生物を分離	発病	死亡
緑膿菌	77	58	2
サルモネラ	13	6	1
ブドウ球菌	3	3	0
シトロバクター	7	7	0
エンテロバクター	1	1	0
合計	101	75	3

(Spach DH, et al: Transmission of infection by gastrointestinal endoscopy and bronchoscopy. Ann Intern Med, 1993；118：117-128をもとに作成)

■表3 ERCPを介した感染報告

報告者	年	菌種	分離	発病
Elson	1975	*Pseudomonas aeruginosa*	1	1
Elson	1975	*Enterobacter aerogenes*	1	1
Parker	1979	*Staphylococcus epidermidis*	3	3
Schousbou	1980	*Pseudomonas aeruginosa*	7	7
Low	1980	*Pseudomonas aeruginosa*	14	0
Doherty	1982	*Pseudomonas aeruginosa*	1	1
Cryan	1984	*Pseudomonas aeruginosa*	4	4
Earnshaw	1985	*Pseudomonas aeruginosa*	5	5
Allen	1987	*Pseudomonas aeruginosa*	10	5
Siegman	1988	*Pseudomonas aeruginosa*	1	1
Classen	1988	*Pseudomonas aeruginosa*	7	7
Strulens	1991	*Pseudomonas aeruginosa*	7	7
合計			61	42

- 送水ボトルの汚染
  → 送水ボトルはガイドラインに則った管理をする．使用後，洗浄乾燥保管し，1週間に1回，高圧蒸気滅菌管理をする．
- 洗浄・消毒後の乾燥が不十分であった．
  → 乾燥不十分は細菌が増殖しやすい．スコープはチャンネルのアルコールフラッシュ後，付属品を外して保管する．
- 内視鏡のチャンネル内のブラッシングを怠った．
  → 洗浄が消毒の基本．ブラッシングなしで消毒は成り立たない．
- 流水下で洗浄をしていなかった．

- →汚染された水のなかでは洗浄は十分とはいえない．
- 生検鉗子の再処理時に，超音波洗浄を実施していなかった．
  - →リユース処置具の再処理において，超音波洗浄は必須の行程である．洗浄剤に浸漬だけではコイル間の汚染を洗い落とすことはできない．
- 不適切な消毒剤の使用
  - →内視鏡の消毒薬は高水準消毒薬（過酢酸，グルタラール，フタラール）で消毒する．
  - →各々の薬剤の濃度・接触時間を守る．
- 内視鏡が消毒薬に十分に接触していなかった．
  - →洗浄機の場合は洗浄具が適切か，外れていないか確認する．
  - →スコープが消毒液に十分浸漬されるようにセッティングされているか確認する．
- 洗浄機の汚染
  - →洗浄機の定期的なメンテナンス，定期的な管路内消毒を行う．

■ガイドライン

- 1990年代より感染防止を目的として消化器内視鏡の洗浄消毒に関するガイドラインが発表されている．最近発表されたガイドラインを表4に示す．

■表4　消化器内視鏡の洗浄消毒に関するガイドライン

年	ガイドライン
2004	**上部消化器軟性内視鏡再処理のための高水準消毒および滅菌に関するガイドライン** 米国消化器科看護協会（Society of Gastroenterology Nurses and Associates：SGNA）
2005	**WGO-OMGE/OMEDガイドライン** 世界消化器病学会/世界消化器内視鏡学会 (World Gastroenterology Organisation-Organisation Mondiale de Gastro-Enterologie/Organisation Mondiale d' Endoscopie Digestive WGO-OMGE/OMED)
2006	**消化器内視鏡ガイドライン（第3版）** 日本消化器内視鏡学会
	内視鏡の洗浄・消毒に関するガイドライン（第2版） 日本消化器内視鏡技師会安全管理委員会
2008	**医療施設における消毒と滅菌のガイドライン** 米国疾病予防管理センター（Centers for Disease Control and Prevention：CDC）
	消化器内視鏡の洗浄・消毒マルチソサエティガイドライン マルチソサエティガイドライン作成委員会（日本環境感染学会，日本消化器内視鏡学会，日本消化器内視鏡技師会）

> **MEMO**
> **内視鏡の感染対策**
> ・感染事例は,適切な洗浄消毒,保管ができていなかったために起きている.
> ・まず,メーカーの取り扱い説明書を読んで機器の理解をする.
> ・消化器内視鏡はガイドラインが各国,各種団体から提示されている.
> ・ガイドラインを理解する.
> ・ガイドラインを参考に施設でマニュアルをつくり全員で守る.マニュアルは定期的に見直しをする.
> ・感染対策は日々進化するものであるため,常に知識を深める努力をすることが大切.
> ・ICTなど専門家の協力を得ることも有用.

文献
1) 満田年宏:医療施設における消毒と滅菌のためのCDCガイドライン2008.ヴァンメディカル;2009, p28

感染防止
洗浄・消毒・滅菌とは

洗浄・滅菌・消毒とは

■洗浄とは
- 洗浄とは，物体や環境表面から有機物や無機物の目に見える汚れを除去することである．
- 手作業や機械により，洗剤や酵素洗浄剤と水を使用して行われる．
- 機材に付着した有機物が固着すると落としにくくなるため，使用後の機材は，放置することなく速やかに洗浄する．
- 高水準消毒や滅菌の前に十分な洗浄を行うことが不可欠である．
- 有機物や無機物の目に見える汚れを十分に洗い落とさないと，消毒や滅菌の目的は果たせなくなる．

■消毒とは
- 消毒とは，生存する微生物の数を減らすために用いられる処置法で，微生物をすべて殺滅したり除去したりするものではない．
- 滅菌とは異なり芽胞は必ずしも殺滅しない．

■滅菌とは
- 滅菌とは，すべての微生物を死滅，除去させる工程をいう．
- 物理的あるいは科学的方法により行われる．

【消毒と滅菌の有効性に影響を与える要因】
- 対象物の予備洗浄，存在する有機物や無機物の負荷量，微生物の汚染の種類とレベル，殺菌剤の濃度と曝露時間，対象物の物質的性質（隙間，ヒンジ部，内腔），バイオフィルムの存在，消毒時の温度およびpH，滅菌時（エチレンオキサイトなど）の相対温度などがある．

スポルディングの分類

- 1968年，スポルディング（Spaulding EH）は，医療行為に用いられる機械器具が汚染されていた場合，生体に及ぼす危険性から，「危険（クリティカル）」「やや危険（セミクリティカル）」「危険でない（ノンクリティカル）」に分類した（表1）．この考え方は，現在においても医療機器の再処理を行ううえでの指標となっている．
- 生検鉗子，局注針などは，クリティカルな機材に分類され滅菌を行う．
- 内視鏡はセミクリティカルな機材であり高水準消毒を行う．

スポルディングの分類

■表1　スポルディングの分類

分類	定義	消毒の水準	感染のリスク	器具
危険（クリティカル）	滅菌粘膜を傷つける（無菌の領域に入る）	**滅菌** 滅菌されたものを購入 高圧蒸気滅菌 酸化エチレンガス滅菌 過酸過水素低温ガスプラズマ滅菌 化学的滅菌	高い	生検鉗子 局注針 手術機材
やや危険（セミクリティカル）	粘膜や傷のある皮膚に接触	**高水準消毒** 過酢酸，フタラール，グルタラール 熱水消毒（80℃ 10分）	低い	内視鏡 人工呼吸器 膀胱鏡
		中水準消毒 次亜塩素酸ナトリウム 消毒用エタノール	低い	口頭鏡 バイトブロック 哺乳瓶
危険でない（ノンクリティカル）	創のない皮膚に接触	**低水準消毒/洗浄**	ほとんどない	血圧計のカフ 聴診器

消毒薬の基礎知識

- 高水準消毒薬，中水準消毒薬，低水準消毒薬の殺菌力を表2に示した．
- 内視鏡の消毒に使用される消毒薬は高水準消毒薬である．
- わが国で認可されている高水準消毒薬は，グルタラール，フタラール，過酢酸の3剤である．

■グルタラール

- プリオン蛋白質には無効であるが，そのほかのすべての微生物に有効である．
- 機材との適合性が高く，腐蝕劣化が起きにくい．
- 刺激臭がある．
- 有機物を固着させるため，消毒液に浸漬する前の洗浄を丁寧に行う．
- 緩衝材を添加して使用する．
- 2％，2.25％，3％，3.5％の製品が販売されている．
- 経時的分解と水分の希釈により濃度が低下するため，2％以上の製品を選択すべきである．

【高水準消毒の条件】
- 濃度2％以上の薬液に10分間浸漬する．
- すすぎ不十分による有害事象がある．十分なすすぎを行う．
- すすぎの後にアルコールフラッシュを組み合わせて使用する．

消毒薬の基礎知識

- グルタラールに抵抗を示す抗酸菌に有効である．

【使用期限（洗浄機使用の場合）】
- 2〜2.25％製品：回転数20回もしくは7〜10日．
- 3％製品：回転数40回もしくは21〜28日．
- 3.5％製品：回転数50回もしくは28日間．
- 専用の試験紙で濃度管理を行いながら使用する．

■フタラール
- 機材との適合性が高い．
- 有機物と接触すると黒ずむ（床，衣類，壁）．
- 蒸気揮発性が少ない．
- 残留蛋白を染色しやすい．
- 活性化不要である．
- 実用液は0.55％．水による希釈により濃度低下．

【高水準消毒の条件】
- 濃度0.3％以上の薬液に5〜10分浸漬する．

■表2　微生物別にみた消毒薬の殺菌力

区分	消毒薬	一般細菌	緑膿菌	結核菌	真菌*1	芽胞	B型肝炎ウイルス
高水準	グルタラール	○	○	○	○	○	○
	過酢酸	○	○	○	○	○	○
	フタラール	○	○	○	○	○*2	○
中水準	次亜塩素酸ナトリウム	○	○	○	○	△	○
	アルコール	○	○	○	○	×	○
	ポビドンヨード	○	○	○	○	×	○
	クレゾール石鹸*3	○	○	○	△		×
低水準	第4級アンモニウム塩	○	○	×	△	×	×
	クロルヘキシジン	○	○	×	△	×	×
	両性界面活性剤	○	○	△	△	×	×

○：有効，△：効果が得られにくいが高濃度の場合や時間をかければ有効となる場合がある，×：無効
*1 糸状真菌を含まない，*2 バチルス族（Bacillus spp.）の芽胞を除いて有効，*3 クレゾールには排水規制がある
（小林寛伊編：消毒と滅菌のガイドライン．新版．へるす出版；2011, p19より）

消毒薬の基礎知識

【使用期限】
- 回転数30〜40回.
- 回転数と経時的劣化を考慮して濃度管理を行いながら使用する.

■過酢酸
- 天然ゴムや生ゴムは劣化する.
- 鉄,銅,真鍮,亜鉛,銅版などは腐蝕する.
- さびのあるものは浸漬しない.
- 有機物の混入により安定性が劣化する.
- 緩衝剤を添加して使用する.
- 専用機を使用する.

【高水準消毒の条件】
- 濃度0.2%以上の薬液に5分間浸漬する.
- 濃度管理は洗浄消毒時,毎回行う.

【使用期限】
- 回転数25回もしくは,7〜9日.

高水準消毒薬の曝露対策

- 検査介助・洗浄消毒時には,マスク,ゴーグル,手袋(ニトリル製が望ましい),防水ガウンなどの個人防御(personal protective equipment:PPE)を必ず行い,感染物質や消毒薬の曝露対策をする(図1).
- 高水準消毒薬を取り扱う再処理室(洗浄室)は検査室から独立した個室で,十分な強制換気設備が整備されていることが望ましい.
- 2005年厚生労働省よりグルタラールの曝露限界値は0.05ppmと提示された.
- 他の高水準消毒薬である過酢酸,フタラールについても同様にPPEを行い,整備された環境のなかで使用すべきである.
- 確実な洗浄・消毒により安全な内視鏡検査や治療を提供し,高水準薬剤の曝露から医療従事者自身の健康を守ることも大切な健康管理である.
- 消化器内視鏡の再処理方法は以下のとおりである.

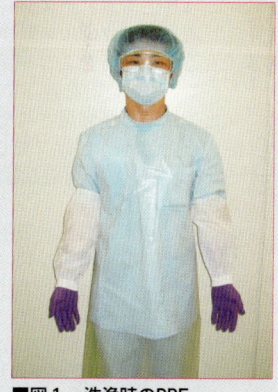

■図1 洗浄時のPPE

■ベッドサイドでの洗浄
① 検査終了後,スコープの外側に付着した粘液,血液などの汚染物をガーゼ等で拭き取る.

感染および医療事故を防ぐために

スコープの洗浄・消毒

- 汚れが固着するため，アルコールや消毒薬を含んだガーゼを使用しない．
- ②送気・送水ボタンを外し，送気・送水管路洗浄アダプタを取り付ける．
- 光源装置の送気の設定を強にしてボタンを押し込み約30秒間送水する．そのあとボタンから手を離し10秒送気をする．送気・送水管路内に逆流した粘液・胃液・血液等を洗浄する．
- ③チャンネル内の吸引をする（酵素洗浄剤200mL以上）．

■漏水テスト

- スコープの内外にピンホール（穴）が開いていないか確認する．
- ④防水キャップを取り付け，漏水テストを行う．
- 漏水テストの方法
  - 加圧式のメーターで確認する方法：メーターの数値が適正位置を保っていることを確認する．
  - メンテナンスユニット，光源装置，洗浄機を使用して行う方法：漏水テスターを付けたまま内視鏡を水の中に浸漬し，アングルを動かし彎曲部のピンホールの確認をする．水面下でスコープ全体を観察し，連続して気泡が出てこないことを確認する．
- ピンホールが発見された場合は，テーピングが可能な場所の場合はテーピングをして洗浄・消毒を行い修理に出す．テーピングが不可能な場所の場合は用手洗浄後修理に出す．

■洗浄

- ⑤送気・送水ボタン，吸引ボタン，鉗子栓をスコープから外し洗浄する．ボタン類は，腔内のブラッシングを行う．鉗子栓はブラッシングと，開いて揉み洗いをする．
- ⑥内視鏡外表面を洗浄する．
- 洗浄シンクに温水を流しながら，スポンジやガーゼに酵素洗剤等を用いてスコープ全体を洗浄する．

■ブラッシング

- ⑦吸引・鉗子チャンネルブラッシング（図2）．
- 流水下または，酵素洗浄剤に浸漬した状態で行う．
  - ①吸引シリンダから吸引口金まで．
  - ②吸引ボタンシリンダか

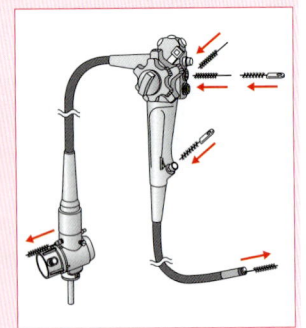

■図2 吸引・鉗子チャンネルブラッシング（オリンパス社カタログより）

スコープの洗浄・消毒

　　ら鉗子出口．
③吸引ボタンシリンダから鉗子チャンネル分岐部まで3方向のブラッシングを行う．
- ブラシの先端は毎回，揉み洗いする．
- ブラッシングの回数は，目視で確認して汚れが確認できなくなるまで行う．
- ブラシは専用のチャンネル径に合ったものを使用する．
- ワイヤが折れたものや，毛先が磨耗したものは，チャンネルを傷つける可能性があり，洗浄効果が期待できないので用しない．

■**酵素洗浄剤へ浸漬**
⑧全管路洗浄具を取り付け，スコープの管路内とスコープ全体を酵素洗浄剤に浸漬する．
- 酵素洗浄剤は，メーカーの指定する濃度・時間を守る．
- 35〜40℃に加温すると酵素活性が高まり効果的である．

■**すすぎ**
⑨酵素洗浄剤をすすぐ．
- スコープ外側は，流水下ですすぐ．
- 吸引・生検鉗子チャンネル，送気・送水チャンネルは全管路洗浄具を取り付け，90mL以上の十分な量の水道水ですすぎをする．
- 洗浄機を使用した消毒をする場合も，①ベッドサイドでの洗浄〜⑨酵素洗浄剤をすすぐ，までの行程は必須である．

■**消毒**
⑩高水準消毒薬にて消毒を行う．
①薬剤の濃度・消毒時間を確認する．
②スコープ全体を消毒薬に浸漬する（スコープの気泡は取り除く）．
③管路内は，消毒液内で全管路洗浄具にて気泡が出なくなるまで送液する．
④全管路洗浄具をスコープから外し消毒液槽内に浸漬する．
⑤吸引ボタン，送気・送水ボタン，鉗子栓は開いて浸漬する（気泡は取り除く）．

■**すすぎ**
⑪スコープ外側は，流水下ですすぐ．吸引・生検鉗子チャンネル，送気・送水チャンネルは全管路洗浄具を取り付け十分な量（200mL以上）の水道水ですすぐ．

■**アルコールフラッシュ（保管前，グルタラール消毒は毎回）**
⑫管路内にアルコールを注入し，乾燥を促す．
- グルタールに抵抗を示す抗酸菌に有効であるため，グルタール消毒の場合は，毎回，消毒後に行う．

感染および医療事故を防ぐために

スコープの洗浄・消毒

■乾燥
⑬スコープの水分を拭き取り，管路内は吸引や送気を行い，水分を除く．
- 乾燥が不十分だと保管中に細菌が増殖し，非常に危険な状態となることがある．

■保管
⑭ボタン類，鉗子栓はすべて外して保管する．
- スコープ先端のレンズ面とライトガイドをエタノールで清拭する．
- 清潔な乾燥した保管庫に，アングルをフリーにして保管する．
- 保管庫は適宜清掃し，乾燥と清潔を保つ．
- 保管庫内に除湿剤を入れ乾燥を促す工夫もある．

■その他
- 側視鏡などの特殊なスコープの複雑な構造を理解し，鉗子起上パイプなども洗浄・消毒する．
- 洗浄機は，消毒からアルコールフラッシュまでの行程を器械が自動的に行う．
- 洗浄機は作業の均一化，効率化，作業者の消毒薬からの曝露防止，アルコールフラッシュの自動化などメリットがある．
- 消毒薬の濃度管理は，消毒薬の分解や希釈により濃度が低下するため，適切に濃度管理を行う必要がある．
- 洗浄機は，機種により洗浄機自体の消毒が必要となる．
- 付属品のフィルタ（水，ガス，エア）の定期的な交換を行う．

内視鏡の質の保証

■ガイドラインに対しての質保証（Quality assurance）
- 日本消化器内視鏡学会消毒委員会は，「施設ごと，年1回は無作為に抽出した内視鏡機器，処置具について，表面や鉗子チャンネル等の一般細菌の培養検査を行う．抽出するスコープは施設で使用している全機種を対象として行うこと」を強く推奨している．

■洗浄履歴
- ガイドラインを遵守し，作業が正しく遂行できたか記録に残す．
- 電子カルテなどとリンクしてシステム化されたもの，電子媒体に取り込んでいくもの，手書きで記録するものなどさまざまな取り組みがされている．誤りの発生を防ぐため機械的にIDを読み取る方法が望ましいとしている．
- 日本消化器内視鏡技師会の「消化器内視鏡・洗浄消毒に関する収集データの標準化勧告」では，必要とする出力項目を次のように定めている．
①洗浄消毒処理日（When）
②使用洗浄消毒装置（Where）

内視鏡の質の保証

③洗浄消毒実施者（Who）
④対象者（Whom）
⑤洗浄消毒スコープ（What）
⑥実施内容（How）
※⑥の実施内容には，リークテスト結果，消毒薬の有効濃度，消毒薬の作用時間，消毒薬の交換時期，洗浄消毒装置の各種フィルタ交換時期，メンテナンス日時と内容，洗浄消毒装置のエラー情報取得などがある．

処置具の洗浄・消毒・滅菌

①酵素洗浄剤への浸漬
- 使用した処置具をただちに洗浄できない場合は，たらいなどの適切な容器に酵素洗浄剤を満たし，その中に浸漬する．汚染物が乾燥し洗浄しにくくなることを防ぐ．

②超音波洗浄：周波数38～42kHZ
- 超音波洗浄器の洗浄槽内に，メーカーの指示どおりの希釈倍数に薄めた酵素洗浄剤を入れる．
- 分解できる処置具（スネアなど）は，分解してから超音波洗浄器に入れる．
- 超音波が伝わりやすいように，管腔のあるものは腔内にも酵素洗浄剤を注射器で満たす．詰めこみすぎは超音波が伝わりにくくなり，洗浄効果が期待できない．
- 処置具は細く長く，高額で破損しやすいため，丁寧に取り扱う．

③すすぎ
- 適切な容器に処置具を取り出し，流水下ですすぎを行う．
- 管腔内も，シリンジを使用して注水し，十分にすすぐ．
- 生検鉗子のカップ内や，スネアなどの先端部に組織片が残っている場合は，歯ブラシなどを使用し洗浄を追加する．

④潤滑剤塗布
- 金属でコイル状の処置具が対象になる．
- メーカーの指示どおりに希釈した潤滑剤に，処置具を浸漬する．
- 生検鉗子，クリップなど処置具の作動が滑らかになる．
- 組成が金属でないもの（散布チューブ）に対しては，この作業は不要である．

⑤処置具の水分の除去
- 管腔のあるものは，腔内の水分を吸引や圧縮空気などで除去する．

⑥乾燥
- 処置具は吊したり，乾燥機などを利用して乾燥する．

⑦パッキング
- 分解して洗浄したもの（スネア，針状メス，結紮装置など）は，

感染および医療事故を防ぐために

処置具の洗浄・消毒・滅菌

組み立てる.
- 外見の変形や破損がないか確認する.
- ワイヤのほつれやシースの破損などは廃棄する.
- 作動確認を行い,滅菌バッグに封入する.

⑧高圧蒸気滅菌
- 高圧蒸気滅菌は短時間で確実な滅菌ができる.
- 温度上昇が速やかで浸透性に富む.
- 芽胞に対して効果が確実,残留毒性がなく,作業者に安全で経済的.
- 正確な滅菌を行うにはバリデーションが必要である(滅菌効果の確認と検証).

内視鏡室の清掃・消毒

- 検査室の床は,通常の清掃をしていれば消毒の必要はない.
- 壁や床に飛散した血液は,拭き取った後に,0.01%の次亜塩素酸ナトリウムで拭く.
- 乾燥した血液でもHBVは7日以上生きており感染の可能性があるといわれている.適切に処理することが大切である.
- シーツは,紙製が望ましい.1例ごとに交換する.患者が触れるベッドの手すり,ベッドも,シーツ交換のたびにアルコール清拭を行う.
- 枕も防水性があり,清拭できるものがよい.
- 光源装置,観測装置など空気の吸い込み口のある機材が多いため埃を吸い込みやすい.埃は機器の基盤に積もりショートすることもあるため,吸気口の清拭を行う.
- 高水準消毒薬などで環境の消毒をしてはならない.
- 内視鏡システム,電子カルテのキーボード,タッチパネルもアルコールで拭き取る.
- モニター画面は,アルコールで清拭しない.画面が曇り,画像が見えにくくなる.アルコールを含まない環境清拭剤を使用する.
- 高周波のコード,吸引チューブ,酸素吸入のチューブなどが床につかないような配慮が必要である.

■感染防止
医療従事者の感染防御策

標準予防策

■標準予防策（スタンダードプリコーション）とは
- 標準予防策は，感染症の有無にかかわらず，すべての患者のケアに際して適用する予防策である．
- 標準予防策は，患者の血液，体液（喀痰，尿，便，唾液，胸水，腹水，心嚢液，脳脊髄液など，すべての体液），分泌物（汗は除く），傷のある皮膚や粘膜を，感染の可能性のある物質とみなして対応し，3つの感染経路別予防策（空気感染予防策，飛沫感染予防策，接触感染予防策）と組み合わせて患者と医療従事者双方における病院感染の危険性を減少させる予防策である（表1）．

■表1 標準予防策

要素	勧告
手指衛生	・血液，体液，分泌物，汚染物質に接触した後 ・手袋を外した後 ・患者間の接触
個人防御（personal protective equipment：PPE）	
手袋	・血液，体液，分泌物，汚染物質に接触するとき ・粘液や創部に接触するとき
マスク，ゴーグル，フェイスシールド	・血液，体液，分泌物の飛散，しぶきの発生しそうな処置やケアのとき
ガウン	・処置やケア中に衣服や肌が血液，体液，分泌物，排泄物に接触することが予想されるとき
汚染した患者ケア用具	・微生物が他の人や環境に移らないような方法で取り扱う ・目に見えて汚染しているときは，手袋を着用する ・手指衛生を実行する
環境	・適切な清掃 ・キーボード，マウスはアルコール清拭 ・飛散した血液の処理 ・手すりやベッドの清掃 ・環境を汚染しないような作業
布類（リネン，洗濯）	・微生物が他の人に移らない方法で行う
針，その他の鋭利物	・使用後の針はリキャップしない．手で扱わない ・安全器具を使用する ・使用後の鋭利物は，穿刺耐性容器に入れる
患者の蘇生	・口接触を避ける．マウスピース，蘇生バッグ，その他の換気具を使う

感染および医療事故を防ぐために

■表1 標準予防策（つづき）

要素	勧告
患者の配置	・患者が感染伝播のリスクを負っているとき ・環境を汚染しそうなとき ・適切な衛生を維持できないとき ・感染にかかりそうなとき ・感染に伴う有害結果を起こしそうなとき
呼吸衛生，咳エチケット	・症状がある人がくしゃみや咳をするときは口，鼻を覆う ・ティッシュペーパーを使いノンタッチのゴミ箱に捨てる ・呼吸性分泌物で手が汚染された後，手指衛生を行う ・サージカルマスクを着用．できるだけ1m以上の空間を空ける

（小林寛伊責任編集：最新病院感染対策Q&A；エビデンスに基づく効果的対策．第2版．照林社；2004, p7より一部改変）

手洗い

- 手指衛生は病原微生物の伝播を遮断し，病院感染を防止するための基本的で重要な手段である．
- 手袋を外して目に見えた汚染がなければ，擦式アルコール消毒剤で消毒する．
- 目に見えた汚染がある場合や蛋白物質が付着している場合は，流水下での衛生的手洗いを行う．

ココがポイント！
① リキャップをしない！
② 安全装置付器材を使う！
③ 耐貫通性の液もれのしない容器を使用場所の近くに備え，容器が一杯になる前に交換する！

やってはダメ！
- 手袋をしたまま電子カルテのキーボードに触れる．
- 手袋をしたままPHSに出る．
- 手袋をしたまま髪や顔に触れる．
- 手指衛生を省略して手袋をする．

個人防御

- 感染症の成立には病原体，伝播，宿主因子の3つの因子が必要である．
- 感染対策の基本は感染経路の遮断である．感染経路の遮断に有力なのは，個人防御（personal protective equipment：PPE）である．

■手袋

- 手袋は，患者と医療従事者相互の感染伝播リスクを減少させることができ，感染防止に有用である．また，化学物質，消毒薬，洗浄剤などから医療従事者の手を守ことができる．
- 手袋着用前後に手指消毒を行うことにより，感染率を低減できる．
- 手袋にはピンホールがあったり使用時に穿孔することもあるため，適切な交換をしなければならない．
- バリア効果が高く，アレルゲン性が少ない使用目的に合った手袋を使用する．
  - 手袋の素材には，ラテックス（ゴムの木の樹液），ニトリル（石油），ポリ塩化ビニール（石油）がある．
  - ラテックス手袋は，天然ゴムラテックス抗原がアレルギー反応を起こす．パウダーは，ラテックス抗原を吸着し皮膚の乾燥を促し，発赤，乾燥，鱗屑，痒みなどの症状が出る．
  - すべての手袋の製造過程で添加されている化学物質により，発赤，痒み，水泡などのⅣ型アレルギー（遅延型）を起こすことがある．
- 手袋の着用前に手指衛生を行い，乾燥させて装着する．
- 患者ごとに手袋を交換する．同一患者の場合は部位ごとに交換する．
- 汚染した手袋で環境や自分の体，患者の処置以外の場所に触れない．
- 手袋を外した後も手指衛生を行う．

■ゴーグル，フェイスシールド

- 血液や体液が飛散する可能性のある処置や内視鏡の洗浄消毒時には，結膜を保護するためにゴーグル，フェイスシールドなどのPPEを装着する．
- 眼粘膜は鼻腔・口腔粘膜とともに微生物汚染を受けやすい．
- 粘膜より感染する代表的な感染症は，HBV，HCV，HIVがあるといわれている．
- 結膜を保護するPPEには，単回使用型ゴーグル，フェイスシールド付きサージカルマスク，再生使用型めがねタイプ，ゴーグルなどがある．
- 曇りやすさ，使用感汚染されやすさなどそれぞれに特徴が

個人防御

あり,製品規格に合った適切な防護性能や安全性を備えたものを選択する.

■**マスク**
- 感染対策に使用されるマスクは,サージカルマスク(SNS不織布)とN95マスクである.
  - SMS不織布:不織布とは織っていない布の意味である.繊維を熱や機械的・化学的に接着または絡み合わせ布にしたものをさす.医療用の不織布はプロプロピレン製で,SMS不織布という3層構造のものが多い.サージカルマスクやアイソレーションガウンに使用される.
- 高水準消毒薬を取り扱う環境では,活性炭入りのマスクを使用する.

【サージカルマスク】
- 飛散される血液だけでなく患者の咳やくしゃみなどの飛沫の吸入と飛散を防止する.
- 菌浮遊液を飛沫(3μ径)とした濾過検査により細菌濾過率95%以上が要求される.

【N95マスク】
- 0.3μの微粒子を飛沫核とした濾過率95%以上が要求される.
- 空気感染予防策に用いられる.
- 結核菌,麻疹ウイルス,水痘,帯状疱疹ウイルスなどの病原微生物に対して医療従事者が使用する.
- 結核が疑われる患者の診療,介護,気管支鏡検査などの処置を行うときに使用する.
- N95マスクは,マスクの周囲から空気の漏れがほとんどないことを確認する目的でフィットテストを行う.適切に装着されていないと空気感染を防止できない.

■**プラスチックエプロン,アイソレーションガウン**
- 使用目的は,医療従事者を血液,体液,排泄物の接触や飛沫による汚染から守り,患者を医療従事者の汚染から守ることである.
- 内視鏡検査・治療は血液や体液に汚染されやすく,使用されるガウン,エプロンは液体に対する非透過性の清潔なものとなる.
- 汚染が広範囲で衣服全体や腕を覆う必要がある場合は清潔ガウンを,汚染が体幹部に限定される場合はエプロンを使用する.
- 検査ごとにガウン,エプロンを交換する.
- 内視鏡や処置具の再処理時にもエプロン,ガウンを着用し防御する.

個人防御

■キャップ,シューカバー
- 内視鏡検査治療で使用される処置具の挿脱により,血液や体液が広範囲に飛散する可能性がある.汚染物質から頭部を保護するためにキャップを使用する.
- シューカバーは吐血などの処置の介助時には医療従事者の足元を防御するため有用である.内視鏡室に準備しておくことが望ましい.

■PPEの着脱法
- 着用順序は,ガウン・エプロンが先で手袋が最後になる.
- 脱衣順序は,手袋が先でガウン・エプロンが最後になる.紐を解き首と肩から脱ぎ下ろし,汚染されている外側を内側に巻いてたたみ,丸めて感染ごみとして廃棄する.
- 汚染されたPPEを装着したまま清潔な環境に出て行かない.

感染に注意すべき疾患と予防

- 消化器内視鏡の偶発症に関する第5回全国調査報告では,HCVの感染1例,その他の感染が3例報告されている.
- 標準予防策と感染経路別感染対策を構じ,適切なPPEを行えば感染を防ぐことができる.
- 針刺し事故対策,HBVワクチン接種,内視鏡の高水準消毒,滅菌された処置具の使用,洗浄消毒履歴など,ガイドラインや感染対策に関する正しい知識をもって医療従事者で遵守することが大切である.
- 針刺し事故の対応などは各施設での規則にしたがって適切に対応する

MEMO
感染対策の基本は手指衛生
手指衛生は感染対策の基本といわれる.一人ひとりの医療従事者はその有効性を自覚する.スキンケアに留意し定期的な教育啓発が必要である.

感染防止
医療廃棄物の取り扱い

目的
- 人が感染し,また感染する可能性がある病原体が含まれる,もしくは付着している廃棄物,もしくはこれらの恐れのある廃棄物の適正な処理を確保し,生活環境の保全と公衆衛生の向上を図る.

分類と分別
- 病院から出される廃棄物の種類には,一般廃棄物,リサイクル廃棄物,感染性廃棄物,放射性廃棄物,化学性廃棄物などがある.感染性,爆発性,毒性,有害性のあるものは,特別産業廃棄物に分類される(図1).

```
廃棄物 ─┬─ 一般廃棄物 ──(市町村の処理責任)
        │           └─ 特別管理一般廃棄物
        └─ 産業廃棄物 ──(事業者・病院の責任)
                    └─ 特別管理産業廃棄物
                       感染性,爆発性,毒性,有害性のあるもの
```

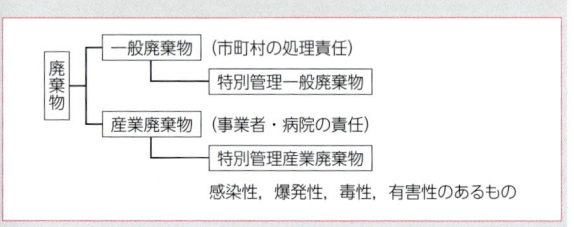

■図1 廃棄物の分類

- 感染性廃棄物には,血液製剤,血液,血清,血漿,体液(精液を含む)の付着したもの,感染症患者に使用したもののうち感染の恐れがあるもの,透析器具類,抗がん剤,劇毒物付着のもの,病理廃棄物(臓器,組織,皮膚など),病原微生物に関連した試験検査等に用いられたもの(培地,シャーレ,実験動物の死体など),感染を引き起こす可能性のある材料,患者に使用した鋭利機材などである.
- 感染性廃棄物の判断基準として,感染症病棟,結核病棟,手術室,緊急外来,集中治療室,検査室での検査治療後排出されたもの,1〜5類感染症,指定感染症,結核の治療や検査等に使用後排出された医療器材,ディスポーザブル製品,衛生材料等が対象となる.
- 適切な分別が行われるよう写真を多用した分別方法をポスターにして掲示する.

廃棄物の処理
- 一般廃棄物は市町村の指示に従い処理する.
- 産業廃棄物は排出業者が自らの責任の下で自らまたは都道府県知事の許可を受けた産業廃棄物処理業者に委託して処理する.

■感染性廃棄物の処理
- 容器に「感染性廃棄物」と明記,またはバイオハザードマー

ク（図2）をつける.

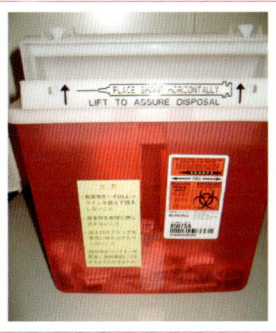

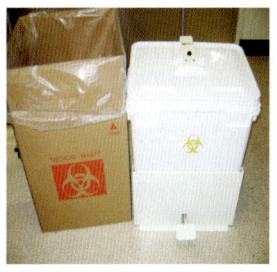

■図2　バイオハザードマークと感染性廃棄物容器

- バイオハザードマークは廃棄物の内容によって色分けする.
  - 鋭利なもの：黄色
  - 固形状のもの：橙色
  - 液状または泥状のもの：赤色
- 漏れないように密閉容器を使用する.
- 保管
  - 運搬されるまでの保管は短期間とする.
  - 他の廃棄物と区別して保管する.
  - 保管場所への出入りを制限する．保管庫には鍵をかける.
- 施設内処理
  - 感染性廃棄物を自ら処理する場合は，滅菌（高圧蒸気，乾熱），焼却（焼却炉の温度800℃以上），消毒（肝炎ウイルスに有効な薬剤），溶融，放射線照射，電子線照射がある.
  - 感染性を失った処理残渣は，非感染廃棄物として処理できる.
- 最終処分：焼却，埋め立て.
- 処理の委託：収集運搬業者，中間処理業者と契約する．特別管理産業廃棄物管理者は廃棄物が適正に処理されているか確認する.
- 感染性廃棄物を取り扱うすべての従業員は，防御具や取り扱い方法について教育を行う．職業感染対策としてHBVワクチンの接種を受ける.

コスト
- 感染性廃棄物の処理価格は一般廃棄物の処理価格より5〜20倍も高価である.
- 産業廃棄物管理票を「マニフェスト」という.

マニフェスト

- 感染性廃棄物の処理方法を的確に把握し,最終処分まで的確に処理されたことを確認するためにマニフェストを交付する.
- 運搬受託者,処分受託者はそれぞれの運搬・処分が終了した日から10日以内に医療関係機関等にマニフェストの写しを送付する.
- 医療機関は,マニフェストの控えと処分業者から返送されるマニフェストをつき合わせ,感染性廃棄物が適正に処分されたことを確認し,送付を受けた日から5年間保存する.
- 医療関係等は,マニフェストの交付に代えて電子マニフェストを利用することができる.
- 医療機関等は,前年度に交付したマニフェストに関する報告書を作成し,都道府県知事に提出しなければならない.電子マニフェストの場合は,環境大臣の指定を受けた情報処理センターが報告を行うため医療機関が報告する必要はない.

> **ココがポイント!** 医療従事者の廃棄物の適正処理に対する意識は低く感染性廃棄物の中にペットボトルを発見することも……. 入職時にきちんとオリエンテーションをして適切な分別ができるよう指導することが大切!

医療事故防止

内視鏡による医療事故

定義

「医療事故」と「医療過誤」は次のように定義される．
- 医療事故：医療にかかわる場所で，医療の全過程において発生するすべての人身事故で，医療従事者の過誤，過失の有無を問わない．
- 医療過誤：医療事故の一類型であって，医療従事者が医療の遂行において医学的準則に違反して患者に被害を発生させた行為．
- すなわち，医療事故は医療従事者側の過失による医療過誤とそれ以外（偶発症）に二分される．
- すべての内視鏡検査・治療，あるいはその前処置段階において，医療事故は起こりうる．

前投薬による偶発症

- 全国調査[1]による前投薬に関連する偶発症を表1に示す．

■鎮痙薬

【臭化ブチルスコポラミン（ブスコパン®，スポラミン®）の使用禁忌】
- （閉塞偶角）緑内障：眼圧の上昇により眼痛，頭痛，嘔気

■表1 前処置に関連する偶発症

	偶発症数	死亡数
咽頭麻酔	38	0
鼻腔麻酔	8	0
鎮痙薬	37	0
鎮静薬	167	3
鎮痛薬	11	0
腸管洗浄液	114	8
抗凝固薬・抗血小板薬	67	0
その他	24	0
	466 (0.0037%)	11 (0.00009%)

（検査総数：12,562,287件）

（芳野純治，他：消化器内視鏡関連の偶発症に関する第5回全国調査報告；2003年より2007年までの5年間．Gastroenterological Endoscopy, 2010；52（1）：96より）

> **やってはダメ！**
> - ブスコパン®の使用禁忌：緑内障，重篤な心疾患，前立腺肥大症
> - グルカゴンの使用禁忌：褐色細胞腫

前投薬による偶発症

- 前立腺肥大による排尿障害：尿閉
- 重篤な心疾患（心筋梗塞など）：狭心症状，不整脈の出現
- 高齢女性で最近眼科診察歴がない患者に緑内障が潜んでいることがあるため，上記症状が出現した場合は注意が必要である．
- それ以外にも甲状腺機能亢進症，うっ血性心不全，不整脈などには慎重投与が必要である．
- まれではあるがショック（ブスコパンショック）を起こすことがある．

【グルカゴンの使用禁忌】

- 褐色細胞腫：急激な血圧上昇
- 糖尿病，肝硬変には慎重投与が必要である．
- 本剤投与による血糖上昇後に，リバウンドによる二次的な低血糖症状が起こることがある（投与後60〜90分）ので，検査終了後には飴などの糖分摂取が推奨されている．
- 偶発症の対策としては検査前の問診が重要である．また，l‐メントール製剤であるミンクリア®の胃内撒布は副作用もほとんどなく，上記薬剤が使用しづらい患者に有効である．

■局所麻酔薬

- アナフィラキシーショック：呼吸困難，喘息様症状，全身浮腫（特に顔面，口唇の浮腫）
- キシロカイン中毒（過剰投与による）：全身痙攣，チアノーゼ，意識障害，心停止
- アナフィラキシーショックはキシロカイン®そのものではなく，防腐剤として含まれるメチルパラミンが原因と考えられている[2]．
- アナフィラキシーショックを疑った場合は，ただちに気道確保，酸素投与，急速補液，エピネフリン（ボスミン®）0.2〜0.5mg筋注などの対応を行う．
- キシロカイン中毒はキシロカイン®の過剰投与による薬物毒

MEMO

アナフィラキシーショックへの対応

筆者の施設では，毎年人間ドックで上部消化管内視鏡検査を受けており咽頭麻酔で問題なかった被検者で，キシロカイン®によるアナフィラキシーショックを起こした経験がある．しかもその被検者は検査中にはまったく症状がなく，検査終了後に内視鏡室を出て待合室で休んでいる最中に冷汗，全身浮腫，血圧低下の症状が出現した．このようにアナフィラキシーショックは十分に対策していても予想できないこともあり，早期発見，迅速な対応が患者救命の鍵である．そのためには日ごろから内視鏡検査における急変時シミュレーションを行うことが重要である．

性によって生じるものである．対策として1回の使用量が200mgを超えないようにする（表2）．

■表2 キシロカイン®各種製剤の含有量

咽頭麻酔用スプレー	8%	1mLあたり80mg，1回噴霧で8mg
うがい用	4%	1mLあたり40mg
ビスカス，ゼリー	2%	1mLあたり20mg

■鎮静薬，鎮痛薬

- 呼吸機能抑制：舌根沈下による上気道狭窄，呼吸数低下による低換気
- 循環機能抑制：血圧低下
- 血管炎：静脈に沿った発赤，血管痛
- ルーチンの内視鏡検査ではconscious sedation（医師と被検者との間で口頭でのコミュニケーションが保てる状態）が望ましい．
- 高齢者は投与量を成人の1/2〜1/3に減量したり，使用を見合わせたりするなど，より慎重に対応する．
- 鎮静薬使用中はSpO$_2$モニター，血管確保が必須である．血圧計は健常者のルーチン検査では必要としないが，緊急内視鏡，治療内視鏡，基礎疾患の伴うハイリスク患者では血圧のモニタリングも行う．拮抗薬も速やかに使用できるように準備しておく．
- 過鎮静の予防としては，過剰投与をなくすことが第一である．そのためには，以下の対策が重要である．
  ①前回までの鎮静薬使用記録，鎮静状況を確認すること．
  ②睡眠薬内服や飲酒歴などの問診も参考にすること．
  ③使用薬剤の効果発現までの時間を熟知して，鎮静薬投与してから内視鏡挿入まで数分待つこと．
- 検査終了後は30分〜1時間，リカバリー室で完全に覚醒するまで休ませてから帰宅させる．
- 高齢者は覚醒後も帰宅途中に転倒する危険性があるため，鎮静薬使用の際には家人の付き添いを義務づけるなどの対策も必要である．

【ベンゾジアゼピン系】
- 作用持続時間により表3にあげた3種類が主に用いられる．
- 拮抗薬：フルマゼニル（アネキセート®）0.2〜0.5mg静注
  →効果は3〜30分程度であり，投与後の呼吸抑制の再発に注意が必要である．

【その他】
- プロポフォール（ディプリバン®）

前投薬による偶発症

■表3　ベンゾジアゼピン系鎮静薬の特徴

一般名	商品名	効果発現までの時間	効果持続時間	初期投与量	特徴
ミダゾラム	ドルミカム®	1〜2分	15〜80分	1〜2mg	健忘作用が強いせん妄が出現することあり
フルニトラゼパム	サイレース®,ロヒプノール®	1〜2分	30〜60分	0.2〜1.5mg	呼吸・循環への影響が少ない
ジアゼパム	セルシン®,ホリゾン®	2〜3分	360分	5〜10mg	血管痛あり

- 急速導入が可能で覚醒も速やか.
- 咽頭反射も抑制する.
- 鎮静作用のみで,鎮痛作用や健忘作用はない.

※注意点
- 呼吸・循環抑制が強く安全域が狭い.
- 拮抗薬がないため,過量投与に注意する.
- 十分に慣れた医師の下での使用が必要である.
- 卵・大豆アレルギーの患者は使用できない.
- 塩酸ペチジン（オピスタン®）
- 鎮痛効果はモルヒネの約1/100と弱いが,安全域が広い.
- 咽頭反射が抑制されるため上部内視鏡検査でよく使用される.
- 副作用として呼吸抑制,頭痛などがある.
- 麻薬製剤であるため,取り扱いに注意が必要である.
- 拮抗薬：ナロキソン（ナロキソン®）0.2mg静注
  → 効果は約30〜60分であり,投与後の呼吸抑制の再発に注意が必要.

■腸管洗浄液
- 腸閉塞,腸管穿孔：腹痛,嘔気・嘔吐
- 虚血性腸炎：左側の腹痛,血便
- 検査をオーダーする時点で腸閉塞が疑われる場合（もともと便秘でなかった人が急に便秘になった,高齢者で下痢と便秘を繰り返すなど）は,オーダー前に腹部X線やCTで腸管狭窄の有無を確認することが望ましい.
- 腸管洗浄液内服中に1度も排便がなく腹痛,嘔吐が出現した場合には,ただちに服用を中止し,腹部X線あるいはCT検査で腸閉塞の有無を確認する必要がある.

上部消化管内視鏡検査に伴う偶発症

- 全国調査[1]によると，生検を含む観察のみの検査では，約740万件のうち372件（0.005％）に発生し，このうちの死亡数は14件（0.00019％）であった．
- 主な偶発症は出血，裂傷，消化管穿孔である．

■出血
- 内視鏡操作に伴う機械的接触によるもの
  - 初級者が食道入口部の挿入する際には無理な操作で容易に出血するため，決して無理な挿入はしない．
  - 被検者が緊張している場合は特に食道入口部の抵抗も強いため，検査前から声かけを行いリラックスさせることや，被検者に嚥下を指示し，タイミングを合わせて挿入するなどの工夫が必要である．
- 生検によるもの
  - 生検の際には出血のリスクの高い患者には慎重に行う．
  - 検査前に抗凝固薬，抗血小板薬内服の有無，休薬期間を確認すること，肝硬変や血液疾患の有無などを確認することが重要である．

■裂傷
- 嘔吐反射に伴い食道胃接合部から噴門直下に長軸方向に粘膜下層まで裂傷を形成することがあり，通常は出血を伴っても経過観察で治癒することが多い．
- 予防としては咽頭反射を抑制するために鎮静薬を使用することや，胃の過剰送気を防ぐことである．

■消化管穿孔
- 内視鏡挿入時に左梨状陥凹に無理な挿入を行った際に発生することが最も多い．
- 食道入口部直下の後壁は外輪筋を欠く脆弱部があり（Laimerの三角），穿孔を生じやすい．
- 皮下気腫を認めた場合は当然であるが，そうでない場合も，咽頭の激痛など穿孔が疑われた場合はただちに胸部X線あるいはCT検査を行い，縦隔気腫の有無を確認する．早期に診断できれば絶飲食，抗生剤治療での保存的加療が可能であるが，縦隔炎を合併すると重篤となるため，手術のタイミングを逃さないことが重要である．

> **ココがポイント！**
> - 食道入口部の挿入は"押す"のではなく，"滑らせる"イメージが重要！
> - 患者の嚥下とタイミングを合わせることも重要．決して無理に挿入しない！

大腸内視鏡検査に伴う偶発症

- 十二指腸は胃と比較し腸管壁が薄いこと,下降脚への挿入時にいわゆる「赤球」になることが多く,誤った操作による穿孔に注意が必要である.下降脚への挿入の際はゆっくりと行うこと,初級者でどうしても挿入できない場合は無理せず球部までの観察にとどめることも大切である.
- 全国調査[1]によると,生検を含めた観察のみの件数は約250万件で,偶発症は313件(0.012%)に発生し,このうちの死亡数は21件(0.00082%)であった.挿入時の消化管穿孔が最も多い.
- 予防の第一は,無理をしないことである.
  - 術後癒着症例など挿入困難例は必ず存在するため,被検者の痛みが強い場合や挿入に時間がかかった場合は上級者に代わる.
  - そのためには挿入開始からの時間を測り,各施設での交代時間を設定しておくとよい.
  - それでも盲腸まで挿入できない場合は,撤退する勇気が肝心である.注腸検査あるいはバルーン内視鏡検査への変更を考慮する.
  - 筆者の施設では挿入困難例にはダブルバルーン内視鏡検査を使用し,全症例で盲腸まで挿入が可能であった.
- S状結腸で憩室が多発している患者では管腔を把握することが困難なことが多く,その場合,先端アタッチメントを使用すると安全である.
- 穿孔をきたした場合,炭酸ガス送気があれば変更し,内視鏡で縫縮可能であれば縫縮を試みる.
  - 完全に縫縮できれば保存的加療は可能である.
  - 縫縮困難な場合は外科手術を考慮する.

ERCPによる偶発症

■表4 ERCPに関連した偶発症

	検査件数	偶発症数(%)	死亡数(%)
診断的ERCP	114,823	468 (0.408)	8 (0.007)
治療的ERCP	154,099	901 (0.585)	21 (0.014)

(芳野純治,他:消化器内視鏡関連の偶発症に関する第5回全国調査報告;2003年より2007年までの5年間. Gastroenterological Endoscopy, 2010;52(1):99より)

> **ココがポイント!** 左梨状陥凹からの挿入が困難な場合は右梨状陥凹に変更すると案外簡単に挿入できることも多い!

ERCPによる偶発症

■急性膵炎
- ERCP (endoscopic retrograde cholangiopancreatography：内視鏡的逆行性膵胆管造影) 後の偶発症では最も多く，時として重篤化する危険性がある．
- 上腹部痛や圧痛，高アミラーゼ血症を認めた場合はCT検査で膵炎の有無，程度を確認し，重症化を阻止するため速やかに初期治療を開始する．
- 予防として，以下などが有効である[3]．
  ①滅菌されたカニューレ，処置具を用いる．
  ②乳頭浮腫を防ぐため愛護的な挿管操作を行う．
  ③十二指腸液や胆汁を膵管内に注入しないように注意し，カニューレの先端まで造影剤を満たしておく．
  ④予防的膵管ステントを留置する．

■消化管穿孔
- 側視鏡のため，食道入口部ではブラインドで挿入する必要がある．抵抗がある場合は無理な操作を加えない．
- 十二指腸でスコープをストレッチするときが特に危険である．ストレッチするときは，スコープ先端が十二指腸内腔中央付近にあることを常に意識しながら操作する．

治療内視鏡 (EMR, ESD) に伴う偶発症

- 全国調査[1]によると，ポリペクトミーでは大腸，胃の順に，EMR (endoscopic mucosal resection：内視鏡的粘膜切除術) では食道，胃，大腸の順に，ESD (endoscopic submucosal dissection：内視鏡的粘膜下層剥離術) では食道，大腸，胃の順に偶発症の発生率が高かった (表5)．
- ここでは大腸EMRの偶発症について述べる．

■出血
- 術中出血と後出血の2種類ある．

■表5　腫瘍治療に関連した偶発症

	検査総数	偶発症数 (%)	食道 (%)	胃 (%)	大腸 (%)
ポリペクトミー	323,142	876 (0.271)	0	13 (0.111)	851 (0.274)
EMR	260,875	1,473 (0.565)	40 (1.272)	249 (0.821)	1,160 (0.512)
ESD	46,598	1,459 (3.131)	96 (4.426)	1,171 (2961)	179 (3.774)

(芳野純治，他：消化器内視鏡関連の偶発症に関する第5回全国調査報告；2003年より2007年までの5年間．Gastroenterological Endoscopy, 2010；52 (1)：98より)

治療内視鏡（EMR, ESD）に伴う偶発症

【術中出血】
- 術中出血はクリップ止血でほとんどが対応可能である．
- 有茎性のポリープには留置スネアやロングクリップを用いて切除前に茎を絞扼する方法が出血予防に有用である．

【後出血】
- 治療後2週間までは起こる可能性がある．
- 予防として筆者の施設では以下のことを行っている．
  - 治療後1週間の飲酒，スポーツ禁止．
  - 治療後3日間の入浴禁止（シャワーは可）．
  - 治療後3日間の易消化食摂取．
  - 後出血の際に速やかに当院まで来院できるように，治療後1週間の遠方旅行も禁止している．
- 後出血した場合は緊急内視鏡検査でほとんどが内視鏡的止血が可能である．
- 切除後日数が経っている場合は切除後潰瘍面が硬く，クリップ止血より焼灼止血が有効な場合が多い．

■消化管穿孔
- 予防は粘膜下に十分な局注を行うこと，スネアリングの際に筋層を巻き込まないようにすること，通電で筋層まで熱傷させないことである．
- 具体的には，以下にあげたような工夫で，ある程度予防可能である．
  ① スネアリングの際に送気して筋層を伸展させる．筋層の巻き込みが疑われる場合は，いったんスネアを少しだけ緩めて腸管を送気で十分に拡張させ筋層を外す操作を加える．
  ② 通電する際には，筋層から少し持ち上げる（ホットバイオプシーも同様）．
  ③ 通電してもなかなか切れない場合は，筋層を巻き込んでいる可能性があり，いったん緩めてスネアリングをし直す．
- 切除後に穿孔を認めた場合は，速やかにクリップで創部を縫縮できれば保存的加療が可能である．
- 縫縮不可能な場合は手術を考慮する．

文献
1) 芳野純治，他：消化器内視鏡関連の偶発症に関する第5回全国調査報告；2003年より2007年までの5年間．Gastroenterological Endoscopy，2010；52（1）：95-103
2) 荒川廣志，他：前投薬による偶発症（赤松泰次編：内視鏡室のリスクマネジメント；これだけは知っておきたい）．南江堂；2003，p65-75
3) 向井秀一，他：ERCPガイドライン（日本消化器内視鏡学会監，日本消化器内視鏡学会卒後教育委員会責任編集：消化器内視鏡ガイドライン）．第3版．医学書院；2006，p105-119

医療事故防止
医療事故発生時の対応

医療事故を防ぐ対策

- まずは医療事故そのものを起こさないようにすることが最も重要である.

■問診票

- 内視鏡検査前には問診票を用いて必要事項を確認する.
- 筆者の施設で使用している問診票を示す（図1）.

■図1　上部（胃）内視鏡検査問診票

■インフォームド・コンセント

- 検査前には被検者本人やその家族に，内視鏡検査の目的,

医療事故を防ぐ対策

方法,起こりうる偶発症について十分に説明したうえ,検査に同意してもらう(インフォームド・コンセント).

- インフォームド・コンセントが得られているかどうかで,医療事故発生後の患者やその家族の医療に対する不信感が大いに変わってくる.
- すべての内視鏡検査前には文書による同意を得ておく必要がある.
- 偶発症に関しては一般的な頻度に加え,自施設における頻度も記載されているとなおよい.
- 筆者の施設で使用している同意書の一例を示す(図2).

上部消化管内視鏡検査同意書

診療券番号_____

この検査では食道,胃,十二指腸の一部を観察し,病気の診断を行います.必要に応じて色素を散布したり組織を採取して調べる検査(生検)を行うことがあります.稀ですが検査に伴う偶発症が起こる可能性があります.以下について十分ご理解いただいたうえで,検査にご同意ください.

偶発症とは,検査手技にミスがなくても身体におもわしくない事態が発生することです.**偶発症の治療は保険診療の扱いとなります,個人負担が発生しますので,あらかじめご了承ください.**

1. 前投薬(検査に使用する薬)について
 検査前にスプレーでのど麻酔を行います.のど麻酔薬(キシロカイン®)でショック,アレルギーおよび中毒などの副作用を起こすことがあります.必要に応じて胃の動きを抑えるための薬(ブスコパン®・スポラミン®またはグルカゴン)を注射します.ブスコパン®・スポラミン®で狭心症の発作,不整脈,頭痛,眠気,閉尿などを起こすことがあります.グルカゴンで検査後に低血糖や高血糖を起こすことがあります.

2. 鎮静薬使用について
 検査時の不安感やのどの反射を抑えるため,希望者には鎮静薬(意識がぼーっとなり眠くなる薬)を使用することができます.**検査後は意識がはっきりするまで1~2時間休んでいただきます.検査当日の車,バイク,自転車の運転は危険ですので禁止となります.飲酒も当日はできません.**
 鎮静薬の副作用として呼吸抑制,健忘症,血圧低下などがあり,効き目が強すぎる場合等に拮抗薬(一時的に薬の効き目を消す薬)を使用することがあります.

3. 検査についての注意
 検査後のどに違和感,痛みが残ったり出血したりすることがあります.通常は処置を必要としませんが,痛みがひどい場合はご連絡ください.経鼻内視鏡検査では鼻出血や鼻痛をきたすことがあります.

前投薬や鎮静薬による偶発症の頻度は0.0037%,上部消化管内視鏡検査における偶発症の頻度は0.025%(日本消化器内視鏡学会2003~2007年全国調査)です.重篤な偶発症としてアナフィラキシーショック,消化管穿孔,出血,誤嚥性肺炎,心筋梗塞,脳出血などが報告されています.これまで当院で発生した重篤な偶発症は一般内視鏡検査約14万件中4件(0.002%:穿孔2件,アナフィラキシーショック1件,局所麻酔薬中毒1件)です.
以上の説明を十分ご理解いただいたうえで,下記に署名し検査当日に持参してください.

NTT東日本関東病院_____科_____説明医師_____

私は上部消化管内視鏡検査を受けるにあたり,上記内容を十分理解した上で検査に同意します.
 鎮静薬の使用を(希望する・希望しない・医師の判断に任せる)
平成 年 月 日
 本人署名_____

本人が記入できないまたは未成年の場合

 代理署名_____(本人との続柄)_____

■図2 上部消化管内視鏡検査同意書

医療事故を防ぐ対策

■ **検査中の対応**
- 前処置薬投与開始から検査終了まで，患者の状態をよく観察する．
- 検査中はモニタの数値の変動に注意する．
- 医療事故が起こった場合も，いかに早く気づき対応できるかどうかで，その後の患者の容態に大きく影響する．

■ **インシデントへの対応**
- 小さなインシデント（患者に害を及ぼすことはなかったが，何らかのニアミスがあったこと）の積み重ねが一つの医療事故につながる．
- 自施設で起こったインシデントは必ず報告し，その原因を分析し対策を考える．
- 他施設の医療事故例も情報収集し同じ事故が起こらないかどうか，自施設の環境と照らし合わせてみる．

医療事故が発生した場合

- 患者の生命が最優先である．
- まずは落ち着いて患者の意識，バイタルサイン（呼吸，脈拍，血圧，酸素飽和度）を確認する．
- 医師の判断・指示により気道確保や血管確保を行う．
- 緊急時にはスタッフをなるべく多く集め，救急カートや除細動器も準備する．
- 医療事故の発生状況，その後の経過などをカルテに正確に記載する．
- 速やかに責任者，医療安全委員会に報告する．
- 患者およびその家族には起こった出来事を正確に説明し，誠実に対応する．
- 一例として，アナフィラキシーショックが発生した場合の対処を図3に示す．

> **ココがポイント！**
> - **医療事故発生時，まずは患者の状態（バイタルサイン）を確認する！**
> - **状況を正確に判断し，適切な対応をとることが被害を最小限に抑える！**

医療事故が発生した場合

●アナフィラキシーが疑われたら，ただちにバイタルサインを確認し以下のような手順で治療する．

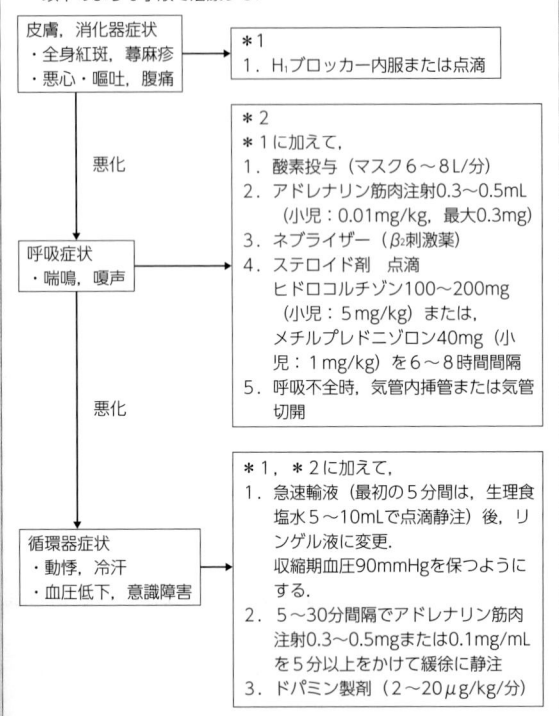

皮膚，消化器症状
・全身紅斑，蕁麻疹
・悪心・嘔吐，腹痛

→ *1
1. H_1ブロッカー内服または点滴

↓悪化

呼吸症状
・喘鳴，嗄声

→ *2
*1に加えて，
1. 酸素投与（マスク6〜8L/分）
2. アドレナリン筋肉注射0.3〜0.5mL
  （小児：0.01mg/kg，最大0.3mg）
3. ネブライザー（β_2刺激薬）
4. ステロイド剤　点滴
  ヒドロコルチゾン100〜200mg
  （小児：5mg/kg）または，
  メチルプレドニゾロン40mg（小児：1mg/kg）を6〜8時間間隔
5. 呼吸不全時，気管内挿管または気管切開

↓悪化

循環器症状
・動悸，冷汗
・血圧低下，意識障害

→ *1，*2に加えて，
1. 急速輸液（最初の5分間は，生理食塩水5〜10mLで点滴静注）後，リンゲル液に変更．
  収縮期血圧90mmHgを保つようにする．
2. 5〜30分間隔でアドレナリン筋肉注射0.3〜0.5mgまたは0.1mg/mLを5分以上をかけて緩徐に静注
3. ドパミン製剤（2〜20μg/kg/分）

■図3　アナフィラキシーの治療手順
注意：βブロッカーの内服時，アドレナリンの代わりにグルカゴン1〜5mg（20〜30μg/kg 5分以上）静注．以後，5〜15μg/分で持続静注する
（日本消化器がん検診学会胃内視鏡検診標準化研究会編：胃内視鏡検診マニュアル．医学書院；2010，p54より）

■医療事故防止
ヒヤリハット事例集

検査前

■症例1：自己判断による休薬
- 心筋梗塞後でバイアスピリン®,プラビックス®内服中の患者.
- 休薬のリスクがあるため休薬せずに内視鏡検査の予定であったが,以前内視鏡検査の際に休薬していたため,自己判断で1週間前から内服を中止して来院した.

【対策】
- 検査オーダー時に既往歴,内服薬の確認を徹底する.
- 抗凝固薬・抗血小板薬内服患者には休薬の必要性があるかないかを文書に記載して説明する.
- 休薬しない場合はその理由（血栓症のリスクが高いから）を説明し,今回の検査の目的（観察のみを行い,生検の必要があれば改めて後日再検査するなど）を説明する.

■症例2：必要な薬の未内服
- 高血圧で降圧薬内服中の患者.
- 内視鏡検査当日は朝食を食べないため,朝の内服薬もすべて服用せずに来院した.
- 来院時の血圧190/100mmHg.

【対策】
- 降圧薬や抗てんかん薬など,当日も内服が必要な薬は服用するように内視鏡説明書・同意書に記載する.
- 高齢者ではきちんと読んでいないことも多いので,検査オーダー時に下線を引くなどして強調して説明する.
- 検査前に必ず血圧測定を行い,血圧が異常に高い場合には当日の内服薬を確認する.
- 緊急性がない場合は危険性を説明し,後日に検査延期することも考慮する.

■症例3：糖尿病患者の低血糖発作
- 糖尿病治療中の患者.
- 内視鏡検査10時に施行,11時半会計中に気分不快の訴えあり.低血糖発作をきたしていた.

【対策】
- 血糖降下薬を使用していなくても,絶食などによって低血糖が誘発されることもある.
- その旨,十分な事前説明を要し,またそのことを念頭に,素早い対処を要する.

症例4

■症例4：前処置薬が必要な患者への説明

- 大腸内視鏡検査の前日に腸管洗浄液を服用して、当日来院.

【対策】

- 検査オーダー時には前処置薬の説明を絵やビデオを用いてわかりやすく説明する.
- 高齢者で理解度に不安がある場合は、入院検査を考慮する.
- 筆者の施設では下記の説明書およびビデオで説明を行っている（図1）.

大腸内視鏡検査を受ける方へ

大腸の中に便が残っていると、観察することができません。
検査前日から準備が必要になります。

検査の前日：　月　日

- **食事**：こんにゃく、海草、きのこ、菜っ葉、もやし、豆、ごぼう、キウイ、イチゴ、ねぎ、トマトの皮、長いも(生)など消化が悪いものは、腸の中に残りますので食べないでください。
  夕食は、午後8時まで済ませてください

- **午後9時**：ラキソベロン液(下剤)1本を水200ml(コップ1杯程度)に溶かし内服してください。
  追加で下剤(マグコロールP)が処方された方も、同じようにコップ1杯の水で内服してください。
  ☆翌朝、下剤の効果で普通便～下痢便の排便があります。

検査の当日：　月　日

- **飲食**：検査が終わるまで食事はできません。
  洗腸剤内服中以外は、アメやガムは食べてもかまいません。
  水・お茶・紅茶(ミルクなし)・スポーツドリンクなどの水分は十分におとり下さい。

- **午前5時または、6時**：血圧・不整脈・喘息・てんかん・抗がん剤の薬は、必ず内服してきてください。
  インシュリン・血糖降下薬、抗凝固薬・抗血小板薬は、主治医に確認してください。

- **午前7時または、8時**：大腸の便を洗い流す薬(ニフレック)を内服します。
  ニフレックは水2リットルで溶かし、2時間かけて内服してください。
  ニフレックを半分くらい内服したところでガスコン錠を6錠服用してください。
  ガスコンは大腸内の泡を消す薬です。
  ニフレックは、放置すると塩辛くなります。時々、よく振りながら飲んでください。

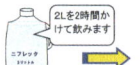

2Lを2時間かけて飲みます
ニフレックを1L飲んでからガスコン6錠を服用します。
数回に分け、服用してもかまいません。

内服後1～3時間で数回、排便があります。（個人差があります）

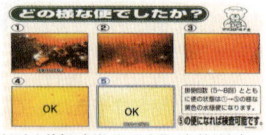

どの様な便でしたか？

◎ニフレック内服後、3時間ほどで腸内はほとんど空になりトイレの心配はなくなります。
検査前までに、便器のむこうが透けてみえる水のような便になったことを確認してください。

NTT東日本関東病院　内視鏡センター　　　　　　　(平日8時30分～17時)
　　　　　　　　　　救急センター　　　　　　　　(平日/休日17時～8時30分)

■図1　NTT東日本関東病院で使用している説明書

症例5：腸管洗浄液による嘔気症状

- 大腸内視鏡検査当日，腸管洗浄液を内服し始めたが，途中で気持ち悪くなり嘔吐した．どうしたらよいかと内視鏡センターに電話連絡あり．

【対策】
- 腸管洗浄液の味が合わずに嘔気症状を訴える患者も多い．どういう状況で嘔気・嘔吐が出現したかをよく確認する．
- 腸閉塞が疑われる場合や嘔吐の原因が不明な場合には服用を中止して来院し，医師の診察を受けるように指示する．

症例6：鎮静薬と運転

- 鎮静薬希望であったが，当日車を運転して来院（または当日の夜に運転が必要な用事あり）．

【対策】
- 内視鏡説明書・同意書に，鎮静薬使用の際には当日運転ができないことを明記し，オーダーの際に下線を引くなどして強調して説明する．
- 運転して来院した場合は，鎮静薬使用後の運転の危険性を説明し（飲酒運転と同じ状況であると説明するとわかりやすい），家人に来てもらって代わりに運転してもらうか，検査を延期する．あるいは鎮静薬を使用しないで検査を行う．

検査中

症例7：挿入困難な患者

- 上部消化管内視鏡挿入時，咽頭反射が強くなかなか食道入口部が通過できない．出血もし始めた．

【対策】
- 前回の内視鏡検査で非常につらい経験がある場合は無意識に力が入ってしまい，なかなか緊張がとれない場合がある．
- 挿入をいったん中止し，声かけを行い，緊張を和らげる．
- それでも挿入できない場合は，①上級医に交代する，②鎮静薬使用を勧める，③細径スコープ（経鼻）に変更する，などを行い，決して無理な挿入はしない．

症例8：顔面蒼白となった患者

- 上部内視鏡検査中に突然冷や汗が出現し，顔面蒼白となった．

【対策】
- まず患者の状態を医師に報告し，検査を中断しスコープを抜去する．
- 冷汗は血圧の急激な低下によって交感神経が亢進されるために起こる症状であり，ショックのサインとして重要である．
- すぐに血圧を測定し，血管確保を行う．

症例9:プレショックになった患者

- 89歳女性,大腸内視鏡検査開始から5分,S状結腸まで入ったところで突然の血圧低下,プレショックになった.

【対策】
- 高齢者は特に腸管の過伸展などで迷走神経反射をきたすことがある.
- 術者は夢中で気がつかないことがあるので,周囲のスタッフのサポートが大切である.
- むやみに継続せず,すぐに検査を中止して適切に対応する.

症例10:穿孔したケース

- 大腸ポリープをEMR(endoscopic mucosal resection:内視鏡的粘膜切除術)した際に,穿孔したことが判明した.

【対策】
- まずは落ち着いて医師の指示を仰ぐ.
- 不必要にあわてて患者を不安にさせてはいけない.
- 患者のバイタルサインを確認し,容態に変化ないかを随時確認する.
- 炭酸ガス送気があれば用意する.
- バイタルサインに変化がみられれば,ただちに医師に報告する.

検査後

症例11：鎮静薬の副作用
- 当日鎮静薬の希望があり，口頭で同意を得て上部内視鏡検査を施行．
- 検査終了後，「鎮静薬を使用してほしいなどと言った覚えはない！」と患者が怒り出した．

【対策】
- 鎮静薬使用後には一過性健忘を認めることも少なくない．
- 鎮静薬を使用する際には必ず文書による同意を得ておく必要がある．
- 鎮静薬使用による副作用も文書で説明しておく．

症例12：鎮静薬使用後の転倒
- 78歳女性．鎮静薬を使用して内視鏡検査を受けた．
- リカバリー室で休んでから帰宅しようとしたが，病院の玄関で転倒し頭部を打撲した．

【対策】
- 高齢者は帰宅途中に転倒する危険性が高い．
- 外来患者では鎮静量を健常成人の1/2～1/3に減量し，過鎮静にならないように心がける．
- 鎮静薬を使用する際には家人の付き添いを義務づける．

症例13：鎮静薬使用後の結果説明
- 鎮静薬を使用して検査を行った患者．
- 検査結果を聞いていない（覚えていない）ので再度説明してほしいと検査数日後に来院した．

【対策】
- 鎮静薬使用直後は会話ができても結果説明を忘れてしまう患者も多い．
- 一見覚醒していても一度リカバリー室で休んでもらい，完全に覚醒してから結果説明を行う．

> **ココがポイント！** 鎮痛薬は検査中のみならず検査後も注意が必要である！　特に外来患者では，完全に覚醒したのを確認して帰宅してもらう！

> **やってはダメ！** 鎮痛薬を使用した患者は，①車の運転，②飲酒を当日は禁止する．

感染および医療事故を防ぐために

Column
内視鏡検査・治療における炭酸ガス送気のメリット

内視鏡で視野を得るために空気を送気しているが,空気が吸収されないことから,腹部膨満感や腹痛,嘔吐などの症状をきたすことがある.苦痛を軽減する目的で腸管からの吸収の早い炭酸ガス送気が行われるようになり,苦痛の軽減や検査時間の短縮などが報告されている.

大腸内視鏡検査は苦痛を伴うこともあり,原因としてスコープの挿入による腸管の屈曲や伸展などの機械的刺激送気によるものや,空気の送気による腸管内圧の上昇が挙げられている.腹部膨満感,腹痛をはじめとする苦痛が生じ,送気された空気がスコープの挿入時間にも支障をきたすこともあるが,炭酸ガスの使用により腹部膨満や腹痛などの自覚症状は軽減し,挿入時間の短縮や随伴症状の減少により検査・治療の中断が減少したとの報告もある。特に大腸内視鏡によるポリペクトミーやESDにおいては長時間の治療となることから,炭酸ガス使用による苦痛の軽減に大きな効果がある.小腸内視鏡での炭酸ガス使用では,挿入率の向上と同日での経口・経肛門からの検査が可能となったとする報告もある.

上部消化管での炭酸ガス使用は挿入・観察では有意な差はないが,腹部超音波検査とX線検査などを施行する場合,検査の順番に制約が出る.人間ドックなどでは一連の流れで検査を行うため,炭酸ガスの吸収の早いことを利用して,内視鏡検査で炭酸ガス送気を用いると待ち時間の短縮に効果を発揮する.

炭酸ガス送気の問題点としては血中炭酸ガス濃度の上昇であるが,長時間におよぶ内視鏡的治療や小腸内視鏡においても,問題となる高炭酸ガス血症の報告はされていない.

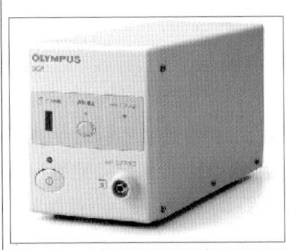

■図1 **内視鏡用炭酸ガス送気装置 UCR(オリンパス社)**

付録

●略語・英語一覧

略語	英語など	日本語・意味
A ACLS	advanced cardiovascular life support	二次心肺蘇生法
ACS	abdominal compartment syndrome	腹部コンパートメント症候群
ADL	activities of daily living	日常生活動作
AFI	auto fluorescence imaging	蛍光観察
AGML	acute gastric mucosal lesion	急性胃粘膜病変
AH	acute hepatitis	急性肝炎
AP	acute pancreatitis	急性膵炎
AP	angina pectoris	狭心症
APC	argon plasma coagulation	アルゴンプラズマ凝固止血法
AS	aethoxysklerol	ポリドカノール製剤エトキシスクレロール
ASO	arteriosclerosis obliterans	閉塞性動脈硬化症
ATP	atypical epithelial lesion	腸上皮型低異型度腫瘍
ATP	adenosine triphosphate	アデノシン三リン酸
B BA	biliary atresia	胆道閉塞症
BE	balloon endoscopy	バルーン内視鏡
BS	bronchoscopy	気管支内視鏡
BLS	basic life support	一次救命処置
B-RTO	balloon-occluded retrograde transvenous obliteration	バルーン下逆行性経静脈的塞栓術
C CBD	common bile duct	総胆管
CC	conventional cannulation	胆管造影法
CCD	charge-coupled device	電荷結合素子
CDC	centers for disease control and prevention	米国疾病管理予防センター
CE	capsule endoscopy	カプセル内視鏡
CE	cervical esophagus	頸部食道
CD	chrohn disease	クローン病
CH	chronic hepatitis	慢性肝炎
CI	cerebral infarction	脳梗塞
CPB	celiac plexus brock	腹腔神経叢ブロック
CPI	celiac plexus injection	腹腔神経叢注入術
CS	colonoscopy	大腸内視鏡検査
CT	computed tomography	コンピュータ断層撮影

略語	英語など	日本語・意味
D DAVE	diffuse antral vascular ectasia	びまん性前庭部毛細血管拡張症
DBE	double balloon endoscopy	ダブルバルーン内視鏡
DES	drug eluting stent	薬剤溶出性ステント
DIC	desseminated and intravascular coagulation syndrome	播種性血管内凝固症候群
DICOM	digital imaging and communications in medicine	医用画像記録規格
DM	diabetes mellitus	糖尿病
DNA	deoxyribonucleic acid	デオキシリボ核酸
DPC	diagnosis procedure combination	診断群分類別包括評価
DU	duodenal ulcer	十二指腸潰瘍
E EAM	endoscopic aspiration mucosectomy	内視鏡的吸引粘膜切除術
EBD	endoscopic biliary drainage	内視鏡的胆道ドレナージ
EBS	endoscopic biliary stenting	内視鏡的胆管ステント留置術
ECJ	esophagocardial junction	食道噴門接合部
EDSP	endoscopic double snare polypectomy	内視鏡的二重スネアポリープ切除術
EGD	esophagogastroduodenoscopy	上部消化管内視鏡
EGJ	esophago-gastric junction	食道・胃接合部
EHL	endoscopic hemorrhoidal ligation	内視鏡的内痔核結紮術
EIS	endoscopic injection sclerotherapy	内視鏡的硬化療法
EML	endoscopic machanical lithotomy	内視鏡的機械砕石術
EMR	endoscopic mucosal resection	内視鏡的粘膜切除術
EMR-C	endoscopic mucosal resection using a cap-fitted endoscope	透明キャップ装着内視鏡的粘膜切除術
EMRL	endoscopic mucosal resection with ligating device	EVLを用いたEMR法
EMS	expandable metallic stent	管腔拡張用金属ステント
ENBD	endoscopic nasobiliary drainage	内視鏡的経鼻胆管ドレナージ

略語	英語など	日本語・意味
ENPD	endoscopic nasopancreatic drainage	内視鏡の経鼻膵管ドレナージ
EO	ethanolamine oleate	食道静脈瘤硬化療法薬
EOG	ethylene oxide gas	酸化エチレンガス
EPBD	endoscopic papillary balloon dilatation	内視鏡的乳頭バルーン拡張術
EPCG	endoscopic pancreatocholangiography	内視鏡的膵胆管造影法
EPMR	endoscopic piecemeal mucosal resection	内視鏡的粘膜分割切除術
EPT	endoscopic papillotomy	内視鏡的乳頭括約筋切開術
ERBD	endoscopic retrograde biliary drainage	内視鏡的乳頭ドレナージ（EBD）
ERC	endoscopic retrograde cholangiography	内視鏡的逆行性胆道造影法
ERCP	endoscopic retrograde cholangiopancreatography	内視鏡的逆行性膵胆管造影法
ERGBD	endoscopic retrograde gallbladder and bileduct drainage	内視鏡的逆行性胆嚢胆管ドレナージ
ERP	endoscopic retrograde pancreatography	内視鏡的逆行性膵管造影法
ERPD	endoscopic retrograde pancreatic drainage	内視鏡的逆行性膵管ドレナージ
ERHSE	endoscopic resection with local injection of hypertonic saline-epinephrine solution	内視鏡的粘膜切除術
ESD	endoscopic submucosal dissection	内視鏡的粘膜下層剥離術
EST	endoscopic sphincterotomy	内視鏡的乳頭括約筋切開術
ETGBD	endoscopic transpapillary gallbladder drainage	内視鏡的経乳頭的胆嚢ドレナージ
EUS	endoscopic ultrasonography	超音波内視鏡
EUS-FNA	endosonography-guided fine needle aspiration	超音波内視鏡下穿刺吸引術
EVIS	endoscopic variacealography during injection sclerotherapy	内視鏡的静脈造影下硬化療法

略語	英語など	日本語・意味
EVL	endoscopic variceal ligation	内視鏡的静脈瘤結紮術
EVO	endoscopic variceal obturation	組織接着剤を用いたEIS
F FD	functional dyspepsia	機能性胃腸病
FDA	food and drug administration	米国食品医薬局
FH	fulminat hepatitis	劇症肝炎
FICE	flexible spectral imaging color enhancement	分光内視鏡画像処理
FOBT	fecal occult blood test	便潜血検査
G GA	glutaraldehyde	グルタラール（グルタールアルデヒド）
GAVE	gastric antral vascular ectasia	胃前庭部毛細血管拡張症
GERD	gastoesophago refles diseases	胃食道逆流症
GIF	gastrointestinal fiberscope	上部消化管内視鏡
GIST	gastrointestinal stromal tumor	消化管間葉系腫瘍
GL	glaucoma	緑内障
GU	gastric ulcer	胃潰瘍
H Hb	hemoglobin	血色素(ヘモグロビン)
HBV	hepatitis B virus	B型肝炎ウィルス
HCC	hepatocellular carcinoma	肝細胞がん
HCS	hematocystic spot	血マメ様所見
HCV	hepatitis C virus	C型肝炎ウィルス
HIS	hospital information system	病院情報システム
HIV	human immunodeficiency virus	ヒト免疫不全ウィルス
HL	hyperlipidemia	高脂血症
HP	heater probe	熱凝固（ヒータープローブ）法
HSE	hypertonic saline epinephrine	高張食塩エピネフリン溶液
HTN	hypertension	高血圧
I IBD	inflammatory bowel disease	炎症性腸疾患
IBS	irritable bowel syndrome	過敏性腸症候群
ICLS	immediate cardiac life support	心停止蘇生トレーニング
ICT	infection control team	感染制御チーム
ICU	intensive care unit	集中治療室

略語	英語など	日本語・意味
IDUS	intraductal ultrasound	胆管内超音波検査
INR	international normalized ratio	国際標準化
IPCL	intra-epithelial papillary loop	上皮乳頭内毛細血管ループ
IPH	idiopathic portal hypertension	特発性門脈圧亢進症
IPMN	intraductal papillary mucinous neoplasm	膵管内乳頭粘液性腫瘍
IRB	institutional review board	治験審査委員会
IRI	infra red imaging	赤外光観察
ITN	intraductal tubular neoplasm	膵管内管状腫瘍
IPCL	intra-epithelial papillary capillay loop	上皮乳頭内毛細血管ループ
IVR	interventional radiology	インターベンショナル・ラジオロジー
L LC	liver cirrhosis	肝硬変
LCD	liquid crystal display	液晶ディスプレイ
LSG分類	Lymphoma-Leukemia Study Group分類	悪性リンパ腫分類
LST	laterally spreading tumor	側方発育型腫瘍（結節集簇様腫瘍）
M MALT	mucosa-associated lymphoid tissue	粘膜関連リンパ腫
MD-CT	multidetector computed tomography	マルチスライスコンピュータ断層装置
ME	medical engineering (clinical engineering)	医用電子工学
MI	Myocardial Infarction	心筋梗塞
MK	magenkrebs	胃がん
ML	malignant lymphoma	悪性リンパ腫
MPR	multiplanar reconstruction image	多断面再構成画像
MRCP	magnetic resonance cholangiopancreatography	磁気共鳴胆道膵管造影
MRI	magnetic resonance imaging	磁気共鳴撮像法
N NASH	nonalcoholic steatohepatitis	非アルコール性脂肪性肝炎
NBI	narrow band imaging	狭帯域光観察
NOTES	natural orifice translumenal endoscopic surgery	経管腔内視鏡手術
NSAIDs	nonsteroidal anti-inflammatory drugs	非ステロイド抗炎症薬

略語	英語など	日本語・意味
NST	nutrition support team	栄養サポートチーム
O OGIB	obscure gastrointestinal bleeding	原因不明消化管出血
OMED	organisation mondiale endoscopie digestive	世界消化器内視鏡学会
OPA	o-phthalaldehyde	o-フタルアルデヒド
OSCE	objective structured clinical examination	客観的臨床実技評価試験
OSHA	occupational safety and health administration	米国労働安全衛生管理局
P PBC	primary biliary cirrhosis	原発性胆汁性肝硬変
PD	pancreatoduodenectomy	膵頭十二指腸切除術
PEG	percutaneous endoscopic gastrostomy	経皮内視鏡的胃瘻造設術
PET	positron emission (computerized) tomography	陽電子放射型断層撮影
PK	pankreaskrebs	膵臓がん
POCS	peroral cholangioscopy	経口胆道鏡
POS	problem-oriented system	問題指向型システム
PPE	personal protective equipment	個人防護具
PPI	proton pump inhibitor	プロトンポンプ阻害薬
PT	prothrombin time	プロトロンビン時間
PtcO$_2$	partial pressure of transcutaneous oxygen	経皮酸素分圧
PTCD	percutaneous transhepatic cholangio drainage	経皮的胆道ドレナージ
PTCCS	percutaneous transhepatic cholagiocystoscopy	経皮経肝胆囊内視鏡
PTCS	percutaneous transhepatic cholangioscopy	経皮経肝胆管内視鏡
PTEG	percutaneous transesophageal gastro-tubing	経皮経食道胃管挿入術
PTGBD	percutaneous transhepatic gallbladder drainage	経皮経肝胆囊ドレナージ
PTO	percutaneous transhepatic obliteration	経皮的肝(食道静脈瘤)塞栓術
PTP	press through package	押し出し式薬物包装

略語	英語など	日本語・意味
PTSD	post-traumatic stress disorder	心的外傷後ストレス障害
Q QOL	quality of life	生活の質
R RC	red color sign	発赤所見
RCT	randomized controlled trial	多施設ランダム化比較試験
RGB	red green blue	赤(R)、緑(G)、青(B)光の三原色
RS	rectosigmoid	直腸S状結腸
RUT	rapid urease test	迅速ウレアーゼ試験
RWM	red wale marking	ミミズ腫れ所見
S SAFE	system of auto fluorescence endoscopy	自家蛍光内視鏡
S-B tube	sengstaken-blakemore tube	セングスターケン・ブレークモアチューブ
SBE	single balloon endoscopy	シングルバルーン内視鏡
SD	sigmoid descending colon	S状下行結腸曲
SDJ	sigmoid descending junction	S状下行結腸接合部
SHEL	software,hardware,environment,liveware	インシデントレポートの分類、整理、解析法
SO-EIS	shunt occluded endoscopic injection sclerotherapy	胃腎シャント閉塞下硬化療法
SOAP	subjective data,objective data,assessment,plan	看護計画・経過記録の形式手法
SOD	sphincter of oddi dysfunction	Oddi括約筋機能不全
SpO_2	pulse oxymetric oxygen saturation	経皮的静脈血酸素飽和度
T TAE	transcatheter (arterial) embolization	経動脈的塞栓術
THA	terminal hepatic arteriole	終末細肝動脈枝
TIA	transient ischemic attack	一過性脳虚血発作
TPV	terminal portal venule	終末細門脈枝
U UBT	urea breath test	尿素呼気試験
UC	ulcerative colitis	潰瘍性大腸炎
UPS	uninterruptible power supply	無停電電源装置

●主な書式一覧

書式例

<病院提出用>
上部消化管内視鏡検査を受けられる患者様へ
説明・同意書および問診票

説明日　平成　年　月　日
○○病院
説明医師 ＿＿＿＿＿＿＿＿＿＿

A ［ 説明の概要 ］　（※説明項目には□をチェックする）

□ 1．検査の目的
　上部消化管内視鏡検査は、食道、胃、十二指腸を直接内視鏡で観察し、胃食道静脈瘤、食道癌・胃癌などの病気を見つけ、適切な治療を進めるために行います。内視鏡検査以外の検査法には上部消化管X線検査（胃透視）がありますが、各々長所と短所があり、疾患によって優先すべき検査が異なります。

□ 2．検査の方法
(1)胃の中を見やすくするために、胃の泡を消すお薬を飲んでいただきます。
(2)検査を行いやすくするために、のどに麻酔をします。
(3)胃の動きを抑える注射をします。<u>心疾患・緑内障・前立腺肥大のある方は薬が異なりますので問診票に記入ください。</u>
(4)ベッドに横になり、内視鏡を口から挿入します。検査時間は通常10〜15分程度ですが、長引くこともあります。
(5)病状によって、さらに下記の様な検査を追加することがあります。
　①検査を確認するために、インジゴカルミン（青色）やルゴール（茶色）などの色素を粘膜に散布することがあります。
　②<u>病理検査により良性か悪性かを調べるために、病変から組織を採取することがあります。さらに詳しい検査のため、病変以外の部位からも組織や内容物を採取し、細菌などを調べることがあります。抗凝固薬、抗血小板薬を服用中の方は、出血の可能性がありますので必ず問診票にご記入ください。</u>採取された検体は一部を保存させていただき、必要と判断された時には診療ならびに研究教育のため使用する場合もありますのでご了承下さい。
　③病変を観察するため、水を注入して超音波による観察や特殊な光による観察を行うことがあります。さらに詳しい検査のため、特殊な器材や薬剤を使用することがあります。

□ 3．検査の危険性、合併症などについて
(1)検査の0.007％に合併症が報告されています（<u>穿孔：0.0018％、出血（生検部位から）：0.0015％、死亡：0.00045％</u>）。
(2)使用する薬剤（キシロカインなど）による合併症が0.0014％と報告されています。
<u>薬剤で、ショックを起こすことがあります。薬剤アレルギーのある方は、下記の問診票に記入をお願いいたします。</u>
(3)ルゴール（茶色）による色素散布で、胸やけなどの刺激症状、アレルギー、甲状腺機能異常が起こることがあります。
(4)検査前よりあった疾患（心疾患、脳血管障害など）の増悪が起こることがあります。
(5)歯牙の損傷や迷走神経による後遺症・穿孔・出血性ショックやその他、予期せぬ合併症が起こることがあります。穿孔や出血などが生じた場合には、<u>入院のうえ、輸血や開腹手術</u>が必要となる場合もあります。これらの合併症は最善の手技をつくしても、発生を完全に防止することはできません。合併症や不測の事態などが生じた場合、医学的見地に基づき最善の方法で対処いたします。合併症に対する治療も<u>病院負担ではなく保険診療で行われます</u>ことをご了承ください。

B ［内視鏡検査問診票］　以下の1〜5の問診に対して記入をお願いいたします。

1. これまでに歯の治療などで麻酔を受けて動悸がしたり、気分が悪くなったことがありますか？　　　はい・いいえ
2. ヨード剤（造影剤など）によるアレルギーがありますか？　　　　　　　　　　　　　　　　　　はい・いいえ
3. 注射や飲み薬で気分不良や、じんましんがでたことがありますか？　　　　　　　　　　　　　　はい・いいえ
　（薬の名前をお書きください。　　　　　　　　　　　　　　　　　　　　　　　　　　　　　　　　　　　　）
4. 下記の病気をいわれたことがありますか。あれば下記の項目に○をつけてください。　　　　　　はい・いいえ
　・心臓病（狭心症　心筋梗塞　不整脈　ペースメーカー）　・緑内障　・前立腺肥大
　・糖尿病（薬なし・内服薬あり・インスリン治療あり）　・喘息　・高血圧　・脳梗塞　・胃潰瘍　・透析中
5. 血を固まりにくくする薬（抗血小板剤や抗凝固剤など）は飲まれていますか？　　　　　　　　　はい・いいえ
　（薬の名前をお書きください。　　　　　　　　　　　　　　　　　　　　　　　　　　　　　　　　　　　　）

上部消化管内視鏡検査を受けられる患者様へ；説明・同意書および問診票
同じ内容の文書を2部用意する．「病院提出用」「患者様控え用」として，それぞれ1部ずつ保管する

付録

C［消化管内視鏡検査における鎮静剤の使用について］

　当院では消化管内視鏡検査（胃カメラ）を受けて頂く際、現在は患者様の申し出がある場合に限って、鎮静剤（眠り薬）を使用しております。しかし、内視鏡検査時に鎮静剤の使用を希望していてもなかなか看護師や医師には言いにくいといった意見も聞かれます。そこで、あらかじめ検査前にご希望を伺うことにより患者様の検査に対する不安が少しでも解消されるのではないかと考え、鎮静剤の使用を希望されるかどうかの意思確認をすることに致しました。

※以下の説明をよく理解された上、鎮静剤使用の希望についてお返事をください。

鎮静剤使用による長所
1. 嘔吐反射の強い患者様などは、眠っている間に検査するため、楽に検査を受けられます。ただし、鎮静剤の効果は様々であり鎮静作用が十分でない場合もありますのでご了承ください。

鎮静剤使用による短所
1. 検査後は、光学医療診療部で**1〜2時間休んでから**帰っていただきます。入院患者様は、車椅子で病室にお帰りいただき休んでいただきます。
2. 鎮静剤使用による偶発症の発生率は0.0006％（日本消化器内視鏡学会の偶発症に関する第三回全国調査）です。まれではありますが**呼吸抑制、血圧低下**がおこることもあり鎮静剤使用による死亡は約600万件に1人とされています。肝腎機能異常、呼吸機能低下がある場合などには、医師の判断で鎮静剤を使用しないことがあります。
3. 鎮静剤を使用する際には点滴をおこないますが、検査終了後に抜去します。

☆鎮静剤使用を希望される場合は、検査当日は車の運転は極めて危険ですので、検査当日は公共の交通機関でお越し頂くか、車で来られる場合はご家族の方が運転してご来院下さい。

「消化管内視鏡検査時における鎮静剤投与」に関する同意書

私は、消化管内視鏡検査時における鎮静剤投与の目的及び偶発症に関する事項について、十分な説明を受けました。
上記の説明を十分理解し、納得した上で、鎮静剤の使用を（　　希望します　・　希望しません　　）

上部消化管内視鏡検査について説明を十分理解し、必要であると判断いたしましたので、実施に同意いたします。

〇〇病院長　殿

　　　同意年月日　　　　　　　平成　　　　年　　　　　月　　　　　日
　　　ご本人様（または保護者）：氏名　　　　　　　　　　　　　　　（印）
　　　　　　　　　　　　　　　（患者との続柄）
　　　　　　　　　　　　　　　住所

上部消化管内視鏡検査を受けられる患者様へ；説明・同意書および問診票（つづき）

書式例

胃カメラの検査を受けられた患者様へ

氏名

(　　　　　　　　　　様)

＊のどの麻酔がとれるまで、1時間ほどかかります。
　口の中を軽くすすぐのはかまいませんが、むせる恐れがありますので、
　うがいはしないでください。

＊　　　　時　　　　分頃、少し水を飲んでむせなければ、食事をして下さい。

＊検査中、胃の中を観察するため空気をいれました。
　終了時にできる限り抜きましたが、腸に空気が残っている場合があり、
　おならが張ったり軽い腹痛がおこることがあります。

以下の〇をつけた項目の注意事項をお守りください。

1. 検査前に行った筋肉注射のため

　＊まれに「のどが渇く」「動悸がする」「目がチラチラする」「尿が出にくい」などの症状
　　が出ることがありますが、しばらくするとおさまります。
　＊まれに検査後1～2時間後に一時的に血液中の糖分が少なくなり「冷や汗」「脱力感」
　　「空腹感」などの症状が出ることがあります。

2. 検査中に行った眠くなる静脈注射のため

　＊今、目がさめていてもまた、急に眠くなったり、ふらついたり、注意力が無くなる事
　　がありますので今日は車の運転をしないで下さい。
　　内視鏡室で十分休んでからお帰りください。

　　　　　　　　　　　　　　　　　　　　　　　　　　お疲れ様でした

3. 診断のため

　＊組織検査をしました⇒刺激物とアルコールを避けて、昼食・夕食は消化の良いものを
　　　　　　　　　　　　お召し上がりください。
　＊青い液を散布しました⇒時に便や尿に色がつく事がありますが、ご心配はいりません。
　＊食道にルゴール液の散布をしました⇒2～3時間、胸やけや不快な感じありますが
　　　　　　　　　　　　　　　　　　　　時間経過と共に軽くなります。

連絡先　愛媛大学医学部附属病院　光学医療診療部
平日　　　　　　8:30～17:15　光学医療診療部　　Tel.
土・日・祝祭日　平日 17:15～　　救急外来　　　　Tel.

胃カメラの検査を受けられた患者様へ

```
＜病院提出用＞
```

大腸内視鏡検査を受けられる患者様へ
説明・同意書および問診票

説明日　平成　　年　　月日
○○病院
説明医師 ＿＿＿＿＿＿＿＿＿＿

A．[説明の概要]（※説明項目には□をチェックする）

□1．検査の目的
　　大腸内視鏡検査は、大腸を直接内視鏡で観察し、大腸癌などの病気を見つけ、適切な治療を選択するために行います。
　　内視鏡検査以外の検査法には注腸造影検査がありますが、疾患によって優先すべき検査が異なります。

□2．検査の方法
(1) 便をきれいに除去して腸の中を見やすくするために、お薬を飲んでいただきます。便が残っていた場合には、観察が不十分となり、病変の見落としを生じる可能性があります。
(2) 腸の動きを抑える薬を注射します。心疾患、緑内障、前立腺肥大の方は薬が異なりますので、問診票に記入ください。
(3) ベッドに横になり、内視鏡を肛門から挿入します。検査時間は通常 20～40 分程度ですが、長引くこともあります。手術などの既往による腸管癒着の存在などにより、検査の難易度は患者様によって異なります。内視鏡の挿入に伴い、腸関節の過伸展などのため苦痛を伴うことがありますので、そのような時には検査施行医に申し出て下さい。
　　場合によっては当日の検査は中止し、再検査あるいは後日、注腸造影検査を行うこともあります。
(4) 病状によって、さらに下記の様な検査を追加することがあります。
　　①病変を確認するために、インジゴカルミン（青色）などの色素を粘膜に散布することがあります。
　　②内視鏡検査により良性か悪性かを調べるために、病変から組織を採取することがあります。さらに詳しい検査のため、病変以外の部位からも組織や腸管内容物を採取し、細菌などを調べることがあります。抗凝固薬、抗血小板薬を服用の方は出血の可能性がありますので必ずお伝え下さい。採取された検体は一部を保存させていただき、必要と判断された時には診療ならびに研究教育のため使用する場合もありますのでご了承下さい。
　　③病変を詳しく観察するため、水を注入して超音波による観察や特殊な光による観察を行うことがあります。さらに詳しい検査のため、特殊な器材や薬剤を使用することがあります。

□3．検査の危険性、合併症などについて
(1) 検査の 0.036% に合併症が報告されています（穿孔：0.022%、出血（生検部位などから）：0.0074%、死亡：0.00081%）。
(2) 使用する薬剤（キシロカインなど）による合併症が 0.004% と報告されています。
　　＊薬でショックを起こすことがあります。アレルギーのある方は下記の問診票に記入をお願いいたします。
(3) 検査前よりあった疾患（心疾患、脳血管障害など）の増悪が起こることがあります。
(4) 姿勢保持による後遺症、穿孔・出血ショックやその他予期せぬ合併症が起こることがあります。穿孔や出血などが生じた場合には、入院のうえ、輸血や開腹手術が必要となることもあります。これらの合併症は最善の手技をつくしても発生を完全に防止することはできません。合併症や不測の事態などが生じた場合には、医学的見地に基づき最善の方法で対処いたします。合併症に対する治療も病院負担ではなく保険診療で行われますことをご了承ください。

B．[内視鏡検査問診票]　以下の 1～5 の問診に対して記入をお願いいたします。

1. これまでに歯の治療などで麻酔を受けて動悸がしたり、気分が悪くなったことがありますか？　　　はい・いいえ
2. ヨード剤（造影剤など）によるアレルギーがありますか？　　　　　　　　　　　　　　　　　　　はい・いいえ
3. 注射や飲み薬で気分不良や、じんましんがでたことがありますか？　　　　　　　　　　　　　　　はい・いいえ
　（薬の名前をお書きください：　　　　　　　　　　　　　　　　　　　　　　　　　　　　　　　　　　　　）
4. 下記の病気をわずらったことがありますか。あれば下記の項目に○をつけてください。　　　　　　はい・いいえ
　・心臓病（狭心症　心筋梗塞　不整脈　ペースメーカー）　　・緑内障　・前立腺肥大
　・糖尿病（薬なし　内服薬あり　インスリン治療あり）　・喘息　・高血圧　・脳梗塞　・胃潰瘍　・透析中
5. 血液を固まりにくくする薬（抗血小板剤や抗凝固剤など）は飲まれていますか？　　　　　　　　　はい・いいえ
　（薬の名前をお書きください：　　　　　　　　　　　　　　　　　　　　　　　　　　　　　　　　　　　　）

大腸内視鏡検査を受けられる患者様へ；説明・同意書および問診票
同じ内容の文書を 2 部用意する．「病院提出用」「患者様控え用」として，それぞれ 1 部ずつ保管する

書式例

C.［消化管内視鏡検査における鎮静剤の使用について］

当院では、消化管内視鏡検査を受けて頂く際、患者様の申し出がある場合に限って鎮静剤（眠り薬）を使用しております。しかし、内視鏡検査時に鎮静剤の使用を希望していてもなかなか看護師や医師には言いにくいといった意見も聞かれます。そこであらかじめ検査前にご希望を伺うことにより患者様の検査に対する不安が少しでも解消されるのではないかと考え、鎮静剤の使用を希望されるかどうかの意思確認をすることに致しました。
＊以下の説明をよく理解された上鎮静剤使用の希望についてお返事をお願いします。

鎮静剤による長所
1. 鎮静剤は、長い方や手術後の癒着等で内視鏡挿入時に痛みを伴う患者様などは眠っている間に検査するため、楽に検査を受けられます。ただし、鎮静剤の効果は様々であり鎮静作用が十分でない場合もあります。

鎮静剤使用による短所
1. 検査後は、医学医療診療部で1～2時間休んでから帰っていただきます。入院患者様は、車椅子で病室にお帰りいただき休んでいただきます。
2. 鎮静剤使用による偶発症の発生率は0.0006%（日本消化器内視鏡学会の偶発症に関する第三回全国調査）です。まれではありますが呼吸抑制、血圧低下がおこることもあり鎮静剤使用による死亡は約600万件に1人とされています。肝臓機能異常、呼吸機能低下がある場合には医師の判断で鎮静剤を使用しないことがあります。
3. 鎮静剤を使用する際には、点滴をおこないますが検査終了後に抜去します。

☆鎮静剤使用を希望される場合は、検査当日車の運転は極めて危険です。検査当日は公共の交通機関でお越し頂くか、車で来られる場合はご家族の方が運転してご来院下さい。

「消化管内視鏡検査時における鎮静剤投与」に関する同意書
私は、消化管内視鏡検査時における鎮静剤投与の目的及び偶発症に関する事項について、十分な説明を受けました。上記の説明を十分理解し、納得した上で、鎮静剤の使用を（　希望します　・希望しません　）

D［大腸ポリープに対するポリペクトミーおよび粘膜切除術について］

＊当院では大腸内視鏡検査を受けていただいた際、あらかじめ同意いただいた患者さまにのみ切除術をおこないます。
適応 5mm以上の大腸ポリープは、すでに一部が悪性化している可能性や放置しておくと悪性化する危険性があり切除の適応とされています。ただし、当日切除するか否かはポリープの形や患者様の状態によって切除医が判断いたします。
方法 内視鏡を用いて病変部にスネア（ワイヤー）をかけ、電流を流して切除する内視鏡的ポリープ切除術（ポリペクトミー）や、病変が平坦な場合には、安全にスネアをかけるために病変の粘膜下に生理食塩水を注入した後に、スネアをかけ電流を流して切除する内視鏡的粘膜切除術を用います。治療後は約1～2時間安静が必要で、7日間は行動制限があります（別紙）。
偶発症 ポリペクトミーで0.22%、内視鏡的粘膜切除で0.139%の偶発症が報告されています。主な偶発症としては出血・穿孔があり、遅発性穿孔も切除後10日前後まで可能性もあります。偶発症は切除直後からみられる場合と、時間が経ってからみられる場合があります。出血に対しては内視鏡的に止血術を試みます。この方法でほとんど止血できますが、止血が困難な場合には、安全にスネアを手術することもあります。穿孔に対しては、輸血が必要になることもあります。穿孔に対しては穿孔部をクリップで縫縮することで保存的治療が可能となりますが、ほとんどの場合便汁流出による腹膜炎になることから開腹手術が必要となります。合併症が不測の事態などを生じた場合、入院のうえ医学的見地に基づき最善の方法で対処いたします。合併症に対する治療も病院負担ではなく保険診療で行われますことをご了承ください。

「大腸ポリープに対するポリペクトミーおよび粘膜切除術」に関する同意書
私は、大腸ポリープに対するポリペクトミーおよび粘膜切除術の方法及び偶発症に関する事項について、十分な説明を受けました。上記の説明を十分理解し納得した上で、内視鏡治療を（　希望します　・希望しません　）

大腸内視鏡検査について、説明を十分理解し、必要であると判断いたしましたので、実施に同意いたします。

○○病院長　殿

同意年月日　　　　　平成　　　　年　　　　　月　　　　　日
ご本人様（または保護者）：氏名　　　　　　　　　　　　　　（印）
　　　　　　　　　　（患者との続柄）
　　　　　　　　　　住所

大腸内視鏡検査を受けられる患者様へ；説明・同意書および問診票（つづき）

大腸内視鏡検査（大腸カメラ）後の注意

1. 腸に空気を入れて検査をしますから、半日くらいお腹がはったり違和感が残る事があります。痛みのある場合は、右を下にした横向きや腹ばいになってガスを出すようにして下さい。落ち着くまでベッドで、休んでお帰りください。
   また、人によっては検査後にも、水様便が何回もでたり、反対に お腹が空になって1～2日排便がないこともありますが心配はいりません。

2. 検査の前に腸の動きを抑える筋肉注射を行った場合

   人により「動悸がする」「のどが渇く」「目がチラチラする」「おしっこが出にくい」などの症状がでる事がありますが、時間がたてば落ち着きます。つらい方は、少し休んでお帰り下さい。

3. 検査の時に鎮静剤の注射を使用した場合

   検査直後は、目がさめていても、急に眠くなったり、足元がふらついたり、注意力が無くなる事があります。2～3時間光学医療診療部のベッドで休んで、回復を待ってから帰っていただきます。
   なお、**検査後24時間は、車・バイク・自転車の運転は出来ません。公共の交通機関を御利用されるか、ご家族のかたのお迎えをお願いしてください。**

4. 水分はすぐに飲んでも構いませんが、食事はお腹の張りがおさまってから、消化の良いものを召し上がって下さい。

5. 診断のため

   ① 青い液を散布した場合、時に便や尿に色がつく事がありますがご心配いりません。

   ② 組織検査をした場合、本日は刺激物・アルコールを避けて消化の良いものを召し上がってください。

6. 本日ポリープ切除を行った場合別に説明いたします。

   その他、御心配なことや、何か異常がありましたら、
   下記までご連絡下さい。
   　　　連絡先　愛媛大学医学部附属病院
   　　　　　　　光学医療診療部　☎
   　　　　　　　土日祝祭日・夜間17時15分～
   　　　　　　　救急外来　☎

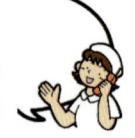

大腸内視鏡検査（大腸カメラ）後の注意

書式例

11mm

カプセル内視鏡検査を受けられる患者さまへ

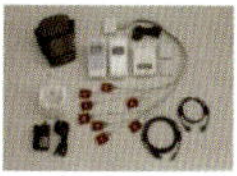

カプセル内視鏡について

26m

Ⅰ．カプセル内視鏡は、小腸疾患の診断を行うため小腸粘膜の撮影を行う検査です。カプセル内視鏡・アンテナユニット・受診装置を使用して、小腸の画像を撮影・記録します。

Ⅱ．カプセル内視鏡は、消化管を移動しながら画像を撮影します。
＊ カプセル内視鏡の画像は、あなたの腹部に取り付けられた8つのアンテナパッドに送信され受診装置に画像が保存されます。

Ⅲ．アンテナユニットと受診装置は、約8時間後に取り外します。
カプセル内視鏡が撮影し記録した画像は医師が観察、診断を行います。
＊ 腸の動きが悪い方は8時間で全小腸の観察ができない場合もあります。
・・・・・・・カプセル内視鏡の電池寿命が約8時間のため

＜検査前＞  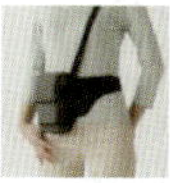
1． 検査前日21時から飲食を控えてください。
 （少量の水であれば飲んでもかまいません。）
2． 薬物治療を受けている場合、医師に相談し検査後または検査後に注意すべき点が他にないかを確認してください。
3． この検査のために、胃腸洗浄剤（下剤：消化管洗浄剤）を服用する場合があります。 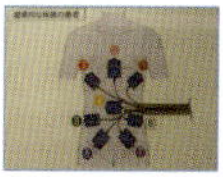
4． アンテナパッドは約8時間取り外すことができません
5． アンテナパッド装着中に不快感（皮膚の炎症または痛みなど）が生じた場合、すぐに医師、看護師に知らせてください。
6． 上下が分かれた衣服を着用して下さい。（ウエストに受診装置を固定しますので着物またはワンピースはさけて下さい）

＜検査中＞
1． 受信装置が準備出来ましたら、アンテナパッドの装着をします。
2． 水と一緒に、カプセル内視鏡をかまずに飲みこんでください。
3． カプセル内視鏡服用後に腹痛、不快感または吐き気があればすぐに医師に相談してください。
4． カプセル内視鏡服用後4時間は、食事を摂らないでください。
必要であれば水は飲んでもかまいません。
5． 約8時間後、医師の指示により検査装置が取り外されます。

カプセル内視鏡検査を受けられる患者様へ

＊カプセル内服中の注意事項＊
① 身体に装着した装置を操作しないでください。
・ 装置をホルダーから取り外さない
・ 装置のスイッチを操作しない
・ 装置をぶつけたり、落としたりしない
・ 激しく走ったり、動いたりしない
・ アンテナユニットのケーブルを引っ張ったり、折り曲げない
・ 装置を水で濡らさない・・・・などです。
② カプセル内視鏡は金属部品を含んでいます。体内にカプセルがある間は、強力な磁界を発生する装置（ＭＲＩ装置）に近づかないでください。内臓を損傷する可能性があります。
③ カプセル内視鏡は無線送信機を含んでいるため検査が完了するまで飛行機に搭乗することはできませんが、携帯電話及びパソコンは使用しても影響はありません。

<検査後>
1. カプセル内視鏡は排便時に排泄物と共に自然に排出されます。
   カプセル内視鏡が排泄されたことを必ず確認してください。
2. 回収セットをお渡ししますので、その中の説明書にそって
   排泄物の中からカプセル内視鏡を回収してください。
3. 回収したカプセル内視鏡は、医療廃棄物ですので次回来院時、
   光学医療診療部まで持ってきてください。
4. カプセル内視鏡が２週間以内に排泄しなければ、医師に相談してください。

★万一腹痛・嘔吐などの症状が出現した場合は、下記に連絡してください。

その他わからないことがあればいつでも相談してください。

　　　　　　　連絡先：愛媛大学医学部附属病院　光学医療診療部
　　　　　　　　　　TEL ＊平日（8:30～17:15）
　　　　　　　　　　　　　■■■■■■■
　　　　　　　　　　＊ 土・日・祝祭日、平日の夜間（17:15～8:30）
　　　　　　　　　　　　　■■■■■■■
　　　　　　　　　　　　　（救急外来）
　　　　　　　　　　尚カプセル内視鏡に関する問い合わせは、
　　　　　　　　　　光学医療診療部にお願いします。

カプセル内視鏡検査を受けられる患者様へ

書式例

外来で大腸内視鏡検査を受けられる患者様へ
(病院内でニフレックを飲まれる方)

日付　　　月　　　日　　時間(　：　)氏名(　　　　　　　)様

[食事の注意]

★検査の3日前より、種のあるもの・海藻類・キノコ類・魚の小骨などは、腸に残りますので食べないように、食事の内容に注意をしてよく噛んで食べて下さい。

★検査の前日21時以降は、水分(お茶・お水)以外はとらないで下さい。

[排便の調節]

★便秘傾向の方は、看護師あるいは担当医師に相談して3日前から毎日排便があるよう調節して下さい。

【前日】＊21時に指示の緩下剤(ヨーデルS)2錠と
コップ1杯の水でラキソベロン1本を飲んで下さい。

【当日】＊朝8時30分頃　白い錠剤(プリンペラン2錠と
(ガスコン)2錠を飲んでください。

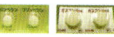

※ 朝9時までに再診受付を済ませ2階の光学医療診療部受付へお越し下さい。

その後、下剤(経口腸洗浄液：ニフレック)を飲んで頂きます。

　　　＊ニフレックの飲み方及び飲む際の注意事項は別紙を参照ください。

　　　＊ニフレック服用後は水分をとることは可能です。

(お茶・水・スポーツドリンク等、各自でご用意して頂いても構いません。)

★連絡先8時30分～17時15分
愛媛大学医学部附属病院
(光学医療診療部)☎

平成23年7月1日改訂
光学医療診療部

外来で大腸内視鏡検査を受けられる患者様へ

付録

内服薬について

★血圧や心臓の薬は朝6時に飲んで下さい。また、毎日服用している薬でわからないことがあれば前もって担当医師にご相談下さい。

★糖尿病のある方で、インスリン・血糖降下剤を服用している方は、当日 インスリンは中止し内服薬は飲まないで下さい。

検査時間について

★十分便が出ていない場合には予約時間を過ぎることもありますので、ご了承下さい。

鎮静剤について

★鎮静剤を使用される場合は、検査後24時間は自転車・バイク・車の運転はできません。お帰りの際は、交通機関を御利用になるか、ご家族の方等にお迎えに来ていただくようお願い致します。

検査終了後は2～3時間休んで回復を待ってから帰って頂きます。

その他の注意事項

＊ご高齢の方やお身体のご不自由な方は、ご家族の方と共に来院していただくようお願い致します。

★連絡先 8時30分～17時15分
愛媛大学医学部附属病院
（光学医療診療部） ☎

平成23年7月1日改訂
光学医療診療部

外来で大腸内視鏡検査を受けられる患者様へ（つづき）

書式例

《外来:光学にてニフレックを飲まれる方へ》
※ニフレック:下剤(経口腸管洗浄液)の飲み方

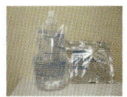

1. 1回の飲む量はコップ1杯(約200ml)です。
   これを繰り返して、2リットルを10回に分けて飲みます。
   最初の2~3杯まではゆっくりと服用してください。

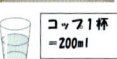

   コップ1杯
   =200ml

   * 飲み終える時間は90~120分(1時間半~2時間)以内が理想的です。
     早く飲みすぎると吐いたりしますし、また遅すぎると便の出が悪くなりますので、
     できるだけ1時間半~2時間以内で飲みましょう。
   * 吐き気や腹痛がある場合は下剤を飲む間隔をのばして、全量を吐かないように
     飲んで下さい。
   * ニフレックを全量飲まれた方は、水・お茶・スポーツドリンクなど飲んだり
     また、あめなどもなめてもかまいません。

2. 飲んだ液が早く腸に下がるように、なるべく立ったり座ったりして飲みましょう。
   ① 腹式呼吸でお腹を膨らませたり、へこませる
   ② お腹を時計方向にマッサージをする
   ③ しんどくない程度に歩いたり、階段の昇降をする
      以上のことをすると腸の動きが活発になり、下剤の効きが良くなります。

   * 歩く、また階段の昇降が無理な方はベットなどに横になりお腹をマッサージして下さい。
   * 便意がなくても排便を試みているうちに便が出はじめる事がありますので、
     飲み始めて20分頃から、トイレに座ってみてください。

3. 排便回数が5回以上で、便の性状が水様の淡黄色透明でカスがなくなれば検査が出来る
   状態です。このような状態になりましたら、流さずに光学看護師に見せて下さい。
   検査が出来る状態になりましたら、呼ばれるまで待合室でお待ちください。

   ★検査時間になりましたらご連絡いたします★

その他
   ◆ 便秘症の方、2時間経過しても1回の排便がない方、検査予定時間近くまでに
      透明にならない方は、ナースコールを押し光学看護師までお知らせください。
   ◆ 胃の手術をしている方は飲み始める前に、申し出てください。
   ◆ 寒気、冷汗腹痛、また気分が悪くなったりした方はすぐお知らせください。

   わからないことや心配なことがありましたら、
   すぐにお知らせください。

   光学医療診療部
   平成23年7月1日改定

外来:光学にてニフレックを飲まれる方へ

～大腸内視鏡検査 排便観察基準表～

＊必ず排便状態を目で確認し、検査可能な状態となりましたら
光学医療診療部まで御連絡ください＊

1. 有形便・軟便・泥状便
2. 茶色水様混濁・浮遊物あり
3. 黄色水様混濁・浮遊物あり
4. 黄色水様混濁・浮遊物なし
5. 黄色水様透明・浮遊物あり

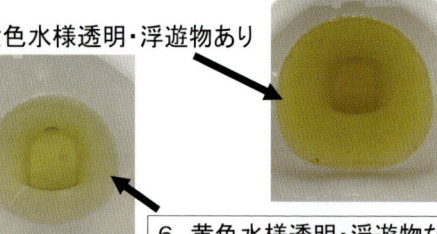

検査不可

検査可能

6. 黄色水様透明・浮遊物なし

＊判断基準3・4・5の段階では、浣腸により検査可能となる場合もある
　判断基準6の段階で検査可能とする

光学医療診療部　平成17年10月作成

大腸内視鏡検査排便観察基準表

書式例

排便回数チェック表：外来用

月　　日　　予約時間（　：　）　外来（　　　　　　様）

※排便観察基準表の5〜6の状態になれば、検査ができる状態です。
検査ができる状態になった方から検査を始めます。光学医療診療部看護師より連絡があるまで待合室でお待ち下さい。◎検査時に排便回数チェック表を持参して下さい。

排便観察基準表

1. 有形便・軟便・泥状便⇒残便多量あり＊検査不可能
2. 茶色水様混濁・浮遊物あり⇒残便多量あり＊検査不可能
3. 黄色水様混濁・浮遊物あり⇒残便中等量あり＊検査不可能
4. 黄色水様混濁・浮遊物なし⇒残便中等量あり＊検査不可能
5. 黄色水様透明・浮遊物あり⇒残便少量あり＊状況により検査可能
6. 黄色水様透明・浮遊物なし⇒残便なし＊検査可能

排便観察基準

1・2・3・4・5・6

◆排便回数が5回になったら看護師に声をかけて下さい。

◆排便観察基準が5・6の状態になったら声をかけて下さい。

排便回数	時間	排便観察基準	その他・コメント
1	時　分	1・2・3・4・5・6	
2	時　分	1・2・3・4・5・6	
3	時　分	1・2・3・4・5・6	
4	時　分	1・2・3・4・5・6	
5	時　分	1・2・3・4・5・6	
6	時　分	1・2・3・4・5・6	
7	時　分	1・2・3・4・5・6	
8	時　分	1・2・3・4・5・6	
9	時　分	1・2・3・4・5・6	
10	時　分	1・2・3・4・5・6	
11	時　分	1・2・3・4・5・6	
12	時　分	1・2・3・4・5・6	
13	時　分	1・2・3・4・5・6	
14	時　分	1・2・3・4・5・6	
15	時　分	1・2・3・4・5・6	

●排便回数トータル（　　）回　◎排便基準（　　）◎OK時間（　：　）◎確認Ns（　　）

光学医療診療部

排便回数チェック表（外来用）

付録

＊大腸内視鏡検査前処置についてのお願い＊

大腸内視鏡検査において前処置の良否が内視鏡診断を左右し、
残便の程度によっては、検査中止、検査時間の延長となり
患者様の負担、苦痛につながります。
スムーズな大腸内視鏡検査を行うため御協力お願いいたします。

1、検査2〜3日前から、1日1回以上必ず毎日排便がある
　　ように排便調節してください。
2、食事は検査2〜3日前から、病院食のみよくかんで摂取し、
　　消化の悪いもの（食事の注意を参照）および間食は
　　さけて頂くように説明してください。
3、ニフレック内服後、2時間たっても排便がない場合、
　　検査時間までに透明にならない場合は光学医療診療部に
　　ご連絡下さい。

　　　　　　　　　　　　　　　平成17年10月3日　光学医療診療部

大腸内視鏡検査前処置についてのお願い

書式例

消化の良い食事

1. 繊維や脂肪分の多い食事は控えましょう。
2. 調理法は一般に「ゆでる・蒸す・煮る」ほうが「焼く・揚げる」より消化がよくなります。
3. よくかんで、ゆっくり食べましょう。

		消化の良い食品と調理法		避けたい食品と調理法
糖類		＊お粥・軟らかいご飯 ＊食パン・・ミミをとってトーストにする ＊うどん・煮込む ＊素麺・冷麦・・ゆで時間を長くする じゃが芋・里芋・大和芋・薩摩芋 　（皮を厚くむき、繊維の少ない中央部分のみ）	雑炊・煮物・山かけ トースト フレンチトースト 鍋焼きうどん 月見うどん マッシュポテト	＊餅米・寿司・お茶づけ ＊油を多く使った麺・ 中華麺・日本そば・ ご飯料理 （炒飯・焼きそば・ ラーメン・スパゲティー） ＊スナック菓子 ＊こんにゃく・しらたき
たんぱく質		＊脂肪の少ない魚介類 　（タラ・タイ・カレイ・アジ・カキ・はんぺん） ＊刺身は鮮度に注意 ＊脂肪の少ない肉 鶏肉（皮なし）・ヒレ肉・レバー 挽肉（脂肪・筋の少ないところ） ＊卵・うずら卵 ＊豆腐・凍り豆腐 ＊油揚げ・生揚げ・・油抜きをする ＊牛乳・スキムミルク・ヨーグルト・チーズ	煮魚・蒸魚 刺身・焼き魚 ムニエル・蒸鶏 シチュー・グラタン 煮込みハンバーグ 包み焼き・ポタージュ バター焼き 半熟卵・卵とじ 茶碗蒸し・入り豆腐 オムレツ 冷奴・湯豆腐	＊脂肪・骨の多い魚や料理 　（ブリ・秋刀魚・鰻・鯖） ＊乾物・塩鮭 ＊貝（カキは可）イカ・タコ ＊脂肪の多い肉 　（バラ肉・霜降り肉） ＊揚げ物料理（トンカツ） ＊ハム・ベーコンなど ＊堅いゆで卵・入り卵 ＊大豆・小豆・納豆 　（繊維が多い） ＊冷たい牛乳を一気に飲む
脂肪		＊バター・マーガリン・マヨネーズ サラダ油・生クリーム		＊揚げ物料理・ごま ＊ナッツ類・ラード

消化の良い食事

付録

ビタミン・ミネラル		@野菜は加熱料理してから食べる ＊ほうれん草・にんじん・南瓜・サラダ菜・ブロッコリー ＊大根・かぶ・玉葱・白菜・キャベツ・トマト（皮、種を取って）・カリフラワー ＊りんご・バナナ・桃・メロン・缶詰の果物	煮物 お浸し コンポート ジュース	＊漬物 ＊にら・春菊・もやし・ごぼう・とうもろこし・れんこん・筍・セロリ・トマト・ドライフルーツ ＊海藻（わかめ・こんぶ・ひじき等） ＊きのこ類 ＊繊維の多い果物 ＊酸味の強い果物 ＊種のある果物（梨・柿・パイナップル・ミカン類・キウイ・西瓜・苺

光学医療診療部　平成 23 年 7 月 1 日改訂

消化の良い食事（つづき）

消化器内視鏡技師について

　消化器内視鏡分野の業務に積極的に従事する医療従事者で，内視鏡の専門知識と技術を備えた者に対して，日本消化器内視鏡学会が学術試験および面談により認定するものである．

　対象は，第一種として厚生労働省免許を有する者と，第二種として都道府県免許を有する者が該当する（表1）．一種と二種の違いは保有する医療職種の免許の発行によるもので，二種では基礎的医学の学術試験が課せられるが内視鏡技師の資格では差異はない．

　1982年に認定制度が発足し，2011年現在で19,892名が認定されている．2011年を例にとると，一種での合格率は94.8%，二種では61.7%であり，近年は年間1,000名程度の内視鏡技師が認定されている．

　認定試験は例年1回3月に東京で開催され（2011年は東日本大震災により8月に延期された），第一次試験の書類審査を経て，筆記試験と口頭試問の2段階で行われる．

　認定時の医療職種では，看護師が70%弱，准看護師が18%，臨床検査技師が5%強，臨床工学技士が2%弱，診療放射線技師が2%弱の構成となっている．

　認定された消化器内視鏡技師は，日本消化器内視鏡技師会への加入が必須となる．認定資格は5年毎の更新申請が必要とされ，受験時と同様に消化器内視鏡技師学会（技師研究会）や機器取り扱い講習会への参加が義務付けられている．

　消化器内視鏡技師の業務内容は，医療職種の免許で認められた行為の範囲内で，内視鏡検査・治療における医師の介助業務が中心となる．具体的には機器・処置具の点検整備や保守，検査・治療の介助や補助業務である．

　内視鏡技師の業務は看護的業務および技師的業務に大別される．看護的業務は主として受検者の看護を中心としたもので，患者介助，患者の看護・管理，検査前処置説明，検査後の生活指導，鎮静剤使用者の安全管理，洗腸薬投与，看護記録等の記録管理がある．技師的業務は機器の管理や検査・治療における医師の介助業務が中心となり，機器の保守点検，洗浄・消毒と洗浄履歴管理など感染管理も重要な役割となる．

　内視鏡機器や技術の進歩に伴い，検査や内視鏡的手術が広く行われるようになった．しかしながら内視鏡は侵襲を伴うこともあり，安全に施行するためには看護の視点も必要とされている．消化器内視鏡技師は，看護の視点も併せもつ，機器・器材に熟知したエキスパートとして日本の医療現場で活躍している．

- 問い合せ先
  - 受験に関して
    社団法人日本消化器内視鏡学会技師試験係
    TEL 03-3291-4111
    http://www.jges.net/
  - 技師会に関して
    一般社団法人日本消化器内視鏡技師会広報委員会
    TEL 03-5992-1520
    http://www.jgets.jp/

■表1　消化器内視鏡技師受験対象資格

第一種消化器内視鏡技師対象資格	第二種消化器内視鏡技師対象資格
看護師（助産師，保健師含む）	准看護師
臨床検査技師	
診療放射線技師	
薬剤師	
衛生検査技師	
臨床工学技士	

索 引

■あ

- アイソレーションガウン… 198
- アカラシア……… 131,133,167
- 悪性リンパ腫…………… 131
- アナフィラキシーショック
  ………………… 204,213,214
- アルコールフラッシュ…… 191
- アルゴンプラズマ凝固法
  ………… 113,128,139,163
- アングル機構…………… 6
- アンテナパッド…………… 79
- 胃潰瘍…………………… 112
- 胃がん…………………… 131
- 医原性狭窄……………… 131
- 胃静脈瘤………… 120,122
- 胃・食道静脈瘤圧迫止血用チューブ
  ……………………… 162
- 胃腎シャント…………… 120,122
- 胃前庭部毛細血管拡張症… 113
- 一般廃棄物……………… 200
- 胃内部ストッパー……… 154
  - ——バルーンタイプ…… 154
  - ——バンパータイプ…… 154
- イメージガイド………… 4
- 医療過誤………………… 203
- 医療事故………… 203,211
- 医療廃棄物……………… 81
- イレウス………………… 30
- 胃瘻造設術……………… 176
- インジゴカルミン……… 103
  - ——法…………………… 88
- 咽頭麻酔………………… 56
- ウォータージェット付き内視鏡
  ……………………… 163
- エトキシスクレロール局注法
  ……………………… 112
- エピネフリン生食………… 75
- 嚥下・摂食障害………… 153
- 炎症性腸疾患…………… 153
- オーバーチューブ
  ………………… 116,165,169

■か

- 回収用処置具…………… 115
- 回収用ネット…………… 115
- 外瘻法…………………… 176
  - ——の内視鏡的経鼻胆管ドレナージ術…… 147
- 化学性廃棄物…………… 200
- 拡張用バルーン………… 167
- 過酢酸…………………… 189
- 画像強調観察内視鏡検査…… 93
- 画像プロセッサ………… 2
- 下部消化管内視鏡……… 8
- カプセル………… 79,80,81
- カプセル内視鏡……… 46,47
- 看護記録………… 52,53
- 鉗子チャンネル………… 6
  - ——の穴あき…………… 21
- 感染経路別予防策…… 180,195
- 感染性廃棄物…………… 200
- 感染報告………………… 182
- 乾燥……………… 192,193
- 機械的止血術…………… 110
- キシロカイン中毒……… 204
- キセノンショートアークランプ
  ……………………… 12
- キセノンランプ………… 12

247

拮抗薬	69	——用局注針	16
逆流性食道炎	131	口腔内吸引	78
キャップ	199	抗血小板薬・抗凝固薬の手術前休薬期間	51
吸引液の培養検査	68	抗コリン薬	57
吸引チャンネル	4,6	——の副作用	57
急性膵炎	40,209	高止血クリップ	15
急性閉塞性化膿性胆管炎	40	高周波凝固法	112
狭帯域光観察	13,68	高周波装置	13
狭帯域光法	93	高周波ナイフ	16
局所麻酔薬	204	高水準消毒	187
局注法	111	硬性内視鏡	2
虚血性大腸炎	131	硬性ブジー	132
空気感染	180	構造強調	93
空気感染予防策	180,195	酵素洗浄剤	191,193
偶発症	156,203	誤嚥性肺炎	59,153
クリスタルバイオレット	89,90,103	ゴーグル	197
クリップ	14	五脚鉗子	115
——止血法	110	故障状況	18
——法	163	個人防御	189,197
グルカゴンの副作用	57	コンゴーレッド	91,105
グルタラール	187	——・メチレンブルー法	92
蛍光感受性色素	92	コントラスト法	93
経口的バルーン小腸内視鏡	49	コンベックス（方）式超音波視鏡	10,11
蛍光法	93,95	コンベックス走査型超音波内視鏡	76,77
経腸栄養	154		
経皮的内視鏡下胃瘻造設術	176		
経鼻内視鏡	9	■さ	
外科的異物摘出術	118,119	サージカルマスク	198
血管外注入法	126	細経スコープ	9
結腸がん	131	細径超音波プローブ	44,76,77
減圧治療	153	三角ナイフ	16
限局性腹膜炎	161	三脚鉗子	115
高圧蒸気滅菌	194	産業廃棄物管理票	201
硬化剤	164	散布チューブ	14,15
硬化療法	125	シアノアクリレート局注法	

……………………………… 112	……………………… 112,120,125
シアノアクリレート系組織接着剤 ……………………… 125	──内視鏡所見記載基準 ……………………………… 120
痔核切除術後 …………… 131	食道がん ………………… 131
色素散布 …………………… 68	食道気管支瘻 …………… 161
色素内視鏡検査 …………… 86	食道狭窄拡張術 ………… 166
止血鉗子 …………………… 14	食道静脈瘤
──バイポーラ型 ……… 14	……………… 111,120,122,128
──モノポーラ型 ……… 14	──硬化療法用セット … 162
止血クリップ ……………… 15	食道裂傷 ………………… 161
磁石付き胃チューブ … 118,119	処置用2チャンネル内視鏡 … 10
自然故障 …………………… 19	ショック ………… 159,204
蛇管 ………………………… 6	針状メス ………………… 16
シューカバー …………… 199	診断的ERCP …………… 43
十二指腸潰瘍瘢痕後狭窄 … 131	心肺蘇生 ………………… 157
修理依頼法 ………… 18,20	膵腫瘍 …………………… 44
出血 ………………… 207,209	スイッチの穴あき ………… 24
術後吻合部狭窄 ………… 131	膵嚢胞外瘻造設術 ……… 173
純エタノール局注法 …… 111	水分の除去 ……………… 193
潤滑剤塗布 ……………… 193	すすぎ …………… 191,193
消化管悪性腫瘍 …………… 44	スタンダードプリコーション
消化管穿孔 … 30,207,209,210	……………………… 180,195
消化管損傷防止用器具 … 116	ステント療法 …………… 131
消化器内視鏡の洗浄消毒に関するガイドライン ……… 184	ストリップバイオプシー … 135
小腸・結腸狭窄部拡張術 … 166	スネア ………… 15,115,171
小腸結腸内視鏡的止血術 … 157	──バイポーラ型 ……… 15
小腸内視鏡DBE ………… 10	──モノポーラ型 ……… 15
小腸内視鏡SBE ………… 10	スパイラル型高周波スネア … 15
小腸内視鏡検査 …………… 46	スフィンクテロトーム …… 142
消毒 ………………… 186,191	スポルディングの分類 …… 187
上皮乳頭内ループ状毛細血管 ……………………………… 93	スライディングチューブ … 10
上部消化管内視鏡検査 …… 86	スワンブレード …………… 17
消泡剤 ……………………… 56	生検 ………………………… 99
食道web ………………… 131	──鉗子 ………… 14,99
食道・胃静脈瘤	セイフナイフ ……………… 17
	赤外光法 ………… 93,95
	接触感染予防策 ………… 181

249

穿刺針	16
洗浄	186,187,189,190
——消毒	18
先端透明フード	116,171
先端レンズの損傷・汚れ	26
前方視型スコープ	115
造影チューブ	41
送気チャンネル	4
送水チャンネル	4
総胆管結石の嵌頓による胆石膵炎	40
装着バルーン	116
挿入部の損傷	20
側視型内視鏡	7
組織生検	68
組織切除法	135
組織接着剤注入法	125
組織破壊法	135
ソフト凝固	139

■た

大腸pit pattern	95
大腸憩室炎	131
脱気水	11
脱気水充満法	44,76,77,78
脱落型膵管ステント	75
炭酸ガス送気	220
胆道系腫瘍	44
単板RGB面順次方式	3
単板カラーチップ同時方式	3,4
注射針	15
中水準消毒	187
注腸造影検査	36
チューブステント	176
超音波観察	77
超音波洗浄	193
超音波内視鏡	10,45,76
腸管洗浄剤	65,206
腸結核	131
直腸異物除去術	160
直腸がん	131
直腸狭窄	131
治療的ERCP	43
治療内視鏡	30,36,40
通常観察	30,36,40
鎮頸薬	57
鎮痙薬	203
鎮静薬	69,205
鎮痛薬	69,205
通常観察	30,36,40
低水準消毒	187
デジタル法	93,97
手袋	197
デュアルナイフ	17
電荷結合素子	2
電気コネクタへの浸水	25
伝播	197
特別産業廃棄物	200
トルイジンブルー	90,104
トルイジンブルー・ヨード二重染色	92

■な

内視鏡検査に使用される鎮痛薬,鎮静薬,拮抗薬の副作用	31
内視鏡スコープ	9
内視鏡装着バルーン	126,128,164
内視鏡挿入時に生じるループパターン	38
内視鏡的胃,十二指腸ポリープ・粘膜切除術	168
内視鏡的異物除去術	118
内視鏡的胃瘻造設術	153,176
内視鏡的逆行性膵胆管造影	

⋯⋯ 8,43,44,69,71,142,174,209	
内視鏡的逆行性胆道ドレナージ術⋯⋯⋯⋯⋯⋯⋯⋯⋯⋯ 40	
内視鏡的経鼻胆管ドレナージ術⋯⋯⋯⋯⋯⋯⋯⋯⋯⋯⋯ 174	
内視鏡的結腸異物摘出術⋯ 160	
内視鏡的硬化療法⋯⋯⋯⋯⋯⋯⋯⋯ 30,69,125,162	
内視鏡的止血術⋯⋯⋯⋯⋯ 30,36,48,114,117	
内視鏡的消化管止血術⋯⋯ 157	
内視鏡的静脈瘤結紮術⋯⋯⋯⋯⋯ 30,111,125,127	
内視鏡的食道・胃静脈瘤結紮術⋯⋯⋯⋯⋯⋯⋯⋯⋯⋯⋯ 162	
内視鏡的食道及び胃内異物摘出術⋯⋯⋯⋯⋯⋯⋯⋯⋯⋯⋯ 160	
内視鏡的食道静脈瘤結紮セット⋯⋯⋯⋯⋯⋯⋯⋯⋯⋯⋯⋯ 162	
内視鏡的食道粘膜切除術⋯ 168	
内視鏡的膵管ステント留置術⋯⋯⋯⋯⋯⋯⋯⋯⋯⋯⋯⋯ 75	
内視鏡的胆管ドレナージ術⋯⋯⋯⋯⋯⋯⋯⋯⋯⋯⋯⋯ 147	
内視鏡的胆道拡張術⋯⋯⋯⋯ 173	
内視鏡的胆道結石除去術⋯ 173	
内視鏡的胆道ステント留置術⋯⋯⋯⋯⋯⋯⋯⋯⋯⋯⋯⋯ 173	
内視鏡的乳頭括約筋切開術⋯⋯⋯⋯⋯ 8,40,76,142,174	
内視鏡的乳頭バルーン拡張術⋯⋯⋯⋯⋯⋯⋯⋯⋯⋯⋯ 144	
内視鏡的粘膜下層剥離術⋯⋯⋯ 13,30,69,134,169,209	
内視鏡的粘膜切除術⋯⋯⋯ 15,30,36,68,169,209,218	
内視鏡的ポリペクトミー⋯⋯⋯⋯⋯⋯⋯⋯⋯⋯ 36,48	
内視鏡の視野角 斜視型⋯⋯7,8	
内視鏡の視野角 側視型⋯⋯7,8	
内視鏡の視野角 直視型⋯⋯7,8	
内視鏡の視野方向⋯⋯⋯⋯⋯ 8	
内視鏡の洗浄・消毒に関するガイドライン⋯⋯⋯⋯⋯⋯ 180	
内瘻法⋯⋯⋯⋯⋯⋯⋯⋯⋯ 176	
軟性内視鏡⋯⋯⋯⋯⋯⋯⋯⋯ 2	
熱凝固法⋯⋯⋯⋯⋯⋯⋯⋯ 112	
粘膜下腫瘍⋯⋯⋯⋯⋯⋯⋯ 44	
粘膜吸引法⋯⋯⋯⋯⋯⋯⋯ 135	
粘膜除去剤⋯⋯⋯⋯⋯⋯⋯ 56	
ノズルの詰まり⋯⋯⋯⋯⋯⋯ 22

は

バイオハザードマーク⋯⋯ 201	
肺がん⋯⋯⋯⋯⋯⋯⋯⋯⋯ 131	
廃棄物⋯⋯⋯⋯⋯⋯⋯⋯⋯ 200	
曝露対策⋯⋯⋯⋯⋯⋯⋯⋯ 189	
把持鉗子⋯⋯⋯⋯⋯⋯⋯⋯ 15	
バスケットカテーテル⋯⋯⋯ 41	
バスケット鉗子⋯⋯⋯⋯⋯ 115	
パッキング⋯⋯⋯⋯⋯⋯⋯ 193	
パピロトーム⋯⋯⋯⋯⋯⋯ 142	
パピロトミーナイフ⋯⋯⋯⋯ 41	
バルーン下逆行性経静脈的塞栓術⋯⋯⋯⋯⋯⋯⋯⋯⋯⋯⋯ 122	
バルーン小腸内視鏡⋯⋯⋯⋯ 49	
バルーンダイレータ⋯⋯⋯ 132	
バルーン内視鏡⋯⋯⋯⋯⋯ 46	
バルーン法⋯⋯⋯⋯⋯⋯⋯ 76	
ピオクタニン⋯⋯⋯⋯89,90,103	
光デジタル法⋯⋯⋯⋯⋯⋯ 93	
鼻腔麻酔⋯⋯⋯⋯⋯⋯⋯⋯ 62	
微小血管の増生⋯⋯⋯⋯⋯ 95	
ヒストアクリル®注入法⋯ 129	

飛沫感染	180
飛沫感染予防策	180,195
ヒヤリハット	215
ビューワ	79,80,81
病原体	197
標準予防策	180,195
病理廃棄物	200
V字鰐口型把持鉗子	115
フェイスシールド	197
フォースド凝固	139
腐食性食道炎	131
ブスコパンショック	204
フタラール	188
ブチルスコポラミン臭化物	57
フックナイフ	17
プラスチックエプロン	198
プラスチックステント	149
フラッシュナイフ	17,171
ブラッシング	190
フレックスナイフ	16,17,171
分光内視鏡画像処理	13,97
吻合部再発	131
噴門部がん	131
併用法	76
放射性廃棄物	200
保管	192
ポリペクトミー	68,135

■ま

マウスピース	58,59
マグネットチューブ	119
マスク	198
マニフェスト	201
丸カップ生検鉗子	14
マロリーワイス症候群	59,73,75,161,177
ムコゼクトーム	17
メタリックステント	149,176
メチレンブルー	89,103
滅菌	186,187
毛細血管パターン	93
問診	54
問診票	53,211
門脈圧亢進症取扱い規約	120

■や

薬剤散布法	113
宿主因子	197
用手圧迫法	38
ヨード液	91,104

■ら

ライトガイド	4
ラジアル式超音波内視鏡	10,11
——電子ラジアル方式	10,11
——メカニカルラジアル方式	10,11
ラジアル走査型超音波専用機	76,77
リサイクル廃棄物	200
リニア走査型超音波専用機	76,77
輪郭強調法	93
裂傷	207
漏水テスト	190

■わ

| 彎曲ゴム | 6,19 |

■数字・欧文

| 2チャンネルスコープ | 115,135 |

α-シアノアクリレートモノマー注入法 ……………… 129
EMRC (endoscopic mucosal resection using a capfitted panendoscope) ………… 135
ERCP (endoscopic retrograde cholangiopancreatography) ……………………… 142
EPBD (endoscopic retrograde biliary drainage) …… 144
AFI ……………… 93,95,96
APC (argon plasma coagulation) ……………… 139,163
AS法 ………………… 128
B-RTO (balloon-occluded retrograde transvenous obliteration) ………… 122,123
CA (cyanoacrylate monomer) ………………… 129
CCD(charge coupled device) …………………… 2
CE (contrast enhancement) ………………………… 97,98
covered stent …………… 150
CPR (cardiopulmonary resuscitation) ……………… 157
Crohn病 ……………… 131
　——による幽門部狭窄 … 131
DBE (double balloon enteroscopy) ………………… 10
EBD (endoscopic biliary drainage) ………………… 147
EBS (endoscopic biliary stenting) ………………… 147
EIS (endoscopic injeciton sclerotherapy)
 ……………… 69,125,162,165

　——専用穿刺針 ………… 164
EMR (endoscopic mucosal resection)
 ……… 15,68,135,169,209,218
ENBD (endoscopic nasobiliary drainage)
 ………………… 147,174,176
　——チューブ ……… 147,148
EO ……………………… 124
　——法 ………………… 129
EO・AS併用療法 ……… 126
EPBD (endoscopic papillary balloon dilatation) …… 144
ERCP (endoscopic retrograde cholangiopancreatography) ……… 8,44,69,71,74,76,77,
　…………… 78,142,174,208,209
ERPD (endoscopic retrograde pancreatic drainage)
 ………………………… 75
ESD (endoscopic submucosal dissection)
 ………… 13,69,134,135,169,209
　——処置具 ……………… 16
EST (endoscopic sphincterotomy) ………… 8,76,142,174
EUS (endoscopic ultrasonography) ……………… 45,76,78
EVL (endoscopic variceal ligation) …… 111,129,125,127,
　……………… 163,165,166
　——デバイス …………… 165
FICE (flexible spectral imaging color enhancement) ……………… 13,93,97
GAVE (gastric antral vascular ectasia) ……………… 113

HA (histoacryl) ………… **129**
HSE局注法 ………………… **111**
ICG (indocyanine green) ………………………………… **95**
IDUS (intraductal ultrasonography) ……………… **44,77,78**
image-enhanced endoscopy ………………………………… **93**
IMVP (irregular microvascular pattern) …………… **95**
Introducer法 …………… **155**
IPCL (intraepithelial papillary capillary loop) …………… **93**
IRI ………………………… **93,95**
i-scan …………………… **93,97**
ITナイフ ………………… **16,171**
IVR (interventional radiology) …………………………… **114**
N95マスク ……………… **198**
NBI (narrow band imaging) ………………………… **13,68,93,94**
PEG (percutaneous endoscopic gastrostomy) ………………………… **153,176**
PPE (personal protective equipment) …… **189,197,199**
PS (plastic stent) ……… **149**
Pull法 …………………… **154**
Push法 …………………… **155**
SBE (single balloon enteroscopy) ……………………… **10**
Schnitzler転移 ………… **131**
SE ………………………… **97**
SECN (regular subepithelial capillary network pattern) ………………………………… **95**
SEMS (selfexpandable metallic stent) ………………… **149**
SE (surface enhancement) ………………………………… **98**
stepwise biopsy ……… **101**
TE (tone enhancement) ……………………………… **97,98**
uncovered stent ……… **150**

内視鏡技師・看護師ポケットナビ

2012年2月15日　初版第1刷発行©

編　集	田村君英 （たむらきみひで）
発行者	平田　直
発行所	株式会社 中山書店
	〒113-8666　東京都文京区白山1-25-14
	電話　03-3813-1100　（代表）
	振替　00130-5-196565

http://www.nakayamashoten.co.jp/

DTP・印刷・製本　株式会社　公栄社

Published by Nakayama Shoten Co., Ltd. Printed in Japan
ISBN 978-4-521-73454-5

・本書の複製権・上映権・譲渡権・公衆送信権（送信可能化権を含む）は株式会社中山書店が保有します．

JCOPY　〈(社) 出版者著作権管理機構委託出版物〉

本書の無断複写は著作権法上での例外を除き禁じられています．複写される場合は，そのつど事前に，(社) 出版者著作権管理機構（電話 03-3513-6969，FAX3513-6979，e-mail:info@jcopy.or.jp）の許諾を得てください．

本書をスキャン・デジタルデータ化するなどの複製を無許諾で行う行為は，著作権法上での限られた例外（「私的使用のための複製」など）を除き著作権法違反となります．なお，大学・病院・企業などにおいて，内部的に業務上使用する目的で上記の行為を行うことは，私的使用には該当せず違法です．また私的使用のためであっても，代行業者等の第三者に依頼して使用する本人以外の者が上記の行為を行うことは違法です．

中山書店の好評看護シリーズ

ポケットナビ

各科病棟で遭遇する代表的な疾患について,病態や治療法,看護師のかかわり方などがコンパクトにわかりやすく解説されています.特によく遭遇する症状や急変への看護の流れを簡潔に示しており,確認したいときにポケットから取り出して読める心強い1冊です.

がん化学療法看護ポケットナビ

編集●**本山清美**(静岡県立静岡がんセンター・がん看護専門看護師)
　　　遠藤久美(静岡県立静岡がんセンター・がん看護専門看護師)

新書判／340頁／定価(本体2,400円+税)

......

透析看護ポケットナビ

監修●**岡山ミサ子**(新生会第一病院看護部長)
　　　太田圭洋(医療法人新生会理事長)
編集●**宮下美子**(新生会第一病院看護師長)
　　　小川洋史(新生会第一病院院長)

新書判／248頁／定価(本体2,200円+税)

......

脳卒中看護ポケットナビ

編集●**森田明夫**(NTT東日本関東病院脳神経外科部長,同脳卒中センター長)
　　　磯田礼子(NTT東日本関東病院看護部看護長)
　　　市川靖充(NTT東日本関東病院脳卒中センター副センター長・医長)
　　　稲川利光(NTT東日本関東病院リハビリテーション科部長,同脳卒中センター)

新書判／248頁／定価(本体1,900円+税)

中山書店の好評看護シリーズ

腎・泌尿器看護ポケットナビ

編集●磯﨑泰介（聖隷浜松病院腎センター長・腎臓内科部長）
　　　工藤真哉（聖隷浜松病院泌尿器科部長）

新書判／280頁／定価（本体2,000円＋税）

小児看護ポケットナビ

編集●斉藤理恵子（国立成育医療センター看護部長）
　　　早坂素子（国立成育医療センター看護師長）
　　　西海真理（国立成育医療センター小児看護専門看護師）

新書判／264頁／定価（本体1,800円＋税）

消化器看護ポケットナビ

編集●渡邊五朗（虎の門病院消化器外科部長・外科系総代）
　　　宗村美江子（虎の門病院副院長・看護部長）

新書判／224頁／定価（本体1,600円＋税）

呼吸器看護ポケットナビ

監修●近藤達也（国立国際医療センター戸山病院名誉院長）
　　　森山節子（国立国際医療センター戸山病院前看護部長）
編集●吉澤篤人（国立国際医療センター国府台病院呼吸器内科医長，同センター戸山病院元内病棟医長）
　　　穴沢小百合（国立国際医療センター戸山病院副看護部長）

新書判／232頁／定価（本体1,600円＋税）
〈酸素吸入方法と吸入酸素濃度〉＆
〈血液ガス分析の基準値〉カード付

中山書店の好評看護シリーズ

循環器看護ポケットナビ

監修●住吉徹哉(榊原記念病院副院長, 榊原記念クリニック院長)
編集●井口信雄(榊原記念病院循環器内科副部長)
　　　三浦稚郁子(榊原記念病院看護部長)

新書判／224頁／定価(本体1,500円＋税)

- - -

脳神経看護ポケットナビ

監修●落合慈之(NTT東日本関東病院院長)
　　　坂本すが(NTT東日本関東病院シニアアドバイザー, 東京医療保健大学医療保健学部看護学科長)
編集●森田明夫(NTT東日本関東病院脳神経外科部長, 同脳卒中センター長)
　　　磯田礼子(NTT東日本関東病院看護部看護長)

新書判／216頁／定価(本体1,500円＋税)

田村君英の本

こんなときどうする？
内視鏡室Q&A

内視鏡室で働く技師, 看護師の疑問に答える全50題！ 教科書には載っていない, 現場の本音と知恵が満載で, 初めて内視鏡室で働く人にも, 新人を指導する立場のベテラン技師にも, 役に立つ情報がいっぱいです！

編集●田村君英(平塚胃腸病院／日本消化器内視鏡技師会会長)

B5変形／168頁／定価(本体3,000円＋税)